U0120273

大国医小妙招

程凯的家传穴位养生指南

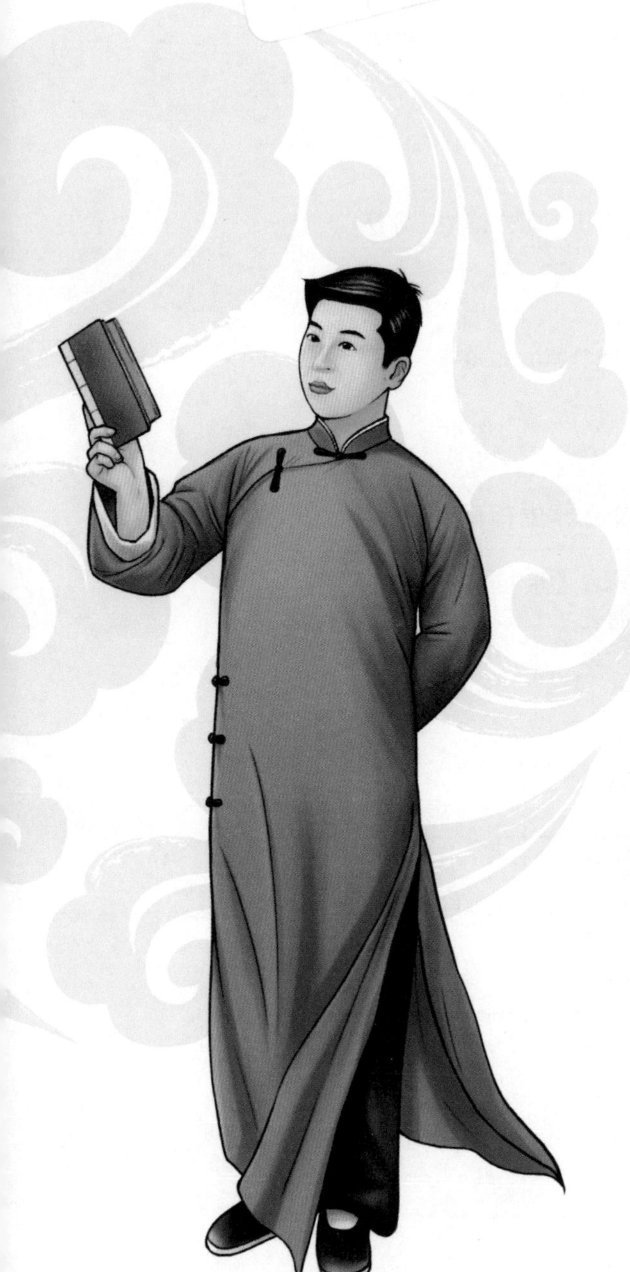

程凯 北京广播电视台《养生堂》栏目组 著

江苏凤凰科学技术出版社 · 南京

图书在版编目（CIP）数据

大国医小妙招 ：程凯的家传穴位养生指南 / 程凯，北京广播电视台《养生堂》栏目组著. -- 南京 ：江苏凤凰科学技术出版社，2022.6（2023.6重印）

ISBN 978-7-5713-2892-4

Ⅰ. ①大… Ⅱ. ①程… ②北… Ⅲ. ①穴位按压疗法 Ⅳ. ①R245.9

中国版本图书馆CIP数据核字(2022)第073090号

大国医小妙招　程凯的家传穴位养生指南

著　　者　程　凯　北京广播电视台《养生堂》栏目组
责任编辑　汤景清　祝　萍　向晴云
特约编辑　吴晓玲　杨智文　孙千惠
责任校对　仲　敏
责任监制　方　晨
插画绘制　意趣美术
版式设计　双福文化

出版发行　江苏凤凰科学技术出版社
出版社地址　南京市湖南路1号A楼，邮编：210009
出版社网址　http://www.pspress.cn
印　　刷　南京凯德印刷有限公司

开　　本　718mm × 1000mm　1/16
印　　张　18
字　　数　231 000
版　　次　2022年6月第1版
印　　次　2023年6月第5次印刷

标准书号　ISBN 978-7-5713-2892-4
定　　价　68.00元

图书如有印装质量问题，可随时向我社印务部调换。

目　录

CONTENTS

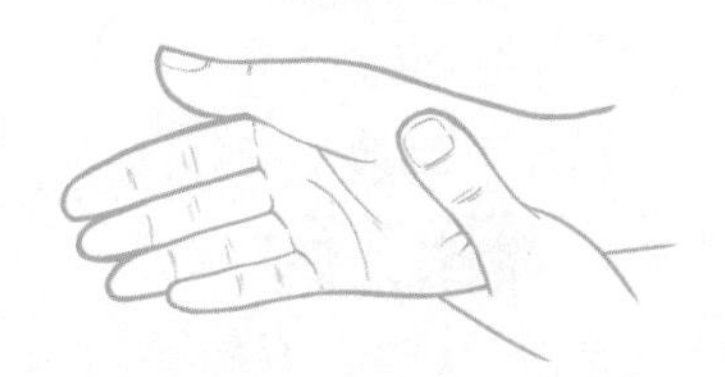

第一章　穴位，人体的自愈妙药

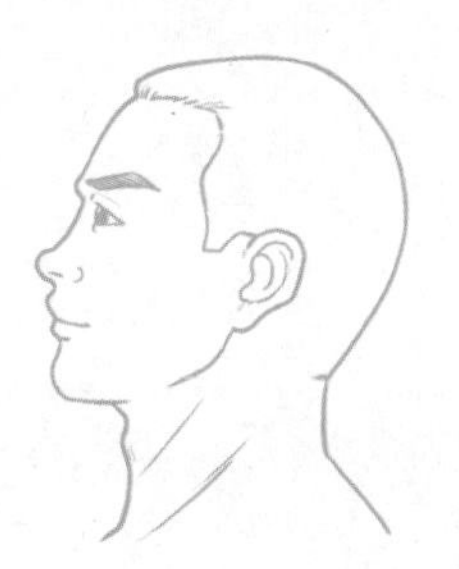

第二章　头面部相关病症

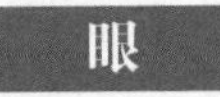

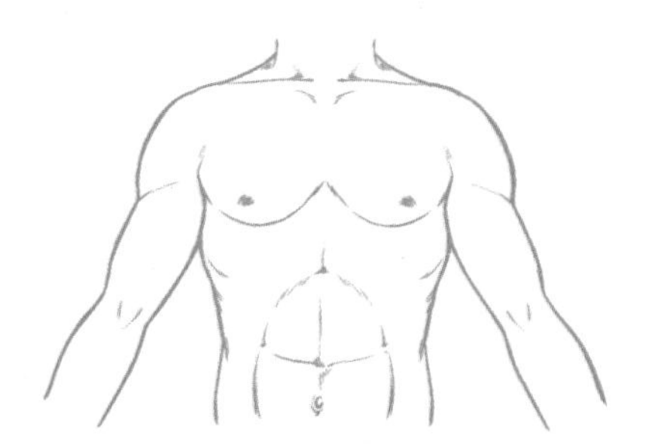

第三章　脏腑部相关病症

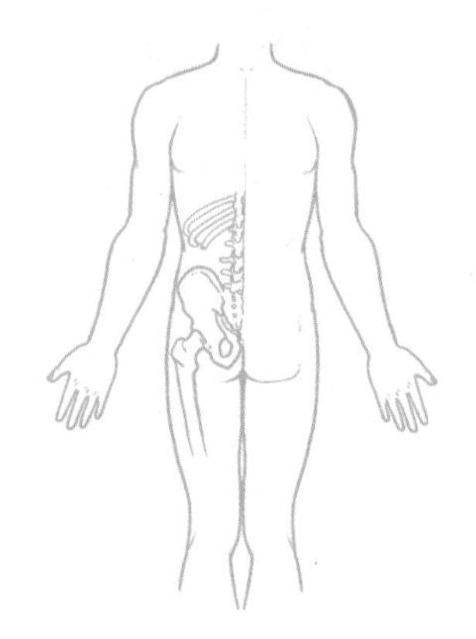

第四章　肢体部相关病症

附录

第一章
穴位，人体的自愈妙药

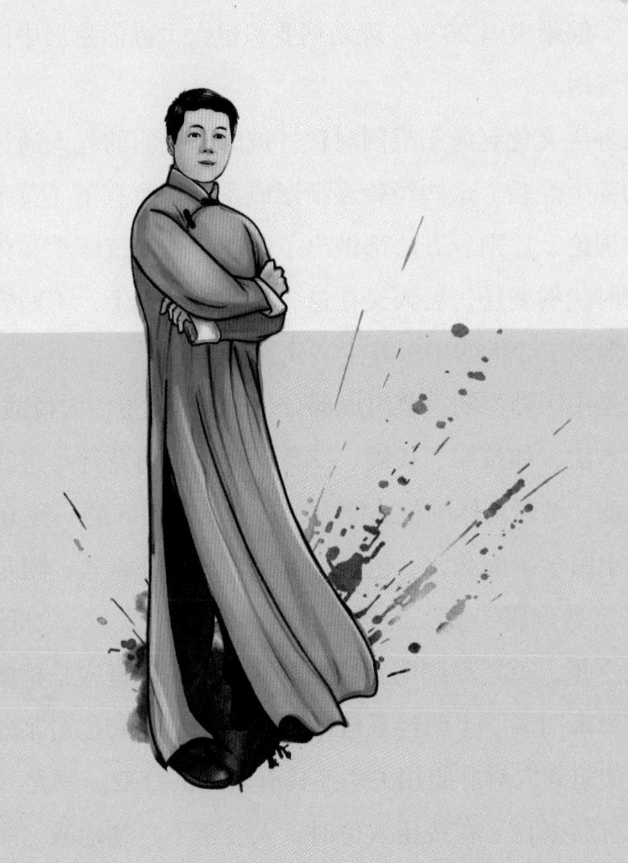

小穴位，大功效

在车水马龙的现代社会中，男女老少都有意或无意地遵循着快节奏、高压力的生活方式，这种方式有其效率优势，却也导致人们的各种健康问题层出不穷，而这些健康问题，常常是疾病还未真正发生只出现了部分前驱症状的表现，现代医学往往很容易忽视这些“不起眼”的问题。

中医养生是我国传承千年的文化瑰宝，几千年来一直是老百姓防治疾病、养护健康的首选。时至今日，中医也在不断与时俱进，并以其“治未病”的思想备受国家重视。党的十九大报告中就明确指出要“实施健康中国战略”，国务院印发的《“健康中国2030”规划纲要》也大力提倡发展中医养生在增进人体健康方面的应用。

中医传统养生文化起源于战国时代。彼时，我们的先人通过观察生活，总结出了丰富的养生经验。这些经验逐渐形成系统，便有了《黄帝内经》一书，这本书对养生理论、原则、方法都做出了论述，是传统医学和传统养生学最早的雏形。随着时代的变迁，后人又在这些论述的基础上，不断完善，经过两千年的积累，才形成了今天的中医养生文化。

穴位养生是中医养生的重要组成部分。穴位养生是在穴位或穴位所在区域，应用各种适宜方法，如按摩、拔罐、艾灸、刺血、梅花针等进行刺激，以调理人体的各项机能、增强人体的抗病能力，从而防治疾病的一种方法。

穴位，即中医学中的腧穴，包括十四经穴、经外奇穴、阿是穴三大类型。其中，十四经穴是分属于十二经脉和任、督二脉的穴位，如我们熟知的“万能保健穴”足三里，就是足阳明胃经上的穴位。经外奇穴是指既有穴名，又有明确位置，但尚未归属于十四经系统的经验穴，这些穴位对某些病症具有较好的治疗作用，如胆囊穴对肝胆相关病症具有较好的疗效。阿是穴是以痛的部位来定穴，其名称就来自于在按压穴位时，人会情不自禁地喊“啊，是”，如腰

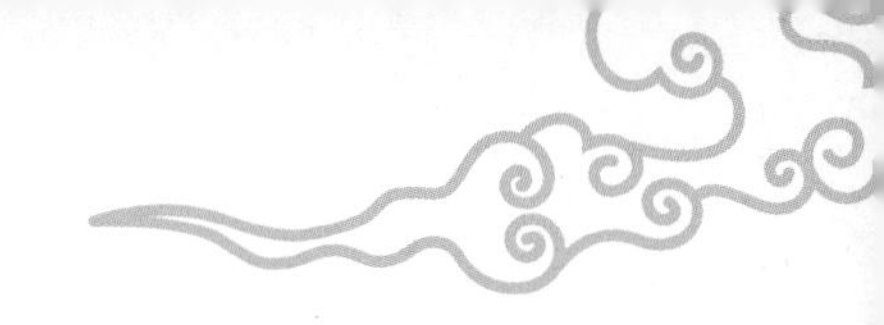

痛时找到的疼痛点就是阿是穴。这些穴位既可以反映病症、协助诊断，也可以用于治疗疾病。

在古代的著名医籍《类经》中有记载：“凡病邪久留不移者，必于四肢八溪之间有所结聚。”这句话的意思是说，如果身体受到外界邪气的侵袭，在四肢部位便会出现一些阳性反应点，即表示穴位在病理状态下具有反映病候的作用。穴位的诊断作用在生活中也经常可见，如患有肺脏疾患的人，常在肺俞穴、中府穴等穴位处出现颜色改变、异常痛点和结节等；患有胃肠疾患的人在足三里穴、上巨虚穴、下巨虚穴等穴位区域常出现阳性反应点。因此，通过观察穴位处皮肤的色泽，是否有瘀点、丘疹、脱屑；或观察肌肉的形态，如隆起还是凹陷、坚实还是虚软；或诊察穴位区域是否有过敏、压痛、结节、冷热感等问题，就能对某些病症进行协助诊断，提前敲响警钟，预防疾病。

而在生病后，给予穴位适当的良性刺激，则可起到通经络、调气血、平阴阳的作用，并让身体脏腑恢复正常生理功能，这就是穴位的治疗作用。

那么，穴位具体有哪些治疗作用呢？一般认为穴位的治疗作用主要包括以下三个方面。

穴位的近治作用

“近”是指穴位所在的位置与病症发生部位的距离近，也就是说穴位能治疗所在部位或与其邻近的器官的病症。如鼻区的迎香穴、上迎香穴等可用来防治鼻炎，胃脘部的中脘穴、梁门穴及邻近的章门穴、气海穴可用来防治胃痛。近治作用是穴位的共同特点，全身所有的穴位都具有就近治疗的作用。

穴位的远治作用

“远”与“近”相对，是指穴位所在的位置与病症所在部位的距离远，也就是说穴位能防治它所在的经络经过的远处脏腑、器官的病症。例如列缺穴，是手太阴肺经上的穴位，可用来治疗与手太阴肺经所经过的肺脏、咽喉部相关的病症；又如阳陵泉穴，是足少阳胆经上的穴位，可用来防治足少阳胆经所经过的肝胆、胁肋部的相关病症。

穴位的特殊作用

穴位除了近治作用和远治作用，还有与所患病症相应部位的距离无必然关系的特殊作用，主要包括全身调节作用、双向调节作用、相对特异性作用。只有少数穴位才有这些作用。

如手太阴肺经上的列缺穴，在治疗外感咳嗽上有良好效果，这与列缺穴具有散寒解表，对机体进行全身调节的性质有关。

双向调节作用是指某些穴位对机体不同状态起到双向的良性调节作用，即刺激同一个穴位，可表现为相反的治疗作用，使失衡的状态恢复正常。如泄泻时，天枢穴可以止泻；便秘时，天枢穴又可以通便，天枢穴就是具有双向调节作用的代表穴位。

相对特异性作用是指与其他穴位相比，某一穴位具有独特的治疗作用，如水沟穴具有醒神开窍的作用，可用于急救，这一功能固定且十分独特，这就是水沟穴的相对特异性作用。

正是因为穴位具有如此丰富的功能，才能在日常养生保健中起到“四两拨千斤”的作用。我们生活中常听到一句俗语“要想人常安，三里常不干”，其中就蕴含了穴位养生的道理。这句俗语中的“三里”指的是足三里穴，足三里穴有调理脾胃、补中益气、通经活络的作用，要想身体安康，需要经常用艾条热灸足三里穴。如果身体出现了消化不良、便秘、胃痛、胃胀等症状，按摩足三里穴能够缓解症状，起到良好的保健效果。

穴位虽小，但只要选择了正确的穴位并结合适宜的操作方法，在防治对应病症时也能发挥巨大的作用。但是，很多人对日常生活中常见的病症应该选择什么穴位进行保健，又应该选择什么操作方法并不了解。针对这种情况，本书专门设计了一些日常穴位保健法，每一种保健法针对一种具体疾病或是疾病中的一种常见症状，简单易学、操作方便、疗效良好。大家可以根据书中所述内容，选择合适、简单的操作方法对穴位进行刺激，以达经脉疏通、气血调和之效，如果能够长期坚持进行穴位保健，还能增强机体抗病能力，保持阴阳平衡的状态，达到日常养生防治疾病的目的。

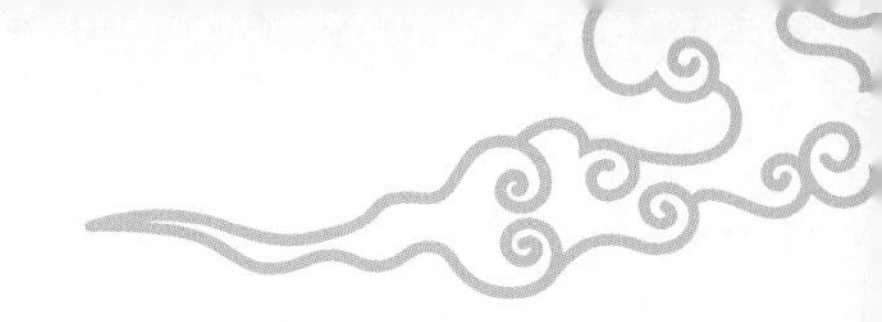

百年程氏，不一样的传世养生方

程氏针灸是国家级非物质文化遗产保护项目，以国医大师程莘农院士为代表性传承人。程氏针灸源自名医辈出的江苏淮安，成形于古都南京，后发展于北京、上海等地，迄今已逾百年历史，延续五代，具有清晰的传承脉络。

程氏针灸的核心思想：针灸要在辨证论治的基础上贯彻理、法、方、穴、术的统一，即“缘理辨证、据证立法、依法定方、明性配穴、循章施术” 五者统一，方能事半功倍，游刃有余。这一核心思想同样体现在程氏穴位养生中，程氏穴位养生强调穴位养生的基础是对病症的正确认识和对穴位的正确选择，尤其重视对病症的经络辨证，并结合穴性选择穴位，再施以合适的方法。

程氏针灸认为经络辨证是正确认识病症的一种重要方法。一方面，经络向内联系脏腑，向外联系肢体躯干，是联系人体内外的桥梁，经络辨证可将表现在外的症状与内在脏腑功能变化联系起来，使诊断更准确。如本书第二章口腔溃疡一节中所介绍的，唇周溃疡多属于胃肠的问题，因足阳明胃经和手阳明大肠经循行环绕口唇，故可选择手足阳明经上的商阳穴、厉兑穴进行治疗。另一方面，十二经脉将人体分为 12 个基本不相交的区域，可根据症状出现的部位特点进行定位诊断。如本书第三章肝相关症状中的阴痒，多辨证为足厥阴肝经问题，因为足厥阴肝经循行路线与前阴紧密联系；又如第四章肢体部相关病症中提到腰肌劳损引起的腰痛症状，多辨证为足太阳膀胱经问题，因为足太阳膀胱经的循行与背腰部联系最紧密。所以，通过经络辨证不仅可以判断病症与哪一个脏腑相关，还可以判断病症与哪一条经脉，以及与经络所联系的哪一个具体部位或器官相关。

也正是基于经络辨证的定位诊断特点，本书在章节的编排上，主要以症状所在部位，或是以与症状发生有关的某一脏腑进行分类。如第二章中鼻炎，鼻腔干燥、发热，病位在鼻，所以归属于头面部——鼻相关病症；第三章中，尿液的生成和排泄与肾、膀胱相关，所以归属于肾（膀胱）相关病症。除了这种具象化的病症位置归属外，还有一些可能与大家通常的认识不一样，如第三章肾相关病症中的多囊卵巢综合征等妇科相关病症，前列腺增生、前列腺炎等男科相关病症，因为在中医学中，肾主生殖，与人体的生长、发育、生殖密切相关，所以将妇、男科相关病症归属与肾相关病症，这样的章节安排可以让大家更清晰地了解病症的根源，从源头论治。

准确诊断病症之后，还要选择合适的穴位，正确选择穴位要以穴性理论为依据。穴性理论由程氏针灸的代表性传承人程莘农院士提出，其认为穴性如药性，不仅具有药物寒热温凉的性质，更重要的是针对穴位所属经脉联系了人体不同的部位、组织结构和器官，有靶向性的治疗作用，也就是说穴位具有解决某一个固定部位、器官病症的作用。如阴陵泉穴既有运化水湿之性，还可通利下肢；尺泽穴可泄肺胃之热，更针对胃之上口——贲门，有抑酸止呕的作用。有一些养生爱好者，不明穴性，乱用一气，不仅起不到养生保健的作用，甚至会养出很多病症。只有清楚这些穴位的作用，才能如同开灯找对开关、射击瞄准靶子一样，有据可循地使用穴位，更加快速、准确地治疗疾病。

在操作方法上，程氏穴位养生也有其独特之处。如程氏拔罐法，是程氏针灸结合经络辨证及程氏三才针法的“天、地、人”手法特点，创造出的独特的拔罐法。再如用于皮肤浅表部位的闪走结合罐法，操作时边走罐、边闪罐，临床中这种方法多施术于脊柱旁开 1.5 寸的膀胱经上，以开泄腠理，解表散寒。又如用于肌肉层的留罐抖罐法，操作时会在留罐过程中抓住罐体微微拔起做抖动动作，临床中这种方法多用于肩井穴等肌肉丰厚部位，可起到放松肌肉、疏通气血的作用。

以经络理论为基础对病症进行经络辨证，并根据穴位的性质准确选穴，是程氏穴位养生的核心理念，也是与其他穴位养生的不同之处。本书将会带你寻找身体的自愈“妙药”，开启养生保健的新体验。

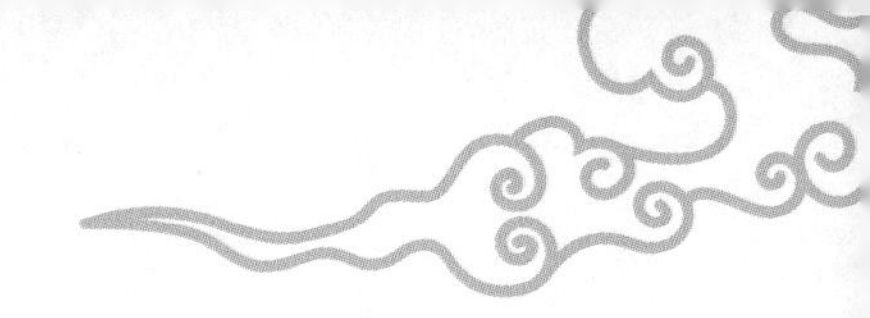

程氏穴位操作基本手法

点按法

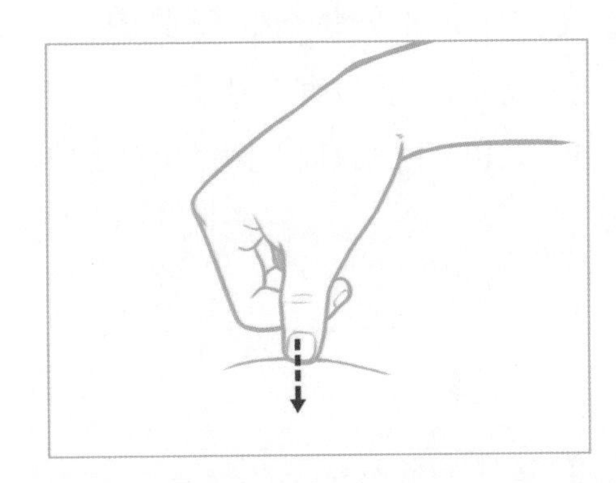

这是一种以按压为主的穴位操作手法。按压时，力度要由轻到重，然后保持一定力度持续 10 ~ 15 秒，以按压处出现明显酸胀感为宜。

点揉法

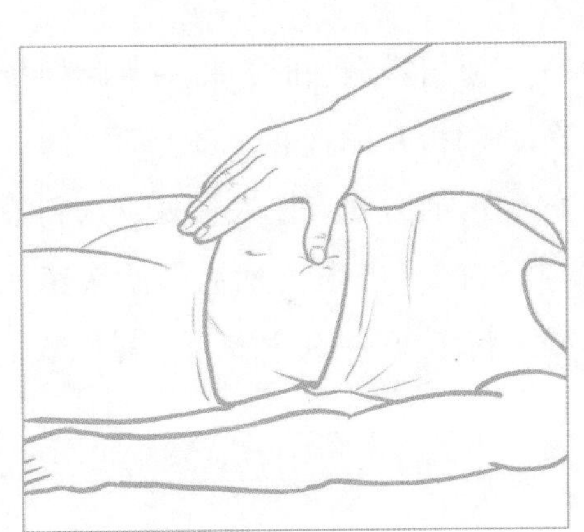

这是一种点按与揉相结合的手法。按压时，要先施以由轻到重的力度点按，然后保持一定力度持续 5 ~ 10 秒，再持续、连贯地带动皮肤及皮下组织顺时针揉 20 ~ 30 秒，以点揉处出现明显酸胀感为宜。

弹拨法

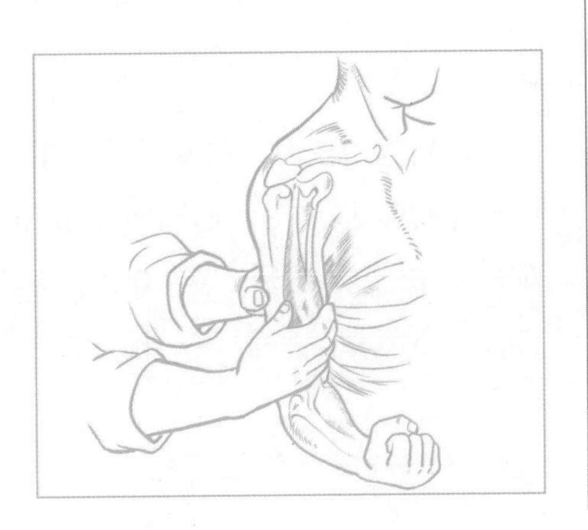

使用弹拨法时，将拇指指端立起，先施以由轻到重的力度向下点按，然后保持一定力度持续 5 ~ 10 秒，再用上臂的力量带动拇指左右匀速缓慢地摆动 30 ~ 50 下，以弹拨处的筋结松开为宜。

拍击法

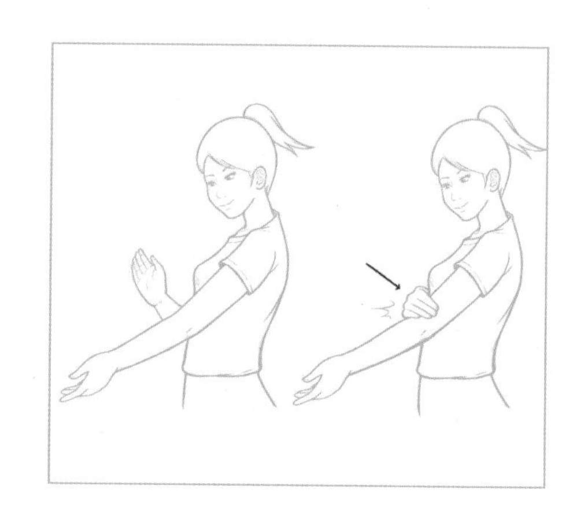

使用拍击法时，一手将除拇指之外的四指并拢，用四指施以一定力度拍击，比较敏感、瘦弱的人，拍击 30 ~ 50 下为宜，壮实的人可拍击 50 ~ 100 下，以局部微微出痧为宜。

震颤法

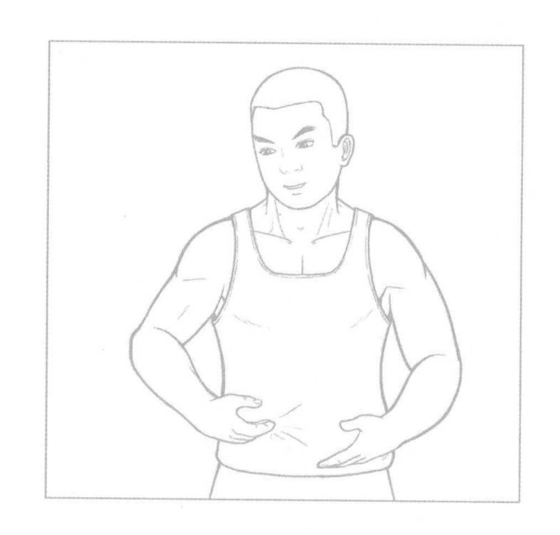

使用震颤法时，将一手除拇指以外的四指并拢直立，自上而下施加由轻到度的力度点按穴位处，点到最深时坚持 3 ~ 5 秒，然后开始快速地震颤，持续 30 ~ 50 秒，反复操作数次。

温熨法

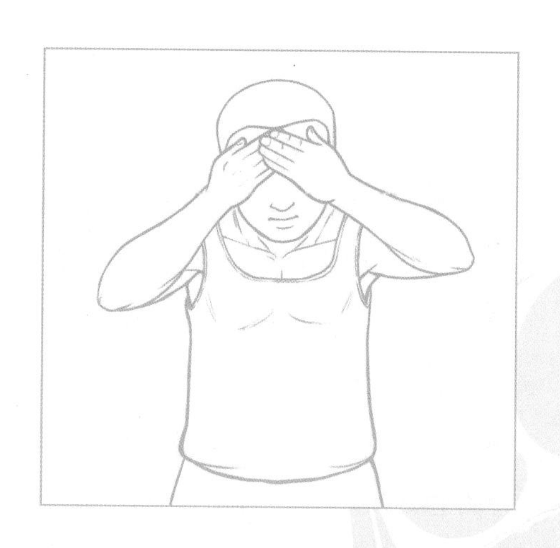

使用温熨法时，将双手掌心相对，快速摩擦至非常烫，迅速将手掌扣在对应部位上，温熨 5 ~ 10 秒，然后松开，重复擦热—温熨—松开的步骤数次。

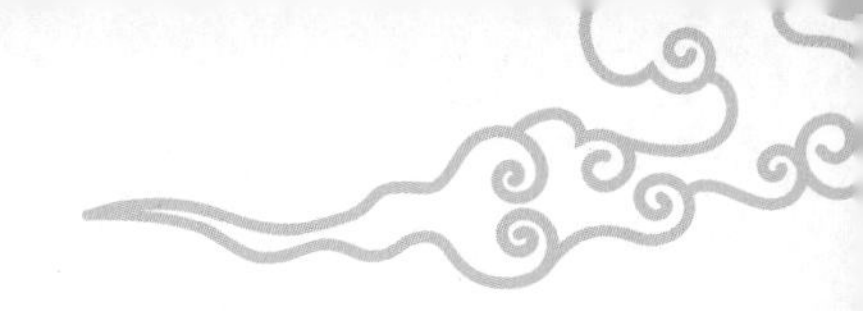

摩擦法

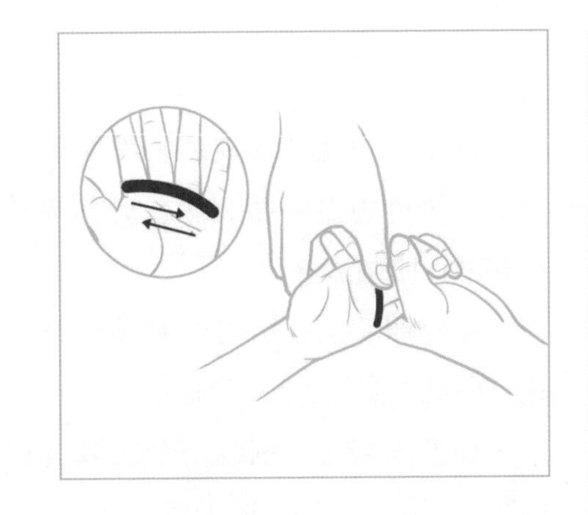

这是一种以在皮肤表面摩擦而不带动皮下组织为主的穴位操作方法。可选择来回横向摩擦或来回纵向摩擦，以摩擦处热力向内逐渐渗透为宜。

揿针贴压法

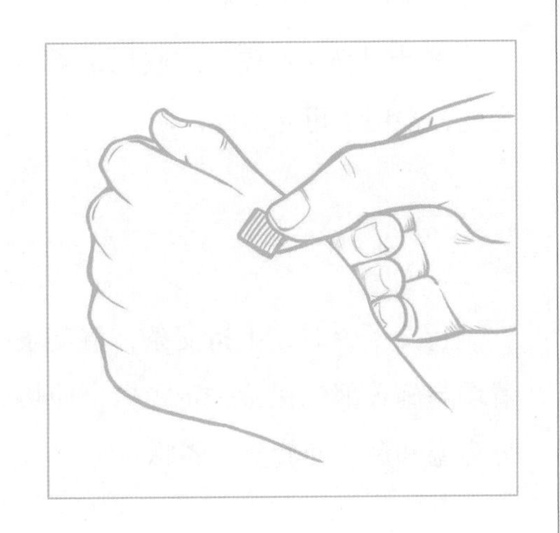

这是一种用揿针贴压穴位的方法。先以 75% 酒精棉球消毒穴位处，贴压时一手固定穴位部的皮肤，另一手持针尾直刺入穴位皮内，每日贴 6 ~ 8 个小时，其间轻轻按压 3 ~ 4 次，每次约 1 分钟。

穴位刺血法

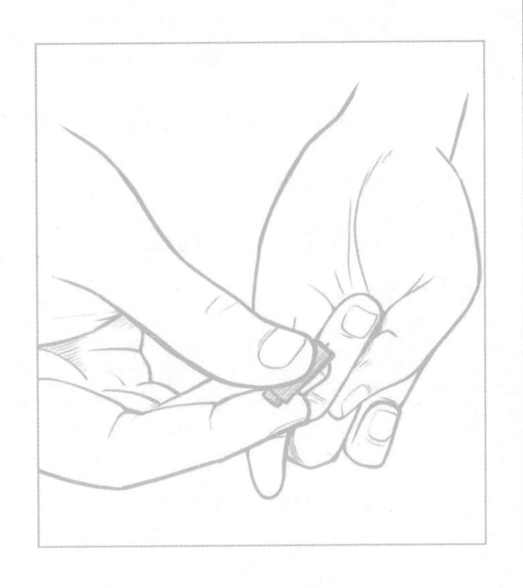

这是一种以采血针点刺穴位出血的方法。点刺前用推、揉、挤、捋等方法，使穴位局部充血，再用 75% 酒精棉球消毒穴位处。然后一手固定被刺部位，另一手持采血针，对准穴位快速刺入并迅速出针，挤出适量血液或黏液，用酒精棉球擦拭，以出血 5 ~ 10 滴为宜。

梅花针叩刺法

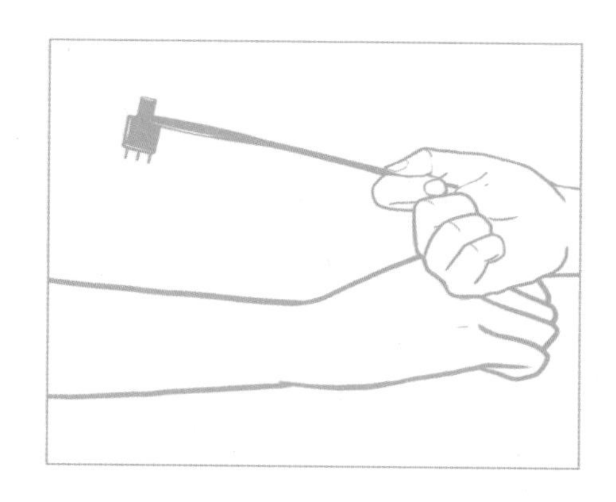

这是用梅花针在皮肤表面叩刺的方法，可分为循经叩刺法、局部围刺法和姜汁叩刺法。

循经叩刺法：沿着经脉循行路线进行叩刺，多用于头部的经脉。

局部围刺法：围绕一个区域进行叩刺，多用于头部、躯干部。

姜汁叩刺法：先在皮肤局部涂以姜汁，再行叩刺，以皮肤泛红或轻微出血为度，多用于斑秃治疗。

艾条灸法

行艾条灸时，手持艾条，将艾条一端点燃，直接悬于施灸部位上，艾条燃着端与施灸部位保持一定距离，使热力较为温和地作用于施灸部位。艾条灸可分为温和灸、回旋灸、雀啄灸。

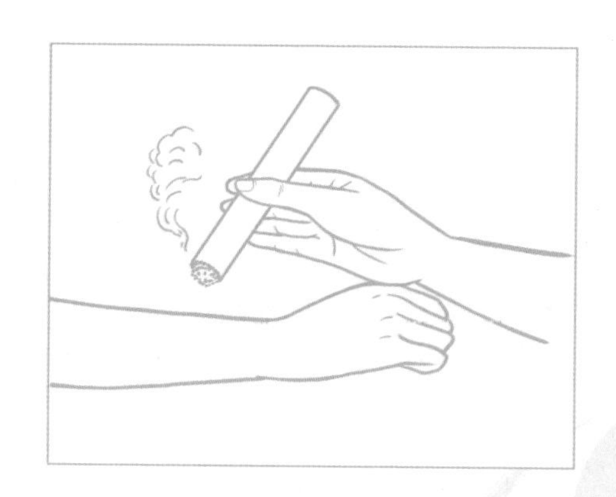

温和灸：将艾条燃着端悬于施灸部位上距离皮肤 2 ~ 3 厘米处，灸至皮肤有温热舒适、无灼痛的感觉，并稍有红晕。

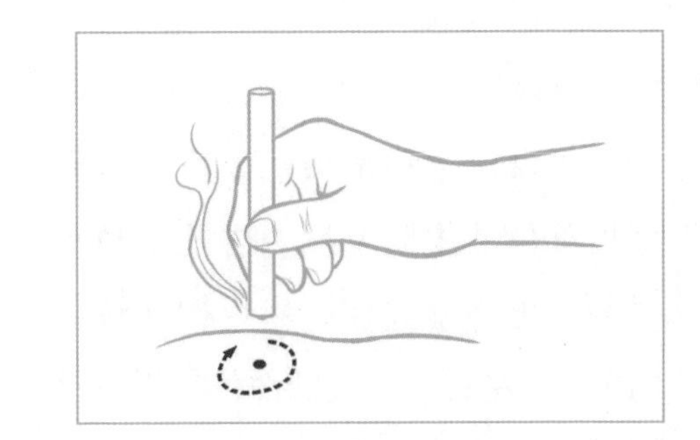

回旋灸：将艾条燃着端悬于施灸部位上距离皮肤 2 ~ 3 厘米处，以穴位为中心回旋熏灸，灸至皮肤有温热舒适、无灼痛的感觉。

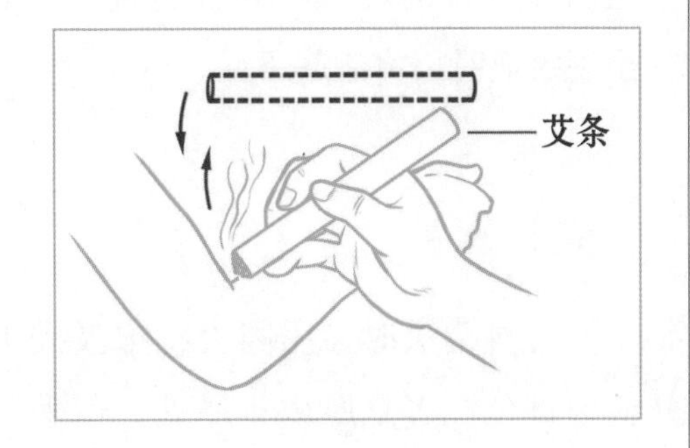

雀啄灸：将艾条燃着端悬于施灸部位上距离皮肤 2 ~ 3 厘米处，像小鸟啄食样上下移动，灸至皮肤有温热舒适、无灼痛的感觉。

隔姜灸法

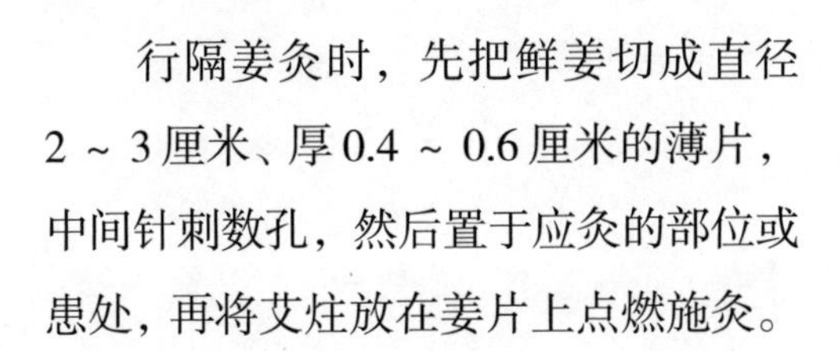

行隔姜灸时，先把鲜姜切成直径 2 ~ 3 厘米、厚 0.4 ~ 0.6 厘米的薄片，中间针刺数孔，然后置于应灸的部位或患处，再将艾炷放在姜片上点燃施灸。

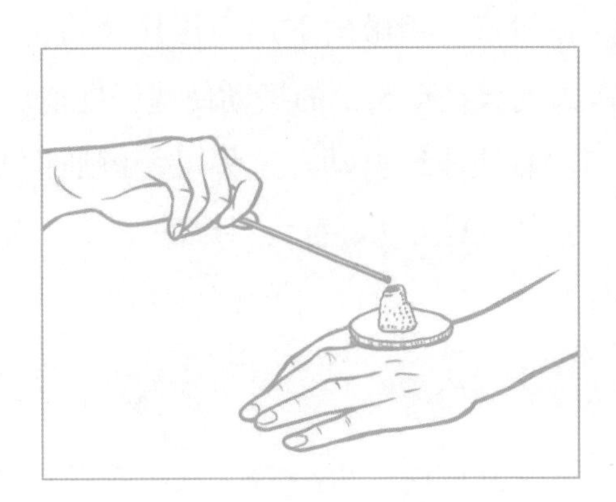

闪罐法

行闪罐法时，用闪火将罐吸拔于应拔部位，随即取下，再吸拔，再取下，反复吸拔至皮肤潮红，或罐体底部发热为度。

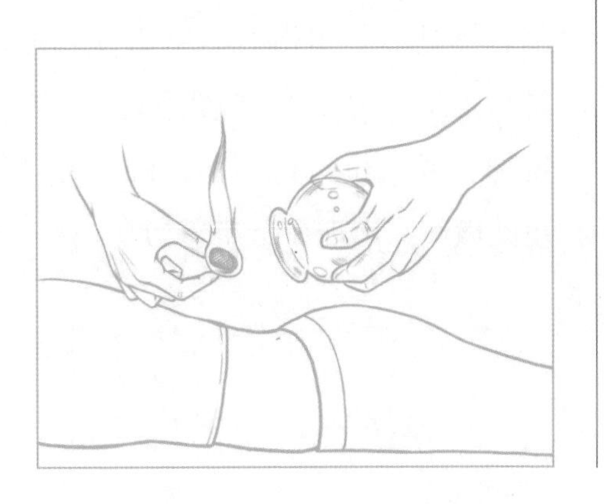

走罐法

走罐法也称推罐法。拔罐时先在所拔部位的皮肤上涂一层凡士林等润滑剂，再将罐拔住。然后握住罐子，向上下、左右需要拔的部位往返推动，至所拔部位的皮肤红润、充血，甚至出现瘀血时，将罐起下。

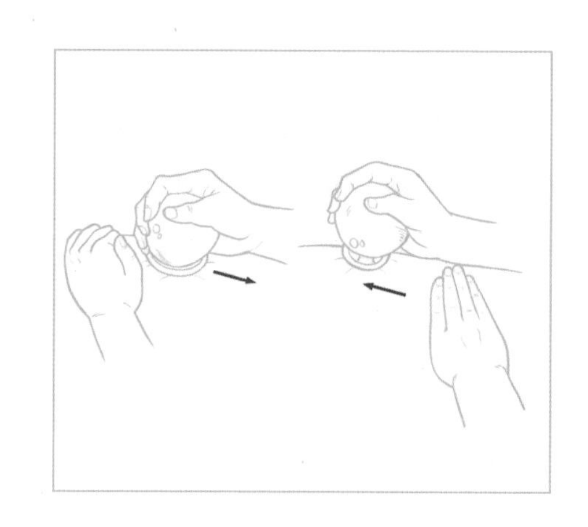

抖罐法

行抖罐法时，用闪火将罐吸拔于应拔部位，多是肌肉丰厚处，用手握住罐底，稍微向下用力压住罐口，通过前臂摆动及手的摆动使罐子向前后、左右快速地抖动。这种可缓解肌肉紧张的拔罐方法，称为抖罐法。

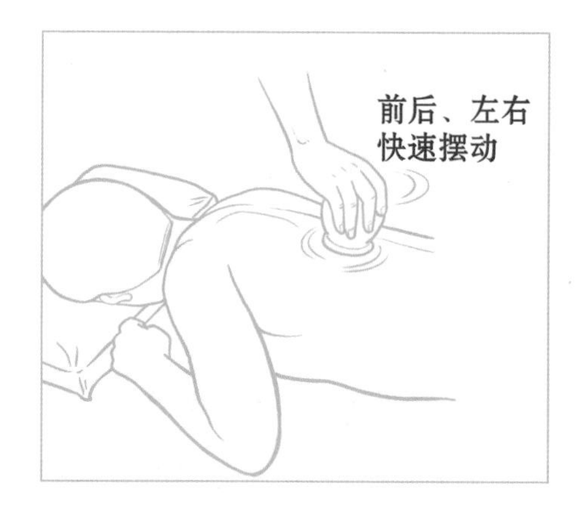

刮痧法

刮痧时，取砭石、水牛角等作为刮痧器具，利用指力与腕力使刮痧器具与皮肤之间呈约 45 度的夹角，在指定部位或穴位进行刮痧，刮痧程度以皮肤微红，出现少量瘀斑为宜。

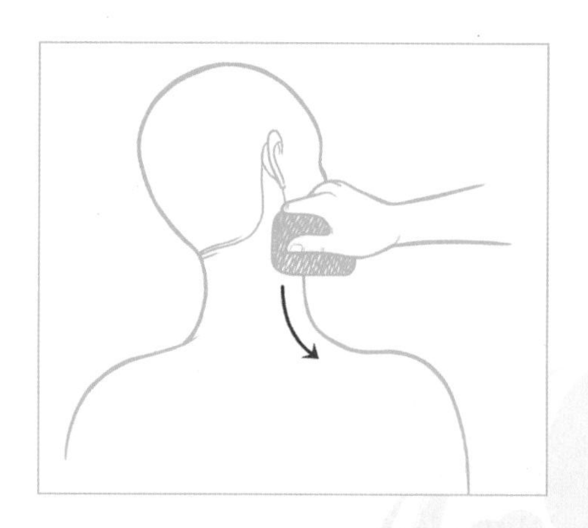

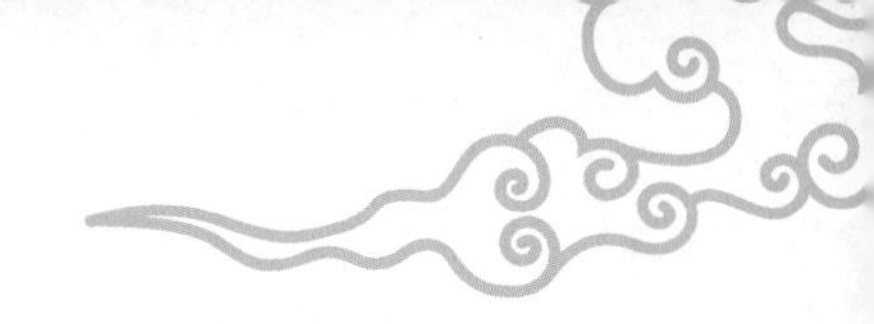

居家穴位养生操作注意事项

1. 按摩操作时，应思想集中、心平气和、全身放松。

2. 熟练掌握穴位的取穴方法与操作手法，以求取穴精确、操作准确。

3. 按摩时选择合适的体位，较为虚弱的人，可以取坐位或卧位，由家人或朋友帮忙操作。

4. 注意把握按摩的力度，有些穴位操作力度过小起不到应有的刺激作用，过大易损伤皮肤、导致疲劳，施加手法时力度宜由轻到重，根据每个人的耐受程度施加合适的力度。

5. 如果使用穴位刺血法、揿针贴压法，应有无菌观念，注意消毒，否则容易引起感染。

6. 艾灸时，应注意温度和艾灰，以免烫伤被灸者。

7. 闪罐时，动作要轻、快、稳、准，用于燃火的酒精棉球不可吸含过多酒精，以免拔罐时酒精滴落到皮肤上造成烧伤。

8. 穴位养生切忌“三天打鱼，两天晒网”，持之以恒，坚持操作，才能取得好的效果。

9. 穴位养生操作是生活中常用的防治病症的辅助方法，若是病情较为严重，应及时到正规医院就医。

穴位养生常用操作工具简介

刮痧板

随着大众养生观念的提高及技术的不断发展，刮痧板的种类日益增多，其中最常见且最具代表性的属水牛角和砭石材质的刮痧板。

1. 水牛角具有凉血解毒的功效，用这种材料制成的刮痧板有平、有弯、有棱角，光滑、小巧、精致，方便患者自如运用。水牛角质地坚硬又耐水，一般呈黑色，制成的刮痧板外观呈天然起伏的波浪形状。

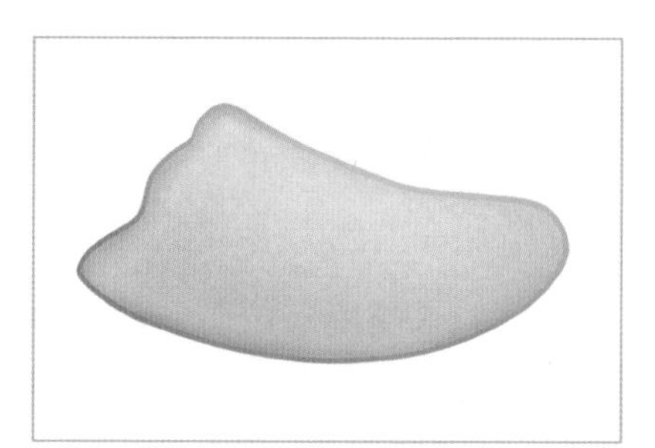

2. 砭石刮痧板是用泗滨砭石制成，为天然石材切割后由人工打磨而成，表面有天然的石头纹理。泗滨砭石直接或间接接触人体均可以改善人体微循环，能达到较好的疏通经络、排宣热毒的作用。其具有微晶结构，质地光滑细腻，不需要润滑油等介质，作用于人体便有非常舒服的感觉，受术者在接受治疗以后，皮肤很少出现不适的反应。

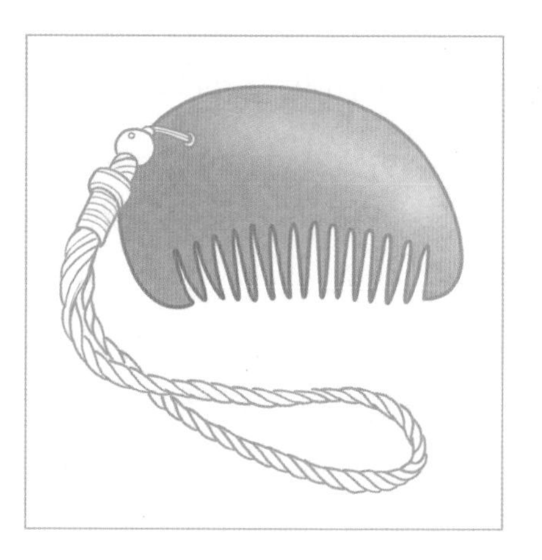

三棱针

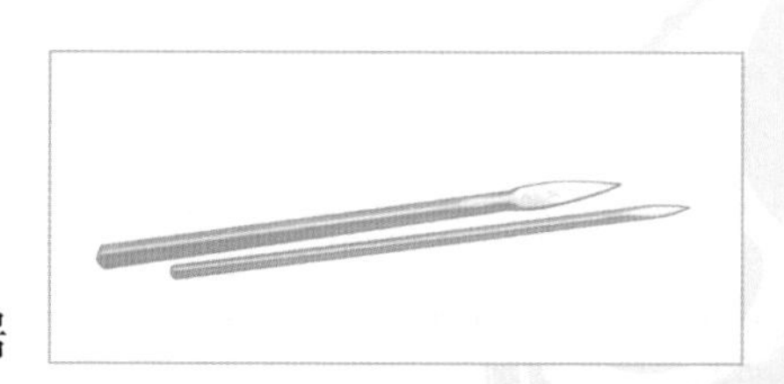

用于刺破出血的针具，多用不锈钢制成。针柄较粗，呈圆柱状，针身至针尖呈三棱形，针尖锋利，分大、中、小三型，临床可根据

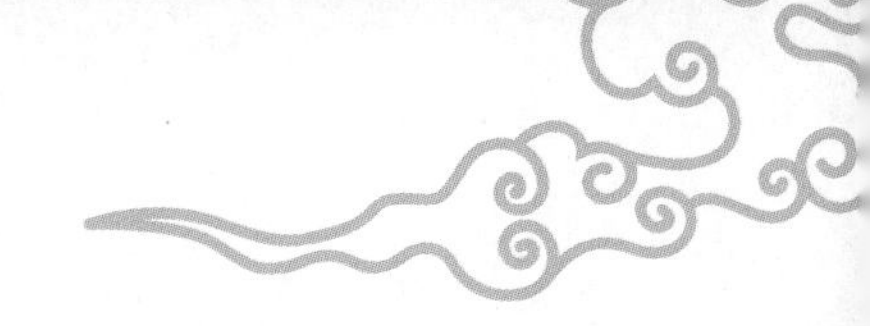

不同病症及患者形体强弱，选用适当针型。用三棱针刺破浮络、孙络，可促进局部气血运行，有疏经通络、活血化瘀、开窍清热、消肿止痛的功效。

罐具

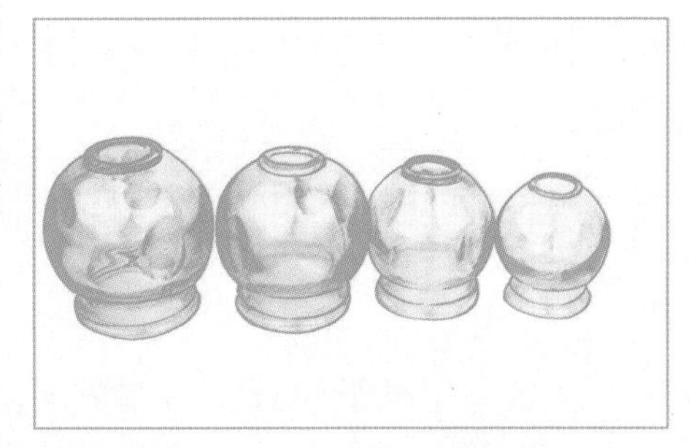

拔罐疗法所使用的罐具种类很多，按临床使用，一般分为传统罐具和新型罐具两大类。传统罐具都是根据所用材料而命名，包括兽角罐、竹罐、陶瓷罐、玻璃罐、橡胶罐、塑料罐、抽气罐、金属罐 8 种，分别由兽角（如牛角、羊角）、青竹、陶土、玻璃、橡胶、塑料、金属（如铁、铝、铜等）制成。目前，在民间和基层医疗单位仍普遍使用竹罐、陶瓷罐、玻璃罐 3 种。新型罐具又分为电热罐、磁疗罐、红外线罐、紫外线罐、激光罐、离子渗入罐等多种，这些罐具因造价高，使用复杂，目前仅限于少数医疗部门使用，未能全面普及和推广。本书介绍的罐具以玻璃罐为主，玻璃罐由耐热玻璃加工制成，形如球状，下端开口，小口大肚，按罐口直径及罐腔大小，分为不同型号。其罐口光滑，质地透明，便于观察拔罐部位皮肤充血、瘀血程度，从而掌握留罐时间，是目前临床应用最广泛的罐具，特别适用于走罐、闪罐、刺络拔罐及留针拔罐等操作方法。

梅花针

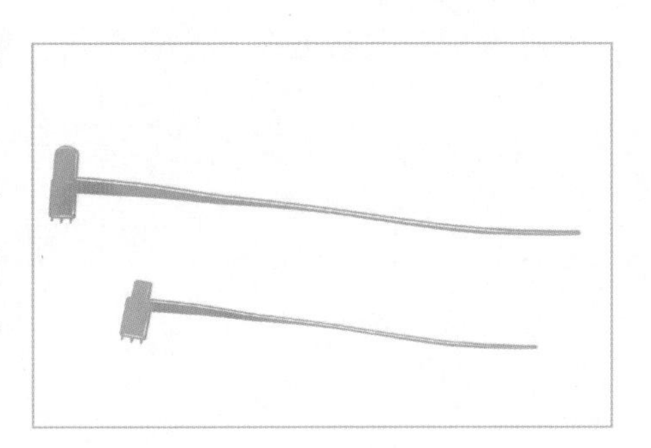

梅花针是皮肤针之一，是由多支不锈钢短针集成一束，叩刺体表一定部位，以防治疾病的一种工具。它将 5 ~ 7 枚短针集束在一起，右手拇、食指捏持，直接刺向皮肤或将集束之针安装于针柄后，叩打皮肤，因其针尖围列似梅花而得名。

揿针

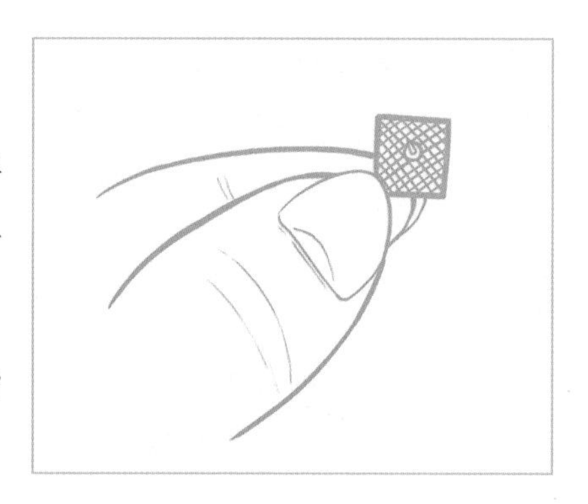

揿针是一种形似图钉的针，针柄扁平状，针体 1 ~ 2 厘米长，一般多用于皮内针或耳针。在穴位上埋针，可起到减轻疼痛，促进血液循环等作用，多用于中医辅助治疗法。

艾条

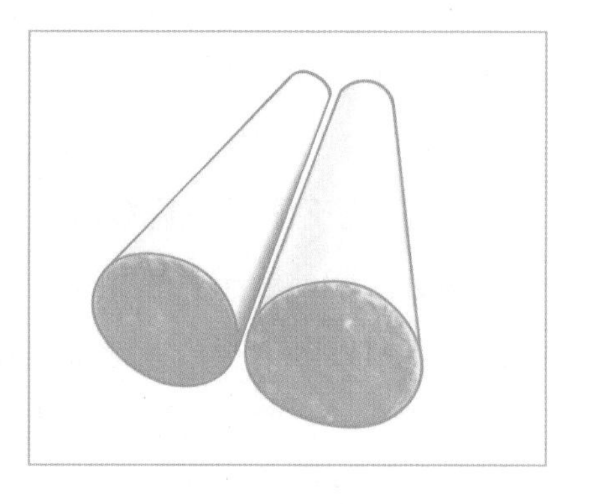

艾条是用棉纸包裹艾绒制成的圆柱形长卷，主要用于艾灸。艾灸是中国最古老的医术之一，属中药外治法，可温经散寒，行气血，逐寒湿，适用于风寒湿痹、肌肉酸麻、关节四肢疼痛、颈椎病等症。艾绒按陈放年份可分为：陈艾、新艾。当年艾为新艾，一年以上即为熟艾，又称陈艾。艾条按排出的烟量可分为：有烟艾条、无烟艾条及微烟艾条；按成分可分为：清艾条、药艾条；按长短可分为：艾条、艾柱。

本书内容的视频讲解和演示在“今日头条”应用程序“程凯养生说”中可观看，大家可在“今日头条”程序中搜索“程凯养生说”查找。

第二章 头面部相关病症

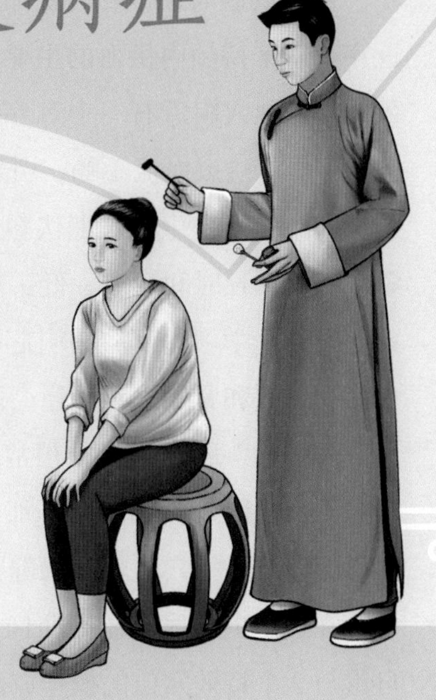

《灵枢》记载："十二经脉，三百六十五络，其血气皆上于面而走空窍。"头面部是人体最高的部位，头面部的变化不仅反映局部的问题，也会反映人体内脏发生的病变。这和十二经脉的循行是分不开的。十二正经别行深入体腔的支脉又称十二经别，其从四肢肘膝关节上下别出后，又深入体腔与相关的脏腑联系，最终浅出于体表上行头项部，直接或间接在头项部相合。因此头面部有"脏腑气血外荣、经脉所聚之地"的特点。

头面部相关病症主要包括头、眼、耳、鼻、口、咽喉相应的病变，如头晕、头痛、脂溢性脱发、斑秃、视疲劳、耳鸣、鼻炎、口腔溃疡、咽喉肿痛等。这些病症的发生既有发病部位本身的因素，也常常与五脏六腑的病变密切相关，了解十二经脉循行规律能帮助我们更好地找到解决此类问题的方法。

现在，我们一起来看看这些病症该如何进行自我调理吧！

头晕

生活中，很多人在白天的时候总觉得昏昏沉沉不清醒，即使是前一天晚上睡眠安稳，白天还是会精神不振、头昏眼花，这往往与头部的供血不足有关。

头部供血与颈椎和后枕部连接的关节——枕寰枢关节有关，在这个关节附近穿行着维持颅内供血的主要血管——椎动脉。椎动脉在进入脑部之前，在后颈处的风池穴附近有一个 U 字形的环绕区，它在这一段特别容易受到周围小肌肉的卡压，造成血流不畅，引发头晕，这种头晕在医学上称为“颈源性头晕”。颈源性头晕多发生在长期伏案学习、工作的人群中，与不良的生活习惯和工作姿势有关。长时间弯腰，低头玩电脑、看手机， 长时间保持同一个姿势在办公桌上工作、学习，都容易引起颈部肌肉紧张痉挛，这样不仅会使颈部产生局部疼痛、僵硬和紧绷之感，还会压迫椎动脉，导致头部供血不足，引起头晕。

颈源性头晕在生活中很常见，它会大大降低工作和学习的效率，也常常带来焦虑、烦躁等负面情绪。那么，如果发生了颈源性头晕，在日常生活中该如何诊断以及进行穴位养生保健呢?

在这里向大家介绍因肌肉卡压动脉造成头部血供不良而引起的头晕的快速自诊与 2 个特效穴位的操作方法。

快速自诊

1. 长期伏案学习、工作的人尤其要注意颈源性头晕的发生。

2. 颈源性头晕发病前多有颈部酸痛紧张、活动障碍的病史。

3. 头晕的发作和缓解往往与颈部位置有关系，转动颈部或是头颈部的固定体位会导致头晕加重，转动颈部到某一体位头晕又会缓解。

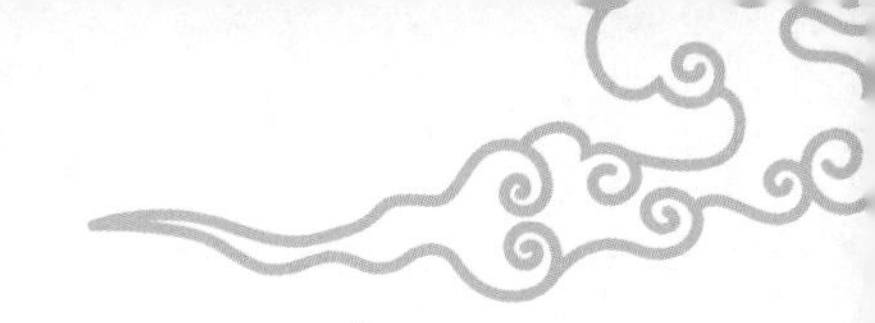

4. 发作时头晕为主要症状，多伴有颈部、肩背部的疼痛、紧张、转动不适。

5. 很多人在头部迅速运动时会出现短时间的头晕，可能伴有恶心、呕吐、耳不适等症状，这多是由耳石症引起的，要注意与颈源性头晕相鉴别。耳石症又叫作良性阵发性位置性眩晕，正常情况下耳石位于内耳的前庭，处于椭圆囊与球囊中，当耳石脱离原来的位置后，脱落的耳石会在耳蜗内的液体里游动，当人运动时，这些耳石随之发生位置变化，刺激半规管，引起人体发生强烈的眩晕，耳石症导致的眩晕持续时间一般较短。耳石症和颈部肌肉痉挛、紧张引起的头晕非常相似，所以，发生头晕时要根据出现的其他症状、生活习惯、工作姿势严格区分。

快速自疗

特效穴位一

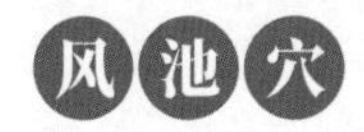

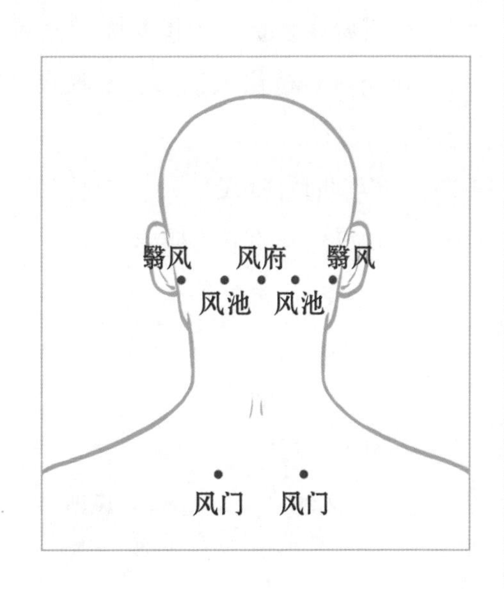

简便取穴

首先找到耳垂的下方，在耳垂的后面是翳风穴，然后水平向后移动到枕骨下方，能摸到两条条索状的肌肉，分别是胸锁乳突肌与斜方肌，风池穴在两者形成的巨大凹陷之中。

特效穴位二

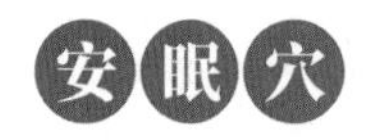

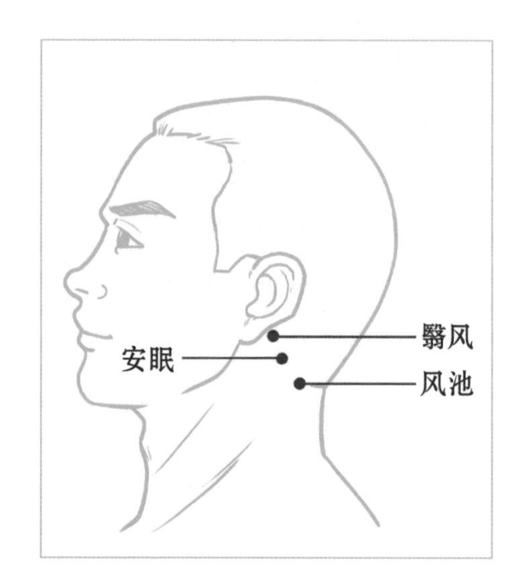

简便取穴

找到翳风穴和风池穴后，在两者之间的中点处，用拇指用力点下去，感觉到指尖下有一个硬骨头尖顶手，且有酸胀的感觉，此处就是安眠穴。

操作方法

点揉风池穴、安眠穴

1. 将两手食指、中指并拢，分别由轻到重点按两侧风池穴、安眠穴，后维持一定力度点按住风池穴、安眠穴各 10 秒钟，点按的同时还可配合头部做小范围、轻微的旋转。

2. 再顺时针揉风池穴、安眠穴各 10 秒钟，反复交替操作 5 ~ 10 分钟，两个穴位均可出现明显酸胀感。

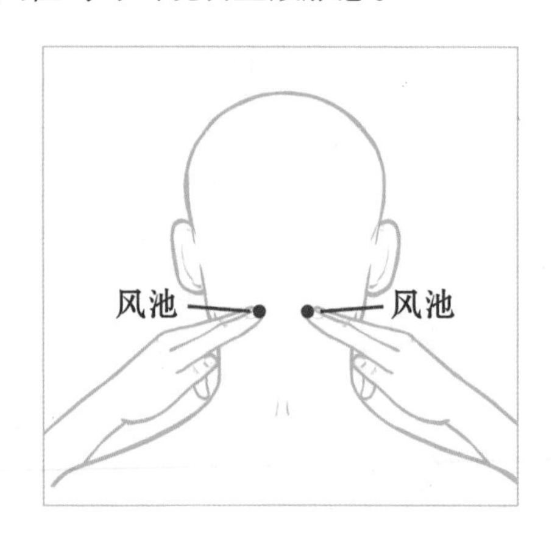

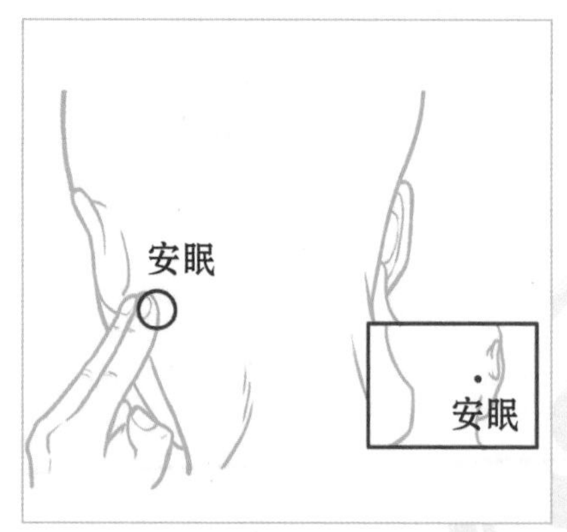

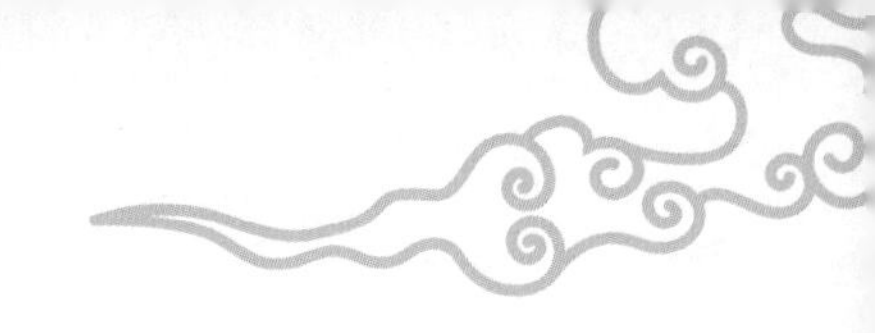

功效说明

风池穴、安眠穴下分布着颈部的重要肌肉，点揉这两个穴位有利于松解紧张的肌纤维，减轻颈部肌肉对血管的压迫，促进血液循环，有利于头部的供血，缓解头晕。

注意事项

寻找风池穴、安眠穴时，以常规定位为标准。找到风池穴、安眠穴之后，用手在局部触摸、按压，找到酸胀感最明显的区域后再施加点揉手法。

点揉手法的力度要由轻到重，切不可突然用力，以免造成局部不适。

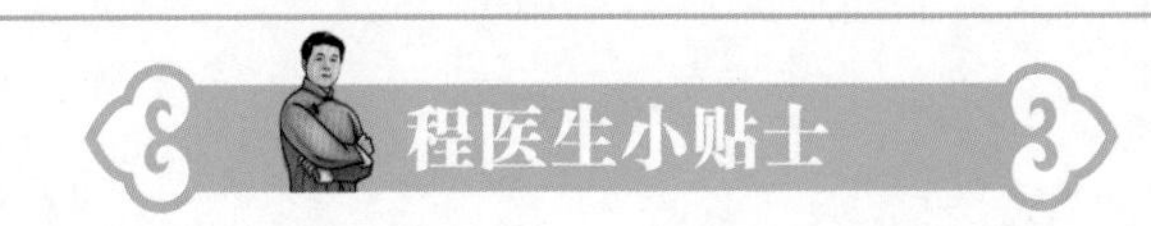

脑力工作者是头晕的好发人群，他们的大脑长期处于紧张状态，容易发生供血不足。同时由于脑力工作者伏案劳作，长期维持同一姿势，容易引起肌肉持续紧张，压迫血管，导致颈动脉血流不畅，影响大脑的供血，所以脑力工作者尤其要重视预防头晕，具体可以参考以下建议。

1. 营养补脑：每天除了摄入必不可少的能量外，还需要补充特定的营养物质，保证大脑的正常运行，如鸡蛋、牛奶等富含钙的食物；可多补充有较好的补脑益智作用的食物，如核桃仁，其富含不饱和脂肪酸，具有健脑、增强记忆力的作用；还可补充补益气血的食物，如大枣，有研究表明大枣具有增加脑和心脏的供血量，防止心脑血管疾病的作用。

2. 运动补脑：运动锻炼可以起到疏通全身气血，舒经活络的作用。在日常生活中可以选择慢跑、快步走等运动，这些运动有助于加速血液循环，改善新陈代谢，增加肺活量，保证身体为大脑提供充足的氧气。运动还可促进身体释放让人感觉轻松的物质，缓解紧张的心情，释放压力。

若是觉得场地及时间不适合运动，也可在工作之余做简单的动作来让身体放松，可以每工作 1 个小时后，稍作休息，在休息时做头部及双臂的前屈、后伸、左右旋转运动，反复多次。

3. 工作调整：连续长时间做同一份工作内容，更容易导致脑疲劳，因此要注重工作内容的转换，可选择上午做一份任务，下午做另一份任务，维持脑活动的平衡，有节奏地工作学习。

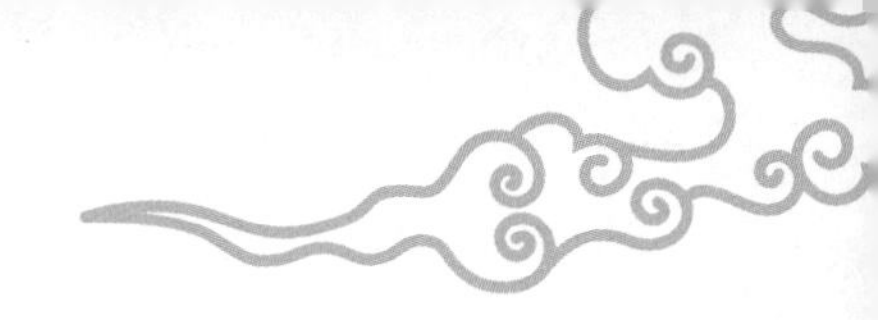

头痛

头痛，几乎是每个人一生中都会遇到的问题，它是指自觉头部疼痛的一类病症。情绪变化、头部外伤、消化不良、环境嘈杂等诸多因素都有可能引发头痛。头痛还可见于多种急慢性疾病中，如脑、眼、口、鼻等头面部病变和许多全身性疾病都可能引发头痛。头痛对人的身心健康会产生较大的影响，久患头痛，性格容易变得急躁易怒，降低学习和工作效率，影响生活质量。

中医认为各种外感及内伤因素导致头部经络功能失常、气血失调、脉络不通或脑窍失养等，均可导致头痛。在针灸学中，不同部位的头痛对应着不同经络的病变，头痛通常与手、足三阳经（阳明经、少阳经、太阳经）及足厥阴肝经有密切联系。不同类型的头痛防治方法也不同，下面向大家介绍防治头痛的快速自诊方法与穴位养生操作方法。

快速自诊

1. 出现在头侧面的头痛，属于少阳头痛，又叫作偏头痛， 因为手、足少阳经，尤其是足少阳胆经行于耳周头侧。

2. 出现在前额、额角范围之内的头痛，属于阳明头痛，因为足阳明胃经行于额角，并交会于前额处。

3. 出现在头顶（巅顶）位置的疼痛，属于厥阴头痛，因为足厥阴肝经循行过程中经过头顶。

4. 出现在后头部的疼痛，属于太阳头痛，因为足太阳膀胱经循行过程中经过后头部。

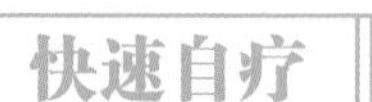

快速自疗

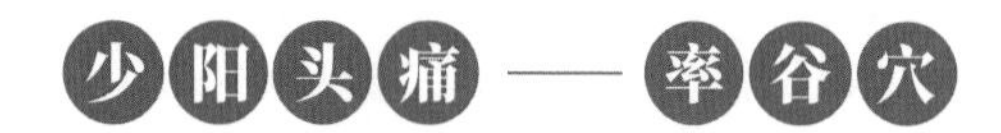

少阳头痛——率谷穴

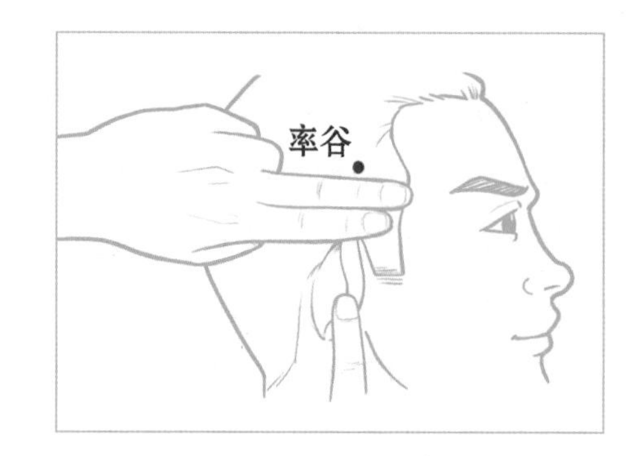

简便取穴

坐位或仰卧位，将耳郭向前方对折，耳尖直上入发际两横指的位置，即率谷穴。

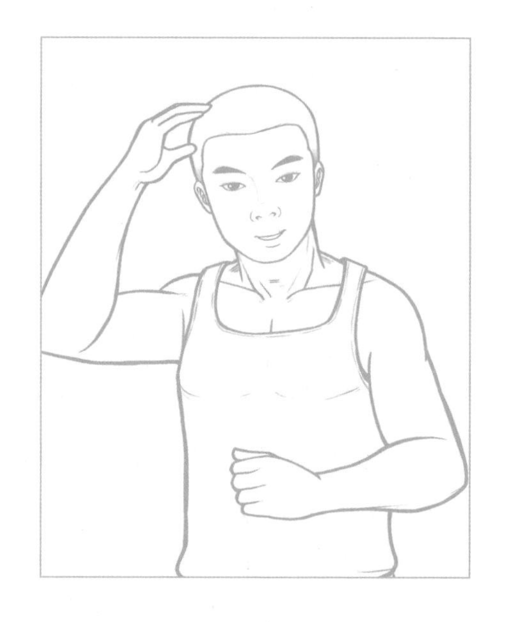

操作方法

弹拨率谷穴

1. 将拇指末节桡侧（不靠近食指的一侧）边缘放在率谷穴上，其余四指放在头顶起支撑作用。

2. 然后用拇指边缘左右弹拨率谷穴，力度适中，能感觉到手下有明显的交错隆起的肌肉条，连续操作 3 ～ 5 分钟，直到头痛缓解，每天 1 ～ 2 次。

功效说明

弹拨率谷穴，可松弛肌肉，使紧张的肌纤维松开，快速消除颈部肌肉的紧张，改善头部供血，缓解头痛。

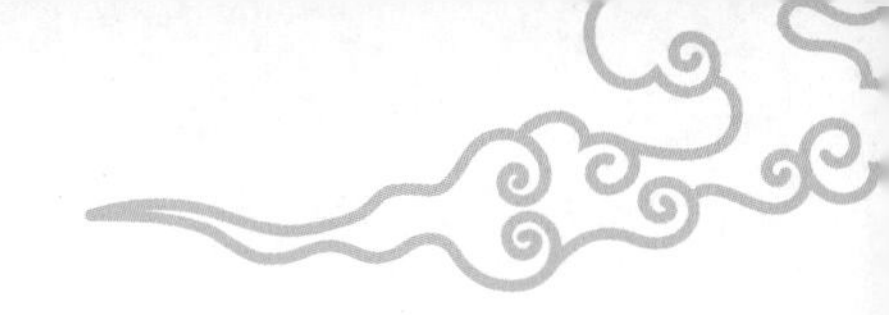

阳明头痛——头维穴

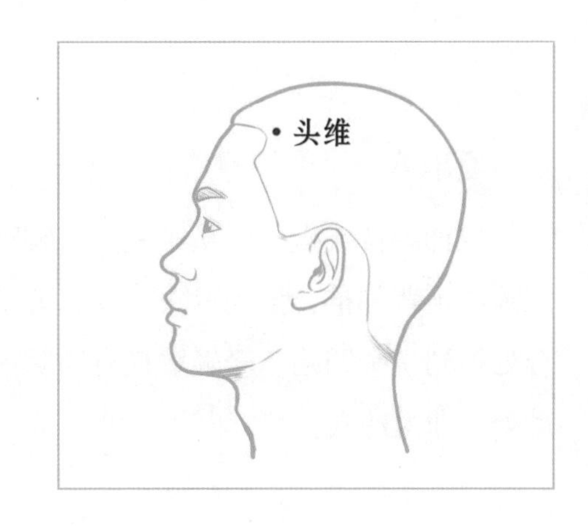

简便取穴

取坐位或仰卧位，先找到额角（前额发际与侧发际交界处），从额角发际向上量拇指半个横指（0.5 寸），即头维穴。

操作方法

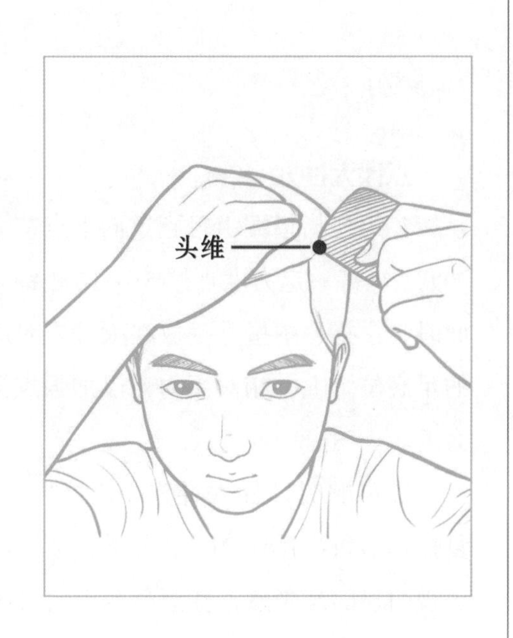

点揉头维穴

1. 准备一只砭石或牛角梳子，在头维穴的位置，由轻到重向下点按，持续 10 秒钟。

2. 然后在头维穴局部顺时针揉 10 秒钟，反复操作 3 ~ 5 分钟，至出现明显的酸胀疼痛感。

功效说明

松解局部紧张的筋膜，缓解过度紧张的帽状腱膜对血管的压迫，改善头部供血。

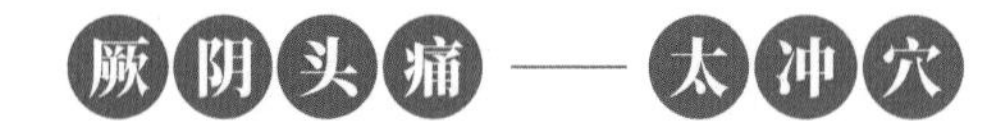

厥阴头痛——太冲穴

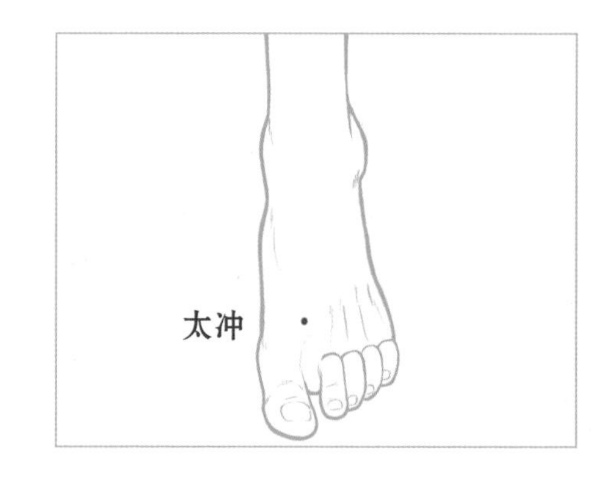

简便取穴

取仰卧位或坐位，从第一、二脚趾间隙向足背部推，推到尽头，在二者结合处摸到一个凹陷，轻轻触摸有动脉搏动处，即太冲穴。

操作方法

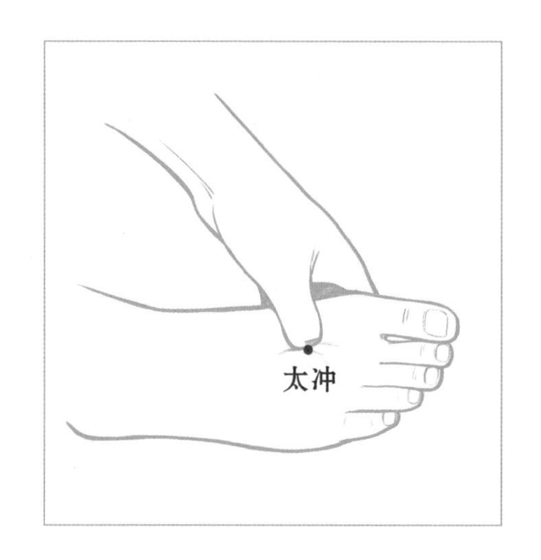

点揉太冲穴

1. 用拇指指端由轻到重向下点按太冲穴，维持一定力度点按 5 ~ 10 秒钟。此时，食指、中指并拢放在太冲穴对应的足底位置上，相对用力，以加强点按力度。

2. 再顺时针揉太冲穴 10 秒钟，反复操作，每次操作 2 ~ 3 分钟，使穴区出现明显的酸胀感，甚至向四周放射。

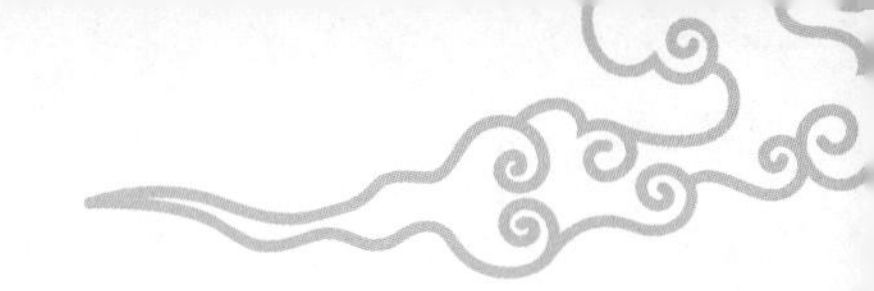

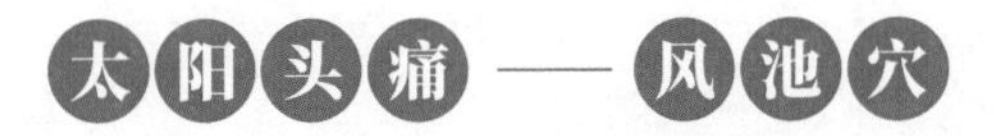

太阳头痛——风池穴

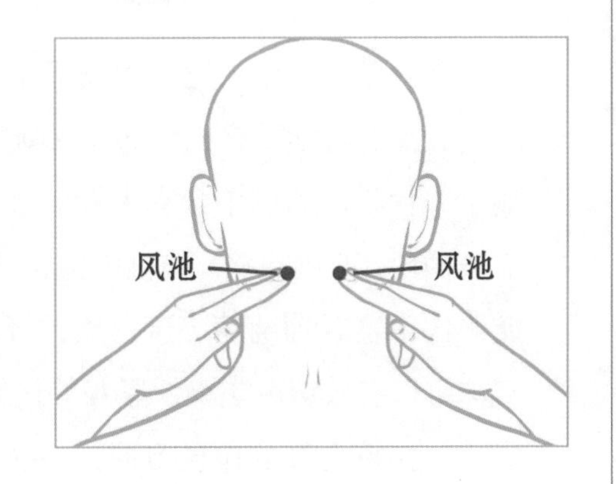

简便取穴

首先找到耳垂的下方，然后水平向后移到枕骨下方，能摸到两条条索状的肌肉，分别是胸锁乳突肌与斜方肌，风池穴在两者形成的巨大的凹陷之中。

操作方法

点揉风池穴

1. 将两手食指、中指并拢，分别由轻到重点按两侧风池穴，然后维持一定力度点按住风池穴 10 秒钟，点按的同时还可配合做头部小范围、轻微地旋转。

2. 再顺时针揉风池穴 10 秒钟，反复操作 5 ~ 10 分钟，至出现明显酸胀感。

功效说明

点揉风池穴有利于松解紧张的肌纤维，减轻颈部肌肉对血管的压迫，促进血液循环，有利于头部的供血，缓解后头痛。

注意事项

不同的头痛要选择对应的穴位，操作时根据疼痛的程度灵活把握操作力度。

程医生小贴士

在日常生活中，还可用以下几个简单的方法预防头痛。

1. 注意科学饮食：少吃辛辣刺激性食物，多吃芝麻、核桃、龙眼肉、橘子等食物。芝麻中含有大量的维生素 E 及丰富的镁元素，有助于加强血液循环，改善头痛。核桃中富含不饱和脂肪酸，具有补脑健脑的作用。龙眼肉中富含葡萄糖、蛋白质，可以补充能量，增强记忆。橘子的芳香气味可以有效缓解焦躁、紧张等情绪，橘子皮的芳香气味可舒缓疼痛。

2. 保持良好的作息习惯：头痛与日常作息习惯相关，在日常生活中要注意合理安排作息时间，注意劳逸结合，保证充足的睡眠时间。如果因为工作过度劳累引起头晕，可以选择在安静避光的环境中，闭上眼睛，缓慢均匀地呼吸，休息 30 分钟。

3. 保持良好的情绪：激动、情绪波动大、紧张焦虑等可能会使身体释放各种物质、血压增高、血流速度增快、心率加快，引起脑血管痉挛，导致头痛。所以在生活中要有意识地避免出现生气、激动等情绪，减少精神压力，保持心情舒畅，遇事冷静面对。

4. 很多头痛患者家中都自备止痛药，如布洛芬、阿司匹林等。但需要注意的是，头痛时别急着使用止痛药快速缓解头痛，而应该去思考引起头痛的病因，以防使用药物缓解了头痛而忽略了引起头痛的病因，延误治疗时间。必要时可以结合有无其他方面的症状，及时咨询相关医生，完善相关检查，排除头颅器质性改变的可能。

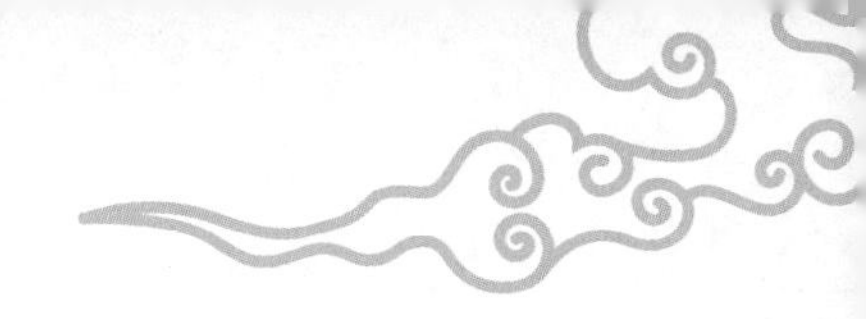

脂溢性脱发

谁不想拥有一头浓密的秀发呢？由于现代生活环境变化、压力陡然增大，脱发正在成为现代人越来越关注的健康问题。健康人也会掉发，每天的掉发数量在 50 ～ 100 根属于正常范围，如果每天掉发的数量超出这个范围，就说明存在明显的脱发问题了。脂溢性脱发是最常见的一种脱发类型，这种脱发是由于雄性激素分泌过多，导致毛囊出现堵塞而引起的，因此又被称为雄性激素脱发。一般脂溢性脱发的患者男性多于女性，脑力劳动者多于体力劳动者。由于头皮油脂分泌增多，脂溢性脱发常伴随头发油腻、头屑增多等症状，有碍观瞻，常常对患者的工作、生活带来严重的负面影响，甚至会导致患者产生自卑感，进而影响心理健康。

脂溢性脱发应该如何防治呢？在这里向大家介绍脂溢性脱发的快速自诊方法与一个简易的防治方法——梅花针叩刺头部经络。

快速自诊

1. 脂溢性脱发与家族史有关，若发现自己大量脱发，应先观察家族中是否有脂溢性脱发的亲属，如父亲、母亲、爷爷、奶奶、兄弟姐妹。

2. 脂溢性脱发主要从前额与两侧开始，额部发际向后退缩，前额变高，形成“高额”，随后脱发区逐渐向头顶延伸，脱发处皮肤光滑，仅枕部及两颞保留剩余头发。

3. 微痒，常伴有皮脂溢出。

4. 女性若患有内分泌疾病如甲状腺功能异常、垂体功能低下，或是到了更年期，体内雌激素降低，可能出现弥漫性脱发，可从家族史、既往病史、年龄性别、脱发范围与脂溢性脱发相鉴别。

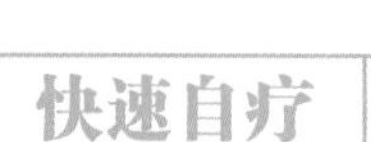

快速自疗

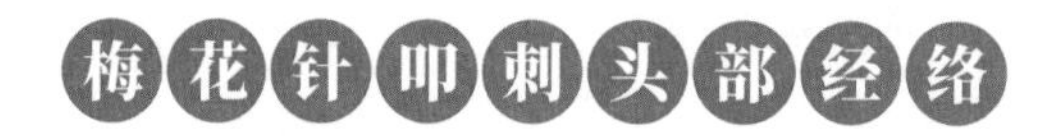

梅花针叩刺头部经络

准备材料

梅花针、75% 酒精棉球、干棉球。

操作方法

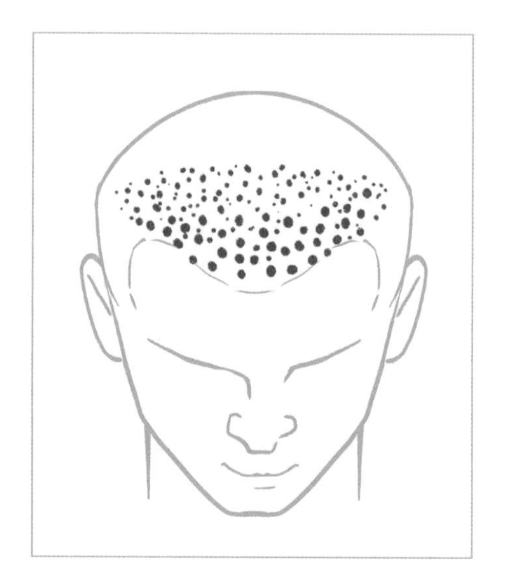

1. 在用梅花针叩刺之前，将针具及头部前 1/3 范围先用 75% 酒精棉球消毒。

2. 用梅花针叩刺头部的前 1/3 范围，在叩刺过程中不用考虑具体的穴位，也不用考虑具体的经脉。叩刺的力度应始终如一，以局部泛红并微微渗血为宜，叩刺后用干棉球擦拭渗血的部位。每天叩刺 1 次，每次 10 ~ 15 分钟，根据每次叩刺后皮肤的渗血情况，待渗血后的伤口愈合再行第 2 次叩刺。坚持 2 周左右，就会看到皮损区开始出现小绒毛。

功效说明

梅花针叩刺头部能改善头部的血液循环，缓解局部的毛囊堵塞情况，增加毛囊的供血，以促进毛发生长。

注意事项

使用梅花针叩刺前注意针头及叩刺部位的消毒。由于头部血液循环丰富，使用梅花针叩刺时，力度切记不可过重，以免过度流血，造成二次损伤。叩刺

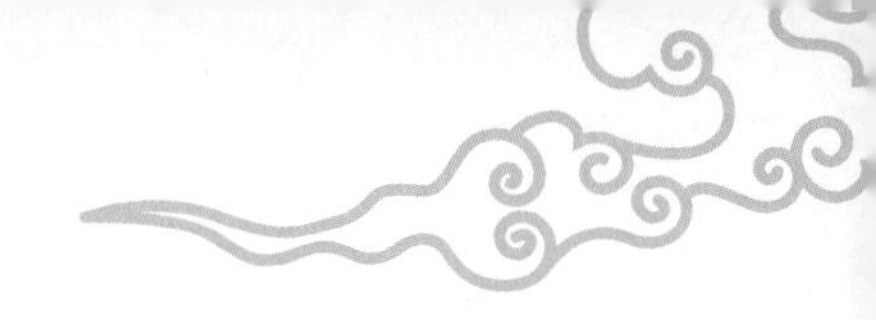

结束注意擦干血迹，可再次用75%酒精棉球消毒，并用干棉球按压15 ~ 20秒。叩刺结束当天不可洗头、游泳。

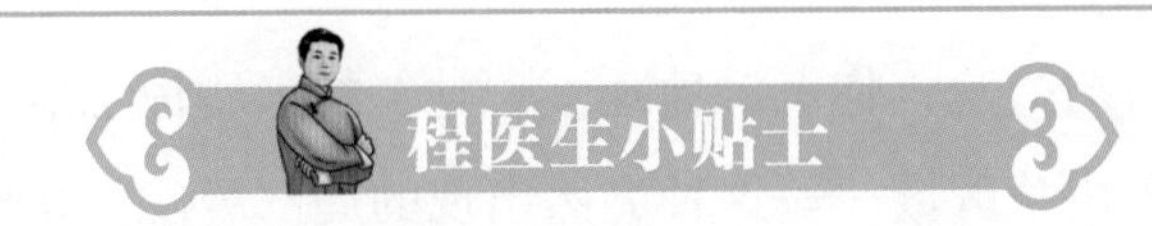

脱发是在提示头皮状况和头发环境不佳。引起头发环境不佳的原因与饮食、生活习惯都有关，如不规律的饮食导致血脂、血糖升高，运动量不足导致全身的血液循环功能较差，以及染发、烫发都会影响头发的生长环境。

在日常生活中可采用以下几个方法预防脂溢性脱发。

1. 调理饮食习惯：不可过食辛辣刺激性食物，如辣椒、大葱、油炸食品、巧克力等；含盐量高的食物要少摄入，平时做家常菜时也要少放盐，否则容易影响头发生长环境，阻碍头发生长；蛋白质为头发生长的主要成分，平时要多食用富含蛋白质的食物，如鸡蛋、鱼、虾等。同时要多吃富含碘及维生素B_6的食物，如海带、芹菜、蘑菇等，以保持头发光泽、滋润。缺锌也会引起脱发，因此，防治脱发要适当补充富含微量元素锌的食物，如核桃、香蕉、苹果等。

2. 调节情绪：工作高强度、高压力的人，容易出现精神紧张焦虑，要注意自我心理疏导。可有意识地多与家人、同事、朋友聊天，诉说压力与焦虑，分享喜悦与收获，也可以听一些舒缓轻松的音乐缓解紧张的情绪。

3. 调整作息习惯：养成规律的作息习惯，早睡早起，不过度熬夜。

4. 培养运动习惯：培养合理的运动习惯，可在闲暇时间做慢跑、快步走等全身运动，促进全身血液循环，为大脑提供充足的氧气，劳逸结合，释放工作压力。

斑秃

在某个加班后的夜晚，你沉沉地睡了一觉，醒来后惊恐地发现头上出现了一块没有头发的斑块状区域——这种突然出现的局部脱发就是斑秃。斑秃又称为“鬼剃头”，这个名字形象地描述了此病的症状特点：它是突然出现的。这种脱发可以是全秃性的，也可以是局限性的、块状的，呈圆形或椭圆形，在斑片状的区域内头发突然脱落，脱发区皮肤光滑，无炎症或瘢痕。斑秃在各个年龄段都可能发作，以青壮年为主，它的发病与精神压力、自身免疫及遗传因素有一定关系。

斑秃根据脱发范围可分为局限型、全秃型。其中局限型主要表现为头皮上单个或多个脱发斑，脱发斑区域头发完全脱落，边缘头发松动，脱落的头发呈上粗下细，也就是发梢粗发根细，形似叹号；全秃型则表现为头发全部脱落，容易反复发作，在日常生活中以局限型斑秃为多见。

斑秃在日常生活中的发病率高，因而很多人担心自己会不会睡了一觉就突然“鬼剃头”了。那该如何防治“鬼剃头”呢？现在以局限型斑秃患者为治疗对象，为大家介绍斑秃的快速自诊和特效防治方法。

快速自诊

1. 是否有斑秃家族史、焦虑抑郁等精神异常史。

2. 头皮上突然出现单个或多个、圆形或椭圆形的片状脱发斑，边界清楚，且脱发斑边缘头发容易脱落。

3. 斑秃还需要与秃发性毛囊炎相鉴别。秃发性毛囊炎常因局部毛囊发生细菌感染引起，发生萎缩性瘢痕部位不能长出毛发，会反复发作，两者可通过症状进行鉴别。

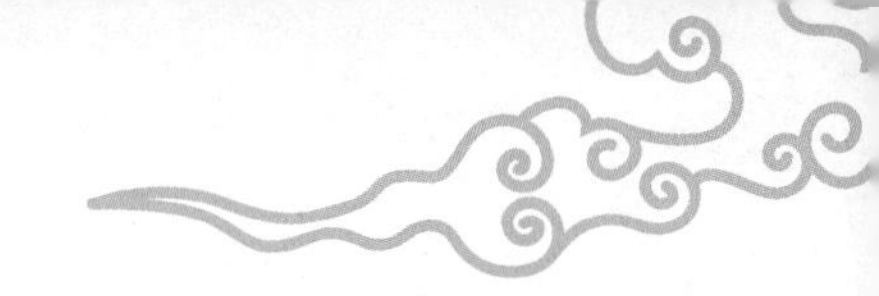

快速自疗

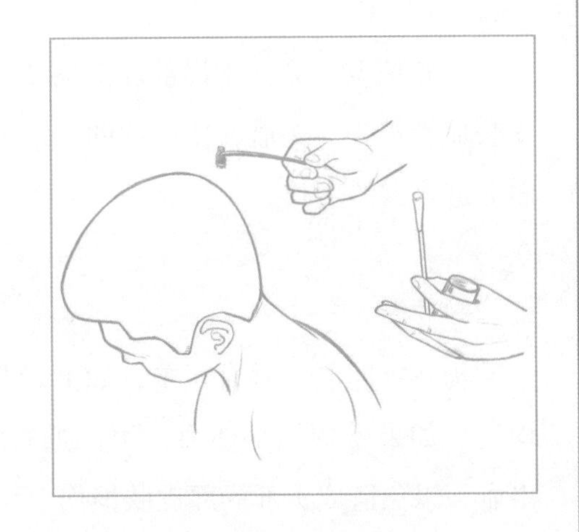

准备材料

梅花针、姜汁、75% 酒精棉球、干棉球。

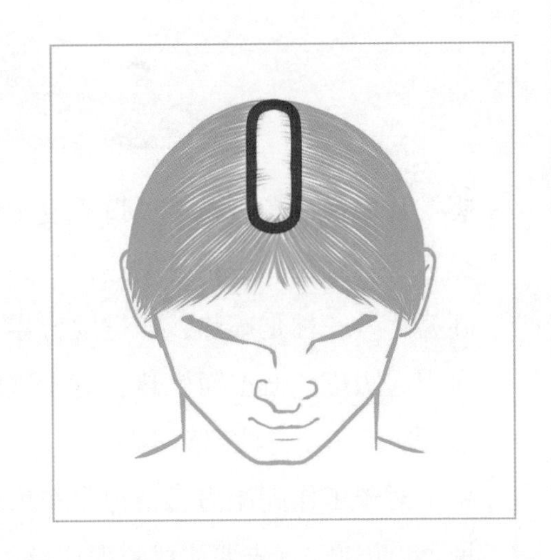

操作方法

1. 在用梅花针叩刺之前，首先要在斑秃局部划定刺激范围——在有头发的皮肤和损伤脱发皮肤的交界区的内圈。

2. 在这个区域内先用 75% 酒精棉球消毒，再涂抹上姜汁，涂抹之后，可能会有微热或者灼热的感觉，这是正常的现象。

3. 然后消毒针具，再在界定的圈内叩刺。注意叩刺的时候，要围着皮损区圆形叩刺，或者按皮损区的形状环形叩刺，叩刺至局部泛红、微微渗血为宜，最后用干棉球擦拭渗血的部位。根据皮肤的渗血程度，选择叩刺的时间和次数。理论上需要叩刺 300 ~ 500 次，每天叩刺 1 次。实际操作时，须根据每次叩刺后皮肤的渗血情况，待渗血的伤口愈合后再行第 2 次叩刺，以免造成渗血部位的不适。坚持2周左右，就会看到皮损区开始出现小绒毛。再继续坚持，斑秃位置的头发会越来越浓密。

功效说明

生姜偏温，涂抹于局部加上梅花针叩刺的综合刺激可促进头发脱落局部的皮肤血管扩张、充血，使局部的血液循环供应增加，改善毛囊的营养状况，从而促进毛发的生长。

注意事项

梅花针叩刺须垂直叩击，如果斜着叩击，容易引起头部出血，而且刺激不均匀。如果希望局部渗血，可以通过加大手的叩击力度，切忌斜着叩击引起出血，以免造成头部局部皮肤损伤。

程医生小贴士

从中医的角度来讲，斑秃发生的核心病机在于内热。导致斑秃的内热通常有两种。一种是实热，如高压力工作、精神紧张焦虑造成的肝火旺盛；另一种是虚热，如过度劳累、熬夜，过食辛辣刺激性食物耗伤阴血引起阴虚、血虚而生热。对于这两种原因引起的斑秃，在日常生活中进行防治的小方法略有不同。

对于工作高压力、精神紧张焦虑，甚至脾气比较暴躁的斑秃患者来说，预防斑秃首先要注意心理疏导，平常尽量控制好情绪，避免情绪激动，最好能够解除生活中的不良精神刺激因素。此外，还需要改变不良的生活习惯，如长时间紧张工作、饮食不规律等，在时间充裕的情况下可积极参加户外体育运动，如慢跑、快走、打八段锦、打太极拳等全身运动，

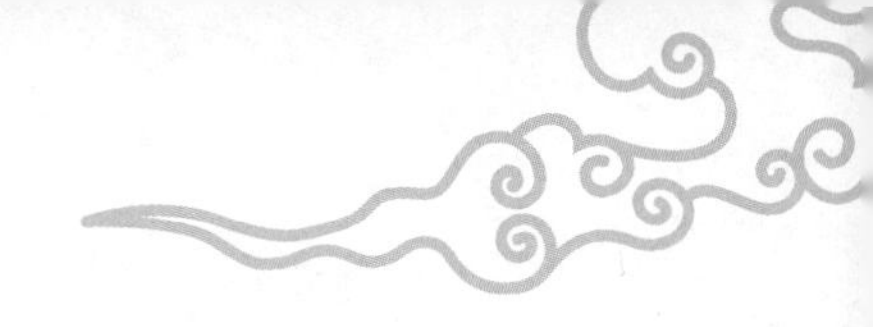

促进全身血液循环，舒缓紧张、焦虑的情绪。

对于熬夜加班工作、学习、玩游戏的斑秃患者来说，预防斑秃最重要的是调整日常的作息习惯，保证良好的作息时间。对现代人来说，熬夜是许多健康问题的“帮凶”，因此平时最好不要熬夜，保证充足的睡眠，晚上尽量在 11 点前上床休息，充足的睡眠有助于提高身体的抗病能力。在饮食方面，要多进食滋养阴血的食物，如百合、莲子心、麦冬、黑芝麻等。黑芝麻含有丰富的维生素 E，维生素 E 是抗衰老、防脱发的重要物质。可以用黑芝麻煮黑米粥，长期食用黑芝麻黑米粥具有较好的补肾益精、滋养阴血、防脱发的作用。此外，平时应多食用蔬菜、水果，如卷心菜、西蓝花、紫甘蓝等，少食用麻辣烫等辛辣刺激性食物。

视疲劳

现代社会是一个网络社会，几乎每个人都有手机和电脑，与过去相比，现代人使用电脑、手机的时间，伏案工作、学习的时间也越来越长。无论是走在大街上，还是在办公场所，甚至在野外，人们的视线都无法离开各种各样的屏幕，这就给眼睛带来了极大的负担。即使人们已经意识到这个问题并尽量减少电子产品的使用频率，互联网与我们日常生活的联系还是越来越紧密，学习、工作都必须使用手机和电脑，因此，很少有人能逃开视疲劳的“攻击”。

该如何缓解长时间使用电子产品造成的视疲劳呢？下面为大家介绍视疲劳的快速自诊与 2 个特效穴位的操作方法。

快速自诊

1. 长期看电视、手机、电脑等电子产品屏幕，出现眼睛酸胀、视线模糊等症状。

2. 视疲劳需要与干眼症相区分。视疲劳多由眼睛得不到休息，导致睫状肌调节功能下降，引起疲劳。干眼症是指由多种因素引起的以眼睛干涩为主要症状的泪液分泌障碍性疾病，常伴有双眼痒感、异物感、视物模糊等表现。干眼症会降低眼睛的调节能力，是视疲劳的主要原因之一，通过症状表现可以区分干眼症与视疲劳。

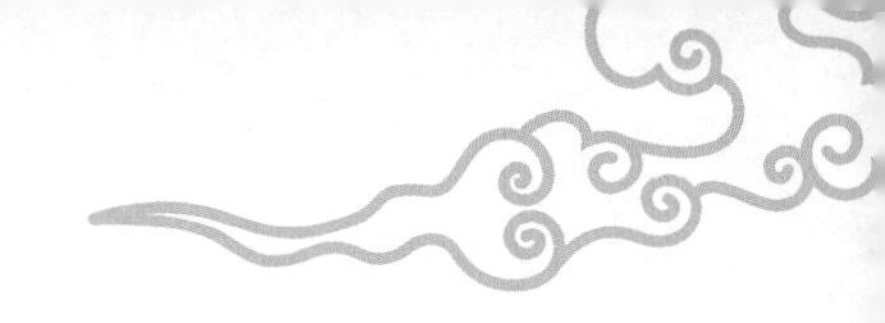

快速自疗

特效穴位一

天应穴

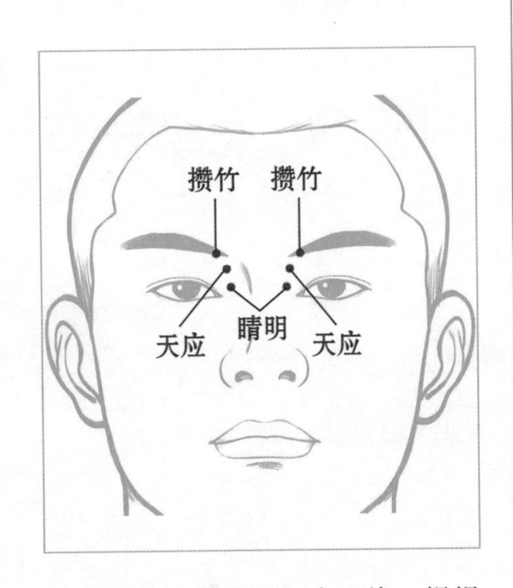

简便取穴

天应穴为阿是穴的别名，也就是说天应穴实际上是一个变动穴，每个人天应穴的位置可能略有不同，大体上是在内眼角的内上方，眼眶的内缘，眉头的攒竹穴和内眼角内侧的睛明穴之间。

寻找天应穴时，将拇指立起来放到眼眶的内侧，其余四指放在头顶，起到辅助支撑的作用，拇指指尖关节要立起来，垂直用力，沿着眼眶内上缘，慢慢地向下寻找，找到一个有明显酸胀、放射状感觉的点，便是天应穴。

操作方法

点按天应穴

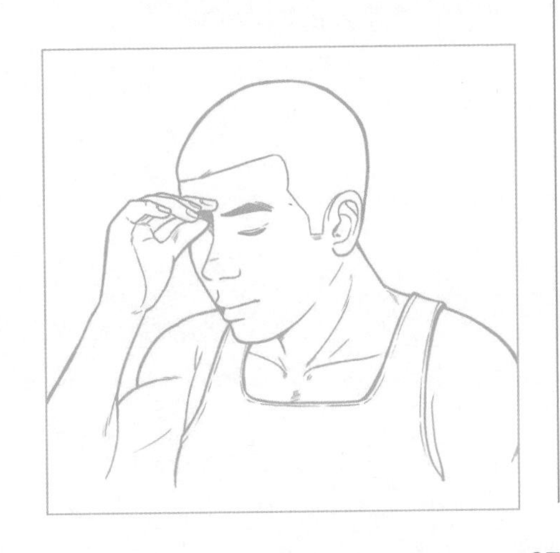

1. 轻轻地把眼睛闭上，找准天应穴，然后垂直用力点下去，坚持 5 ~ 10 秒。

2. 松开，点按，再松开，再点按，至出现明显的酸胀感，如此反复操作 3 ~ 5 分钟，再睁开眼睛，感觉眼前一片明亮。

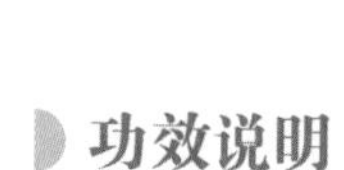

功效说明

点按天应穴可缓解眼周肌肉痉挛紧张的状态，促进眼周血液循环，改善眼睛供血，缓解疲劳。

注意事项

每个人天应穴的位置可能略有不同，但大体上是在内眼角的内上方睛明穴和眉头的攒竹穴之间。寻找天应穴时应仔细体会点按的酸胀感，以正确选穴。

特效穴位二

四白穴

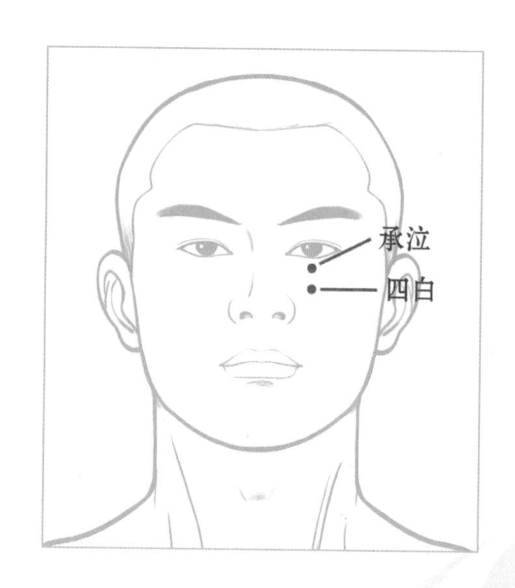

简便取穴

头放正，双目直视前方，瞳孔直下，在眼眶下仔细寻摸可以找到一个凹陷的缝隙，即四白穴。

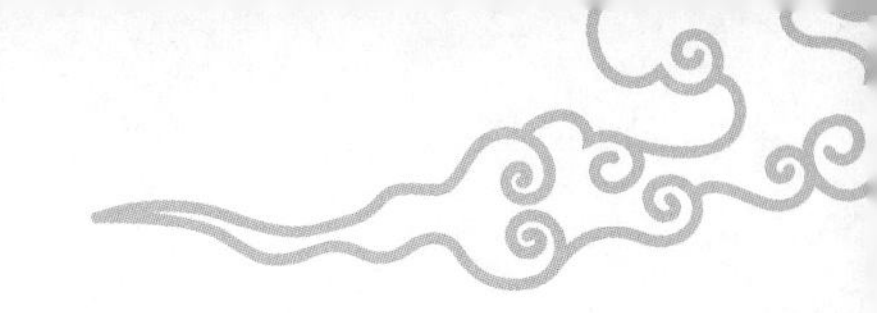

操作方法

点揉四白穴

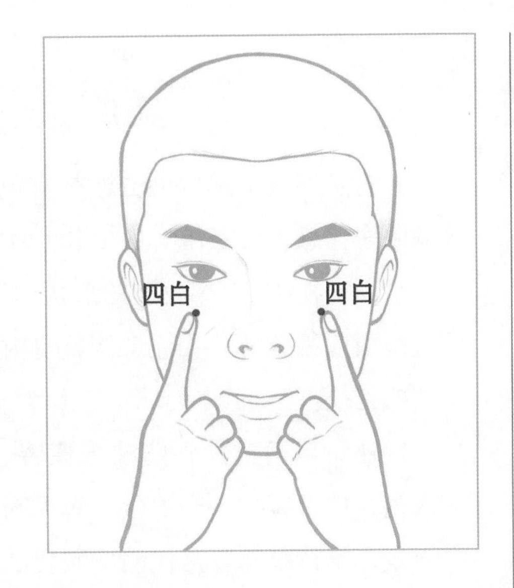

用食指指腹由轻到重，保持一定的力度均匀持续地向下点按四白穴，坚持 5 ~ 10 秒，然后顺时针均匀轻揉 15 ~ 20 秒，至有明显的酸胀感。点揉的同时，将眼睛轻轻地闭上， 眼球配合点揉左、上、右、下，左、上、右、下地单方向重复转动，按 1—2—3—4—5—6—7—8 的节拍进行。

功效说明

四白穴位于眼周，刺激四白穴配合着眼球单向活动，可促进泪液分泌，加快眼周血液循环，进而缓解眼肌的疲劳。闭上眼睛还可使泪液均匀分布在眼球的表面，有滋润眼球的功效。

注意事项

点揉四白穴的力度以出现明显的酸胀感为宜，点揉过程中力度要均匀一致。眼球做单向活动时要缓慢匀速，不可过快。

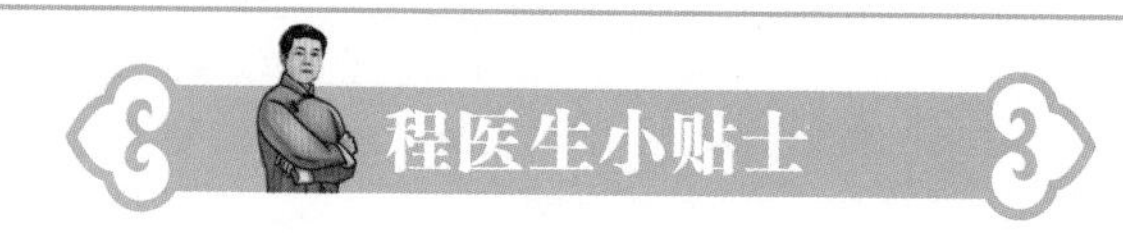

避免视疲劳最好的方法是避免连续长时间使用眼睛，要有意识地让双眼多休息。每工作 1 ~ 2 个小时，休息 15 分钟，闭目或者眺望远处某一个固定物体，观察物体的形状和具体的纹路细节。若是因为光线过强、过暗引起视疲劳，要注意调整室内的光线，尽量使用让眼睛感觉比较舒适的光线。

还可以通过饮食防治视疲劳。保持膳食均衡，确保优质蛋白质摄入量，如每天吃一个鸡蛋，每天喝一杯牛奶等；增加不饱和脂肪酸的摄入量，维持眼部新陈代谢所需要的营养物质供给，如适量食用牛油果、橄榄油等；增加维生素 A、维生素 D 的摄入量，确保眼睛细胞所需的维生素供给，可多食用富含维生素的水果，如香蕉、苹果、樱桃等。平时还可以用枸杞子泡水喝，准备 30 克枸杞子，用沸水 300 毫升冲泡枸杞子 10 分钟，放置温热后即可饮用。枸杞子具有养肝明目的作用，可较好地缓解视疲劳。

除了注意饮食调理、眼睛休息、室内光线调整，还应注意工作环境的通风和湿润度。

如果视疲劳严重，还可用热敷的方法进行缓解。如用湿毛巾热敷于双眼表面 10 ~ 15 分钟，可促进眼部的血液循环，改善视疲劳症状，热敷时要注意温度适宜，以免温度过高引起眼周皮肤的不适。

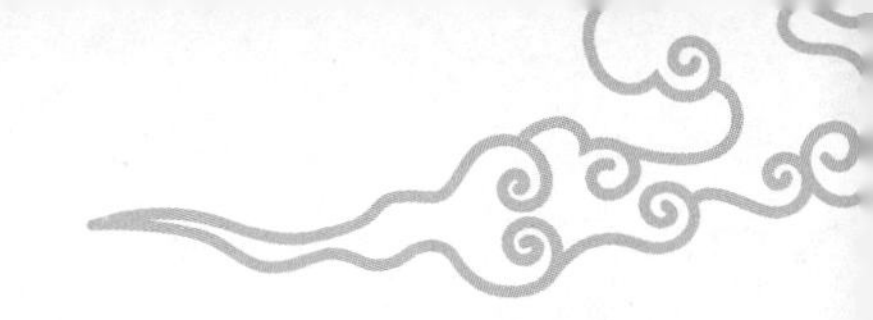

干眼症

大数据、人工智能等技术的飞速发展，逐渐让人们的生活越来越依赖网络，而这种生活方式所导致的病症也接踵而至，干眼症就是其中之一。

干眼症是一种以泪液分泌障碍导致眼睛干涩为主要症状的病症，同时还可伴有其他不适，如眼睛怕光、疼痛，甚至可能出现眼部的炎症反应。干眼症的发生与易感体质、环境污染、过度用眼等因素相关。

干眼症与眼部血液供应不足也有关。眼睛的血液供应减少，不能充分地滋养眼睛内部的结构，眼睛的视物能力会相应地下降；眼周还有很多肌肉与眼睛的视物能力密切相关，若眼睛周围肌肉的血液循环不畅，导致肌肉细胞得不到应有的营养，也会影响眼睛的视物能力。

下面向大家介绍干眼症的快速自诊方法与 2 种快速缓解干眼症的方法，包括熨目法与中药熏蒸法。

快速自诊

1. 眼睛出现干涩、异物感，可伴有眼痛、眼痒、眼睛发红、视物模糊、眼疲劳等眼部症状。

2. 干眼症需要与慢性结膜炎进行鉴别。慢性结膜炎是由各种原因引起的结膜组织慢性炎症反应，主要表现为眼部异物感、烧灼感、怕光、流泪等，结膜会有渗出物，乳头或滤泡增生，可有耳前淋巴结肿大等，在伴随症状表现上可与干眼症区别开来。

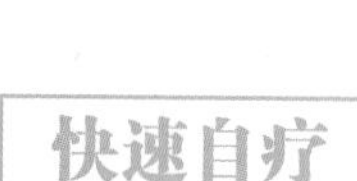

特效方法一

熨目法

这是一种用自己身体的部分热力去温熨身体肌肤表面某些特定经络穴位的方法。

操作方法

1. 双手掌心相对，快速摩擦至发烫。

2. 迅速将手掌扣在眼睛上，温熨 5 ~ 10 秒，松开，继续擦热、温熨，重复 5 ~ 10 次，再睁开眼睛，此时会感觉眼前的世界变得更加明亮。

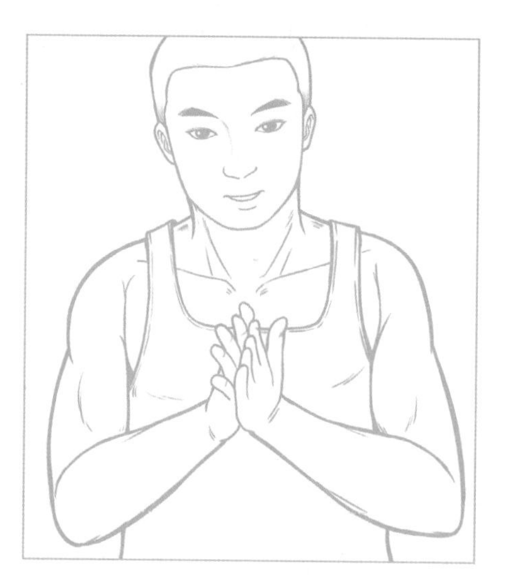

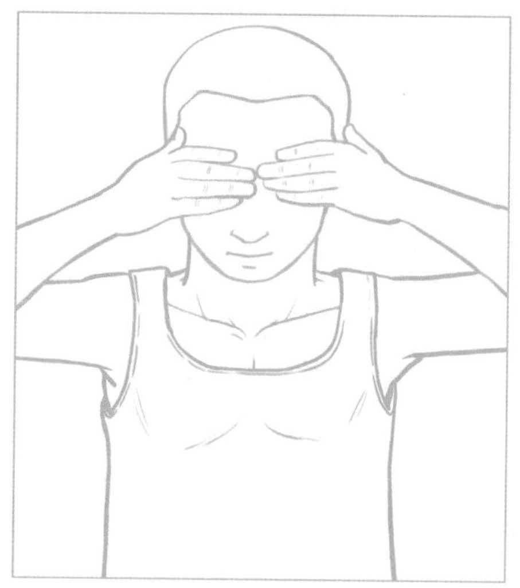

功效说明

眼周有较多的穴位，如睛明穴、攒竹穴、承泣穴、四白穴等，熨目法可覆盖这些穴位，发挥它们明目的功效。此外，熨目法还可促进眼周血液循环和泪液分泌，使泪液均匀地分布在眼睛表面，起到营养滋润眼睛的作用。

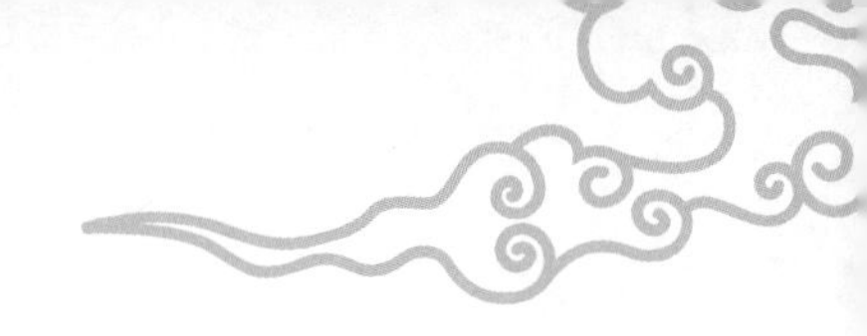

注意事项

熨目过程中，掌心不能过重地压住眼睛，因为过重挤压容易造成血液循环不畅，引起视物不清。

特效方法二

中药熏蒸法

中药熏蒸法是以中医理论为指导，利用药物煎煮后所产生的蒸汽熏蒸患部，促进患部血管扩张、血液循环，以达到防治病症目的的一种中医外治疗法。

操作方法

1. 准备四味中药，分别是桑叶、菊花、密蒙花和薄荷叶。每味药 6 克，放在一起做成一个小茶包。

2. 在办公桌上或家里准备一个台式的熨目熏蒸器，这种熏蒸器可喷出带有一定温度的蒸汽熏蒸眼睛。将茶包放入水壶中加水煮沸，然后将药汁盛在熏蒸器中。

3. 熏蒸的时候轻轻闭上眼睛，让蒸汽温热地熏蒸眼周。

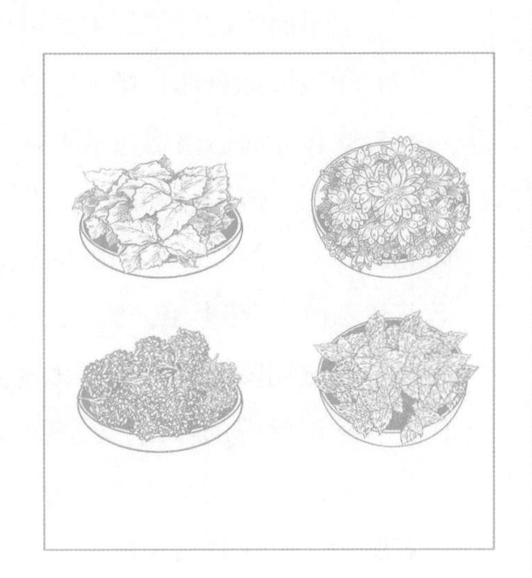

功效说明

桑叶、菊花、密蒙花都有清肝明目、疏散风热的作用，适用于改善眼睛干痒、红肿、疼痛、分泌物增多的症状。薄荷叶的清凉透散能够让眼睛更加舒适。此四味药合用熏蒸眼睛，可借助蒸汽的热力更好地促进眼周血液循环，增加泪液分泌。

注意事项

熏蒸时，药液温度不可过高，以免熏蒸过程中造成局部皮肤及眼部烫伤。

程医生小贴士

干眼症的发病原因很多，症状很复杂，复发率高，因而日常的用眼习惯至关重要。

1. 干眼症患者要尽量改善工作和生活环境，避免接触烟雾，在烈日下暴晒和长期处于污染环境中，适度使用手机及电脑等电子产品。

2. 使用空调时可配用加湿器，增加环境湿度。

3. 注重眼睑的清洁卫生，可用温和的眼部专用湿巾清洁睑缘。

4. 积极锻炼身体，增强体质，劳逸结合，保持身心健康。

5. 饮食方面适当增加维生素 A、维生素 C 的摄入，可多食用金枪鱼、鲑鱼、鸡蛋、瘦肉、胡萝卜、生菜等食物。还可在家中自做食疗方以预防和改善干眼症。如百合山药薏苡仁红枣粥：准备百合 10 克、山药 15 克、薏苡仁 20 克、红枣（去核）10 个，将所有材料洗干净，共同煮粥食用。百合具有滋阴降火的作用，山药具有益气健脾、滋肾润肺的作用，薏苡仁具有利湿健脾的作用，红枣可以补益气血。除了自做食疗方，还可以自制花茶，如枸杞菊花茶。菊花、枸杞子各 15 克，用开水冲泡 15 分钟左右服用。菊花具有清肝明目、疏散风热的作用，枸杞子具有养肝明目的作用，两者合用明目效果更明显。但要注意的是，平时怕冷、手脚容易发凉的人不宜经常饮用菊花茶。

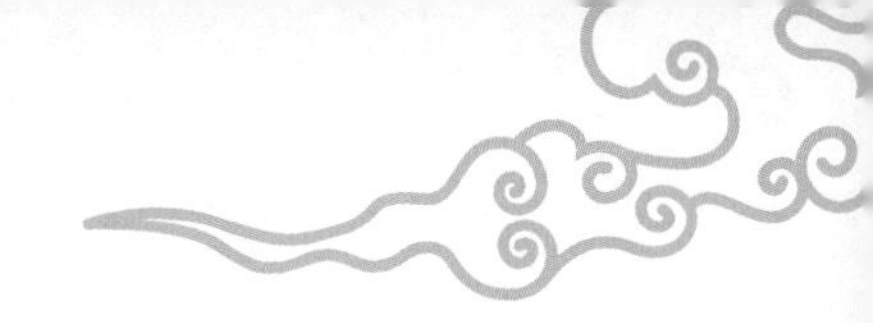

飞蚊症

生活中很多朋友总是感觉眼前有小蚊子、小飞虫飞来飞去。这些真的是现实生活中活生生的小蚊子吗？当然不是。其实这些“小飞虫”主要是眼睛玻璃体中的悬浮物，这种眼前出现“小飞虫”的病症，称为“飞蚊症”。

中医有这样一句话“肝开窍于目”，而“肝主藏血”，这就是说肝具有贮藏血液，调节血量的作用，若肝藏血功能正常，则能够发挥濡养作用，使眼睛得到充足血液的供养而变得明亮，所以中医也说“目得血则视”。用现代医学语言也能得到较好的解释。西医认为，眼睛对血流的供应非常敏感，一旦眼部供血的血量或血液通行的通路发生变化，眼睛都是第一时间感受到这些变化的器官，就会出现视物不清或悬浮物增多的现象。

因此，如果想让眼睛的视物功能提高，包括防治视疲劳、干眼症等病症，都需要增加眼睛的供血。在眼睛的供血中，最为重要的血管位于颈部到颅内，为大脑、眼睛、耳供血的颈总动脉。颈总动脉在颈侧枕下分支为颈内动脉入颅，再分支为眼动脉，提供眼眶及内容物的血液供应。由于入颅之前，动脉穿行于颈侧部肌肉之下，当颈椎病造成颈部、枕部肌肉力量失衡时，便容易对血管产生不良刺激，影响血流状态。所以，如果患有飞蚊症，同时伴有头晕、头痛及血压的变化，且合并颈

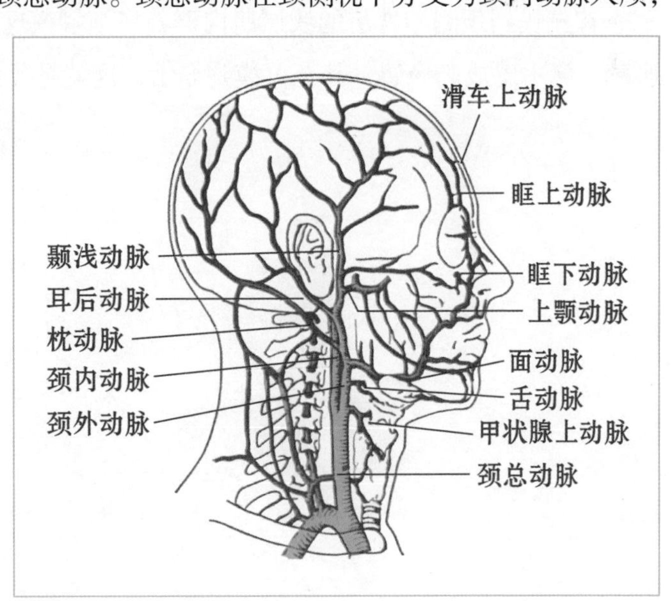

椎不适等症状，可以采用下面介绍的 2 种方法进行改善。

在介绍改善飞蚊症的方法前，先介绍飞蚊症的快速自诊方法。

快速自诊

1. 感觉眼前出现黑点，黑点会随眼球的转动而“飞来飞去”，可伴有异常闪光、视线被遮挡的感觉。

2. 发现眼睛前有黑影出现，应注意与白内障区分。白内障是晶状体混浊，其眼前出现的黑影不会移动，眼球转动时，黑影在视野中的位置基本固定不变。

快速自疗

特效方法

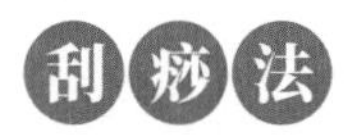

刮痧部位

首先找到颈侧和枕后的浅层肌肉群，仔细触摸这些肌肉，如出现明显的酸胀感、麻木感或刺痛感，甚至可摸到筋结，这就是我们寻找的主要刮痧部位。

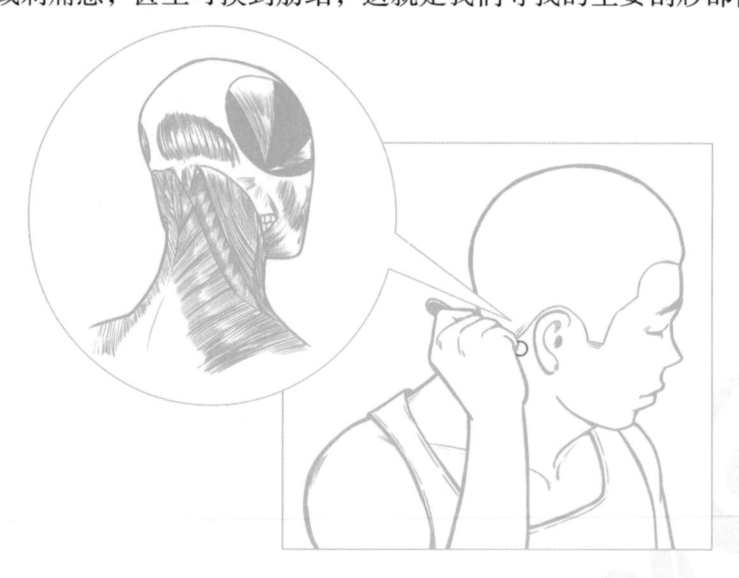

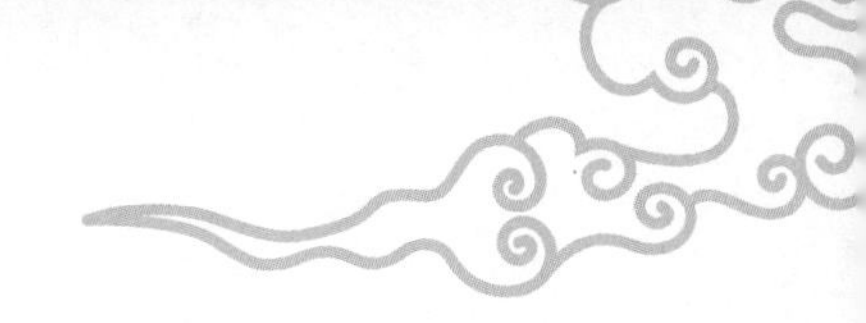

操作方法

用刮痧板圆润的一侧在耳后枕骨的外下方，从上向下用力刮拭，刮的过程中疼痛感会增加，这意味着刮痧区域得到了刺激，而且刺激量也达到了要求，每天刮痧 1 次，每次 3 分钟左右。

如果是单侧眼睛有飞蚊症状，就做单侧刮痧；如果是两只眼睛都有飞蚊症状，就做双侧刮痧。做完刮痧之后，耳后枕下区域就会出现往里渗透、往外发散的热感，会觉得眼睛明亮、轻松。

注意事项

每个人对疼痛的耐受度不同，刮痧的力度可根据自身的感觉调整。不可过度用力引起皮肤损伤；也不可过轻，过轻会使渗透力量不足，达不到治疗效果。

特效穴位

风池穴

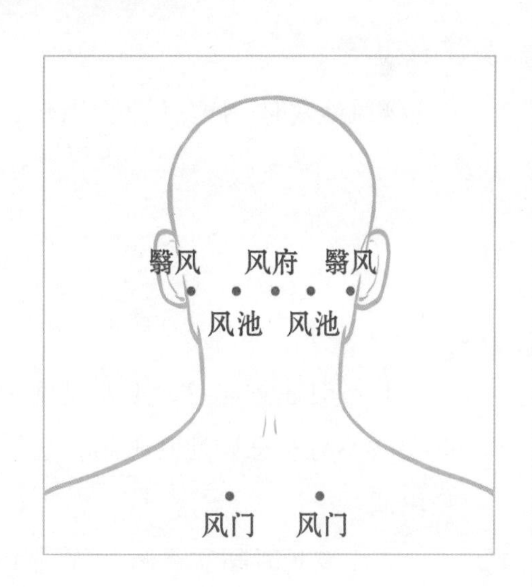

简便取穴

首先找到耳垂的下方，在耳垂的后面是翳风穴，然后水平向后移到枕骨下方，能摸到两条条索状的肌肉，分别是胸锁乳突肌与斜方肌，风池穴在两者形成的巨大凹陷之间。

操作方法

点揉风池穴

1. 将双手食指、中指并拢由轻到重点按两侧风池穴，然后维持一定力度点按住风池穴 10 秒钟，点按的同时还可配合做头部小范围、轻微地旋转。

2. 再顺时针揉风池穴 10 秒钟，反复操作 5 ~ 10 分钟，至出现明显酸胀感。

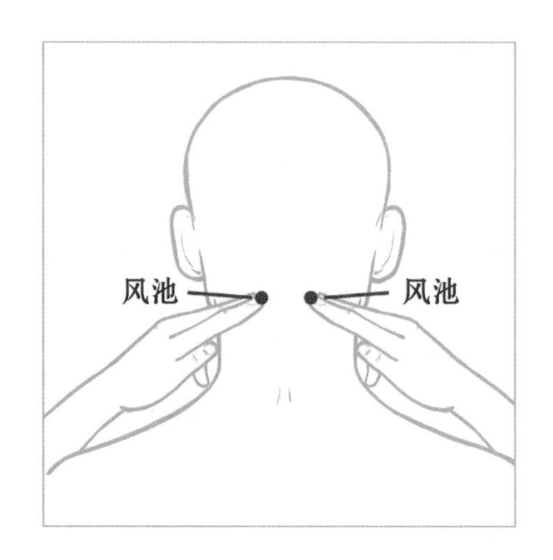

功效说明

风池穴处分布有重要的颈部肌肉，点揉风池穴有利于松解紧张的肌纤维，减轻颈部肌肉对血管的压迫，促进血液循环，有利于改善眼部的供血，缓解飞蚊症。

注意事项

点揉风池穴时，手法力度要由轻到重，切不可突然用力，以免造成局部不适。

程医生小贴士

1. 平时注意休息，不要过度用眼，切忌“目不转睛”，在使用眼睛时要时不时有意识地眨眼睛，这样可使眼球尽可能多地被眼泪洗刷，保持滋润。

2. 不要长时间吹空调，可在室内放上加湿器，以增加室内环境的湿度。

3. 在饮食方面，要补充足够的维生素。维生素 A 是眼部必不可少的

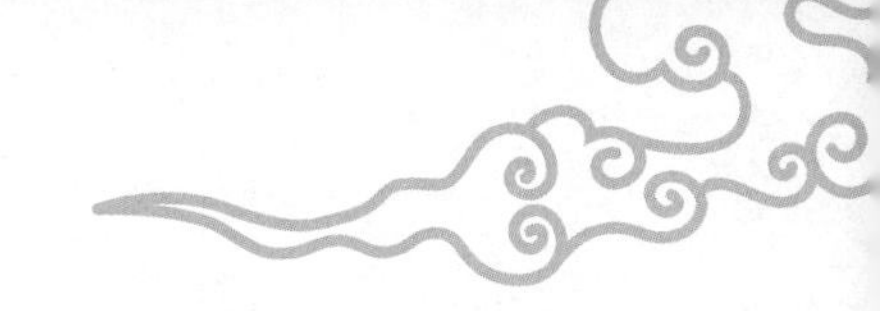

一种营养素；维生素 C、维生素 E 能提高眼睛的免疫功能，防止视力下降；维生素 B 可促进眼睛内细胞的新陈代谢，对改善眼疾有一定的帮助。还可以自制飞蚊症的食疗方，如红枣党参猪心汤。准备猪心 1 个、党参 50 克、红枣 5 克，将猪心剖开，再将所有材料放入清水锅内，武火煮沸后，改用文火煲 2 个小时，最后加盐调味饮用。猪心具有安神定惊、养心补血、活血化瘀、补益心肺的功效；红枣和党参具有健脾、补气养血的功效，红枣猪心汤能够起到较好的补益气血、明目、缓解飞蚊症的作用。

耳 鸣

相信每个人都有过这样的经历：有些时候，周围明明没有发出声音的东西，你却觉得耳朵里会有奇怪的声响，这种声响有时像蚊子叫，有时像万马奔腾，有时甚至是多种声音的叠加。这就是我们常说的耳鸣，耳鸣是困扰现代人的一种较为常见的耳部症状，这是因为现代人工作压力大，又“热爱”熬夜，不注意休息，耳部的血液循环经常会出现问题，就导致了耳鸣。

耳鸣根据病因可分为耳源性耳鸣与非耳源性耳鸣。耳源性耳鸣是由听觉系统的病变引起。非耳源性耳鸣指源于听觉系统以外部位的耳鸣，如血管源性耳鸣，是由血管异常导致耳中听到异常的声音。在中医中，耳鸣发生的病因可分为内在因素与外在因素。内因多由于恼怒、惊恐、肝胆风火上逆，以致气机闭阻，耳窍不通；或因肾气虚弱、精气不能向上濡养耳，引起耳鸣。外因包括突然爆响震伤耳窍等。

耳鸣对患者日常生活具有较大的影响。严重耳鸣会影响听力，干扰所听到的内容，患者常常分辨不清别人在说什么；长期严重耳鸣还会让人心烦意乱，甚至出现焦虑、抑郁，影响正常的工作与学习，所以对耳鸣进行防治至关重要。

现在介绍耳鸣的快速自诊方法与 2 个特效操作方法。

快速自诊

1. 自觉耳内或颅内出现响声，可初步判断为耳鸣。

2. 分辨耳鸣的虚实，可参考以下几点进行判断。

（1）从耳鸣声的音调与音量分辨：如果耳鸣表现为幻听的声音粗大，如刮风、跑火车，或空调嗡嗡的抽气声一样，且在劳累、睡眠质量差、情绪激动时加重，休息之后、情绪平和时好转，则属于耳鸣实证；如果耳鸣表现为幻听的声音细小高频如蝉叫一般持续不断，晚上安静时幻听加重，则属于耳鸣虚证。

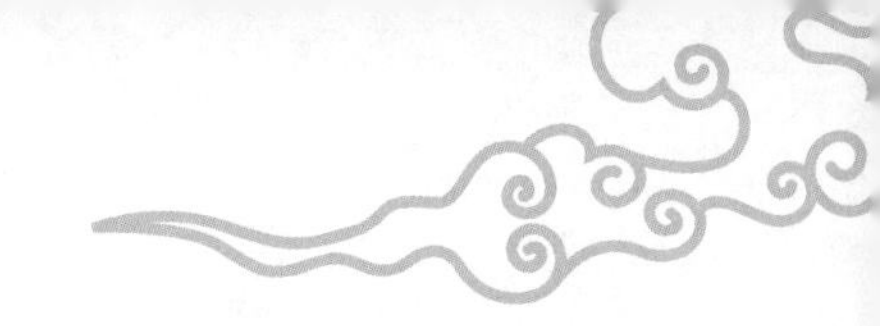

（2）从发病的急缓辨别：耳鸣突然发生的多属于实证；耳鸣缓慢发生的多属于虚证。

（3）从耳接收外来声音的情况辨别：拒绝外来声音，即耳鸣声音高亢，甚至刺耳，引起心烦气躁的属于实证。能接收外来声音属于虚证。

3. 除了区分耳鸣的虚实，还需学会判断耳鸣与耳聋。两者的区别主要在症状方面。耳鸣主要指的是患者自觉的嗡嗡声，但外界实际上没有这些声音。耳聋通常指的是患者听不到或者听不清声音，甚至听觉功能完全丧失。两者常常同时出现。

快速自疗

特效方法一

健耳法

操作部位

张口，耳的前面会有一个骨性隆起，在这个骨头的后面、耳的前面之间形成一个纵向的凹陷，这就是我们要寻找的操作部位。

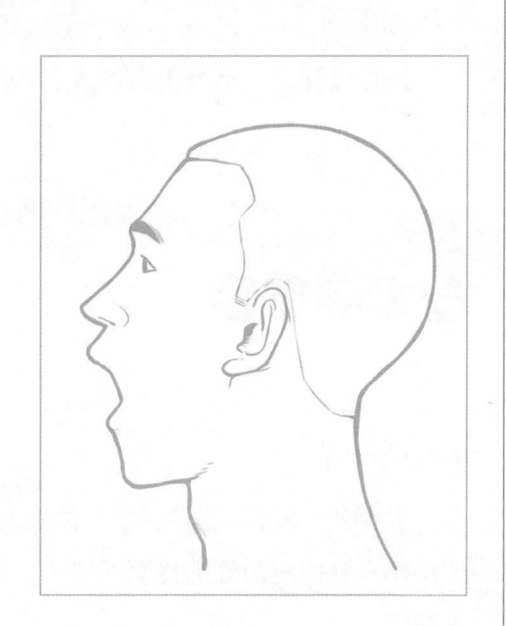

操作方法

1. 操作之前，张口，找到耳屏之前的纵向凹陷，在其内涂抹少量润滑油。

2. 操作时，将食指立起放在纵向凹陷内，来回纵向摩擦，反复操作 5 ~ 10 分钟，感觉热力往耳蜗内逐渐渗透为佳，每天操作 2 ~ 4 次。

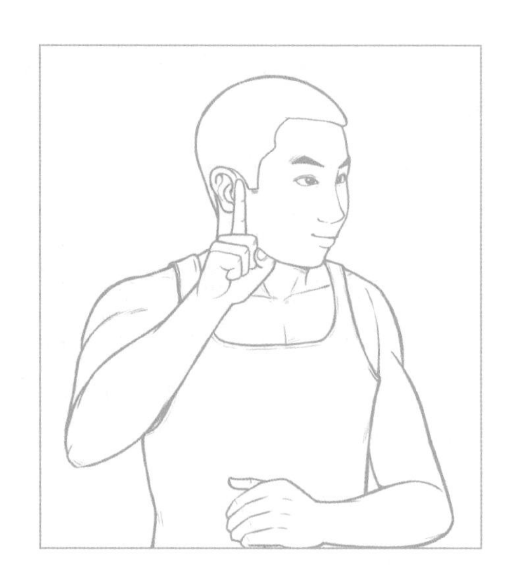

功效说明

纵向摩擦可扩张耳局部的血管，缓解血管痉挛，改善局部微循环。

注意事项

操作过程中，不可用力过重，以免造成局部皮肤损伤。

特效方法二

揿针贴压法

简便取穴

太渊穴：仰掌，在掌后第一横纹上，用手摸有脉搏跳动处的桡侧凹陷中，即太渊穴。

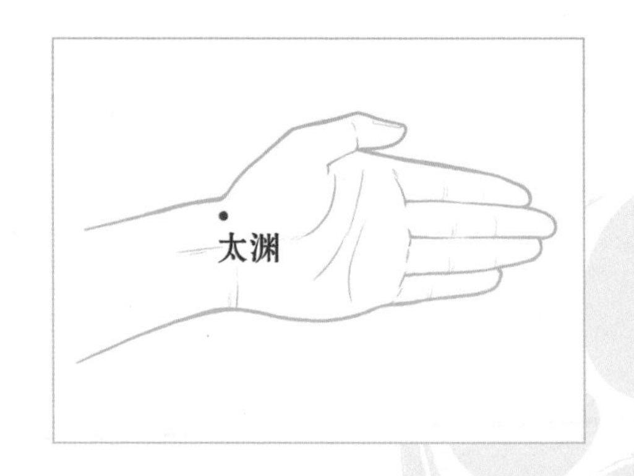

太溪穴：足内踝后方与足跟骨肌腱之间的中点凹陷处，即太溪穴。

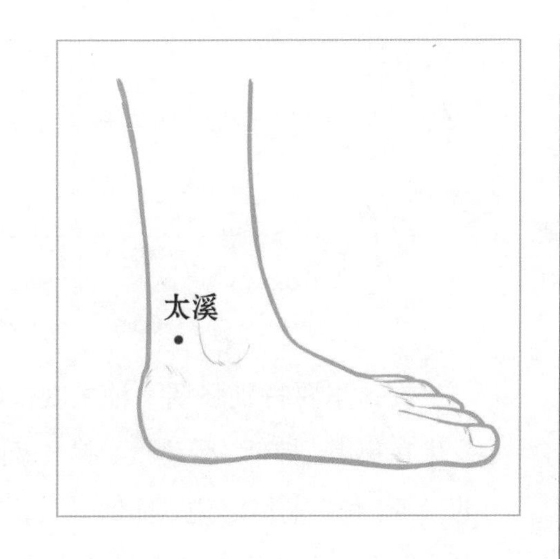

操作方法

在动脉搏动较为明显的穴位上（如太渊穴、太溪穴）贴上揿针，每次贴2 ~ 4个小时，其间可以轻轻地按压此位置，给动脉壁一定的刺激。

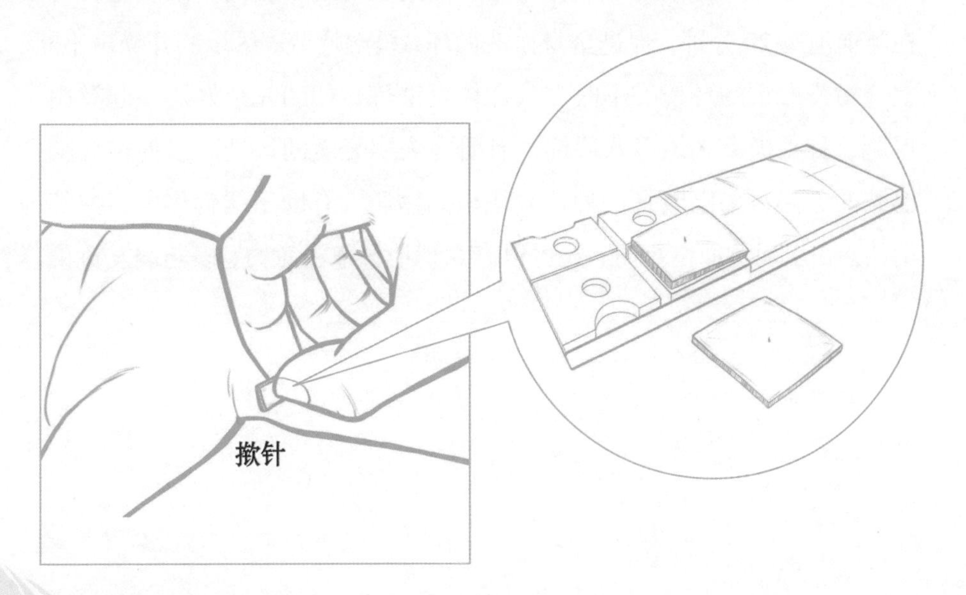

功效说明

揿针刺激可以改善血流状况，对由血管痉挛造成的缺血以及血管壁弹性减弱造成的气血不畅具有较好的作用，长期坚持操作可缓解耳鸣症状。

注意事项

揿针贴压期间避免贴压处接触水，以免造成局部不适。

程医生小贴士

在这里要特别强调一种主观性的、与压力有关的耳鸣，这种耳鸣多发生在焦虑、抑郁、爱生气、脾气暴躁的人身上。中医有“怒、喜、忧、思、悲、恐、惊”七情之说，抑郁过久，肝气郁结会引起耳鸣，怒火亦会伤肝，肝火旺盛，肝火上扰也会导致耳鸣。

如果你有这种耳鸣症状，那么在日常生活中就要注意控制负面情绪，保持情绪稳定。多进行健康的业余活动，做自己感兴趣的事情，保持有节奏的生活方式。平时还应保持足够的睡眠时间，提高睡眠质量。可以在睡前泡脚 20 分钟，促进全身血液循环，缓解疲劳。尽量避开噪声不断、空气污染严重的环境。平时多参加体育锻炼，如约几个好友一起登山、慢跑、打太极拳、练习八段锦，有研究表明轻缓的运动可以促进大脑多巴胺的分泌，多巴胺是一种让人快乐的物质，有助于缓解焦虑、抑郁的情绪。在出现负面情绪时，还可以有意识地分散注意力，多与朋友诉说。

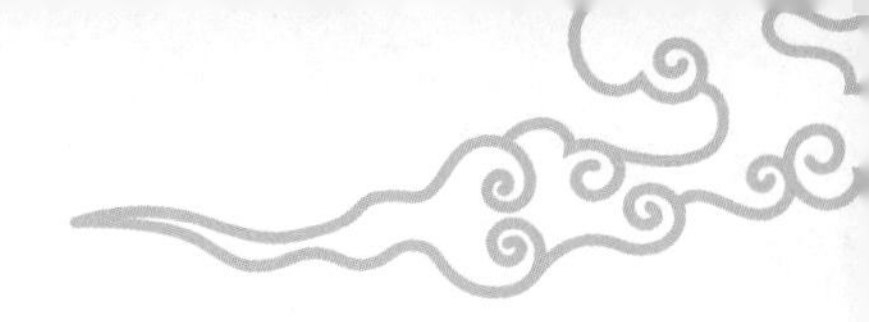

耳痒、耳脱屑

很多人在学习、工作紧张时常常会出现耳内痒、耳内脱屑的情况。耳痒时，总觉得耳内有东西，但是掏了半天，什么也没有；耳脱屑，则表现为在耳孔周围部位出现白色的分泌物，刚用棉签清理完这些分泌物，过了半天，再一摸，它们又出现了。中医认为，耳痒、耳脱屑主要与少阳经有关。

少阳经是人体气机升降的枢纽，手少阳经反映的是人体上部的气机状态，足少阳经反映人体躯体侧面的气机状态。这两条经脉都走行于耳周部位，说明耳周反映了人体整体气机的运转状态。当人体气机出现逆乱，耳周部位就非常容易出现皮疹、外耳道瘙痒、皮屑过多等现象。

如果耳痒、耳脱屑出现的同时伴有心烦易怒等表现，多提示与肝胆湿热有关；如果耳痒、耳脱屑出现时间较长，夜间严重，同时伴有局部皮肤干燥皲裂、粗糙脱屑，多提示与血液亏虚有关；如果耳痒、耳脱屑，伴有腰酸乏力、耳鸣耳痛等症状，多提示与肾阴虚火旺有关。

在日常生活中，最常见的是与少阳经有关的耳痒、耳脱屑，在治疗上可选择少阳经上有清热作用的穴位，现在为大家介绍耳痒、耳脱屑的快速自诊方法和 2 个特效穴位操作方法。

快速自诊

1. 耳出现瘙痒，局部皮肤增厚、干燥皲裂、粗糙脱屑。

2. 本文介绍的耳痒须与中耳炎区分。中耳炎主要表现为听力下降、耳痛、耳内有闷胀感、耳鸣、流脓水，这些症状长期出现可造成耳道内刺激，也会引起耳局部皮肤发炎、结痂，进而引起耳痒。

3. 本文介绍的耳痒、耳脱屑还须与外耳道湿疹区分。外耳道湿疹多见于小孩。其发生原因可能与小孩对某种物质过敏有关，外耳道湿疹发病时，耳瘙痒无比，耳道内可见黄色透明的小水疱，水疱破裂后也会有结痂、脱屑。

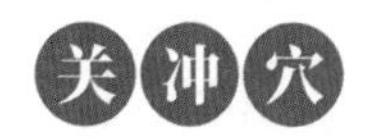

快速自疗

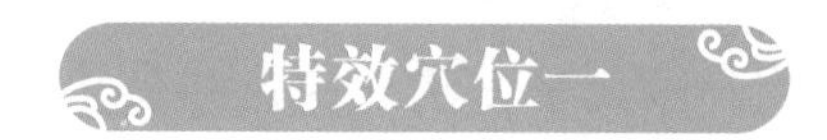

特效穴位一

关冲穴

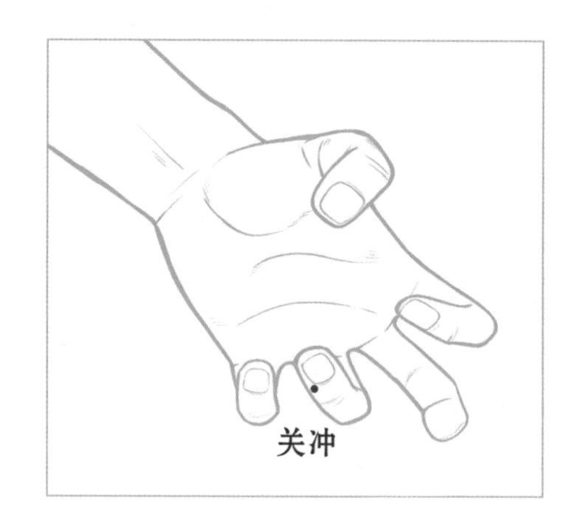

简便取穴

在无名指末节尺侧（无名指靠小指的指甲根角处），距指甲角 0.1 寸处，即关冲穴。取穴时，找到无名指指甲底部与侧缘引线的交点处即是。

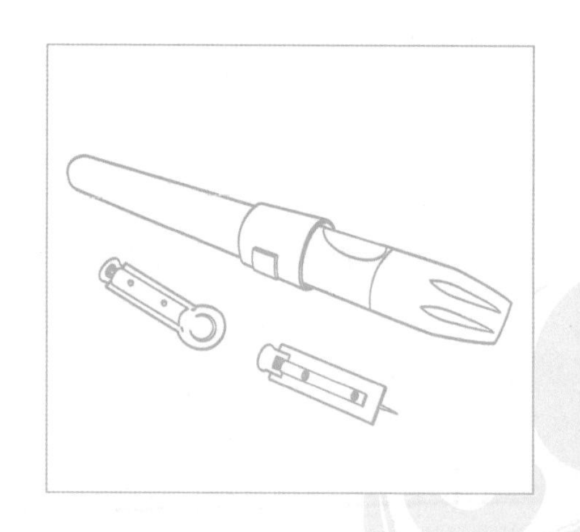

准备材料

75% 酒精棉球、测血糖用的采血针、干棉球。

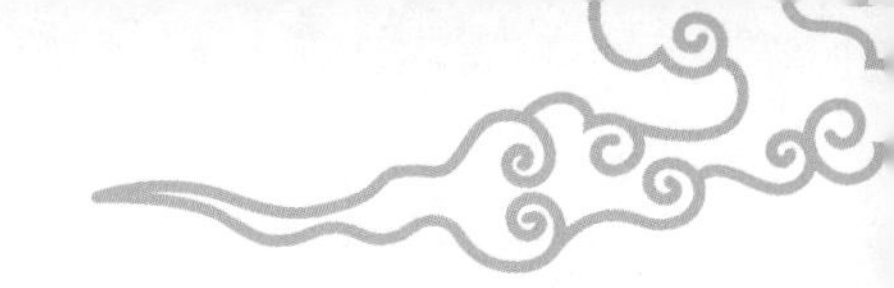

操作方法

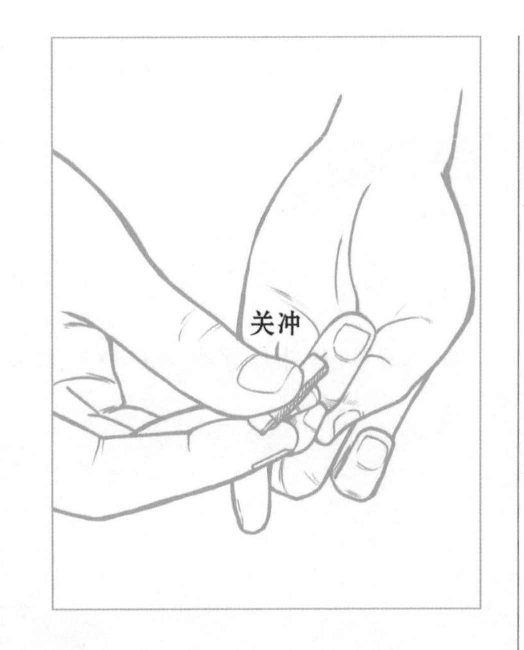

1. 点刺前用推、揉、挤、捋等方法，使关冲穴局部充血，再用75%酒精棉球消毒穴位。

2. 一手固定被刺部位，另一手持采血针，对准关冲穴快速刺入并迅速出针，挤出适量血液或黏液，用75%酒精棉球擦拭。隔日操作1次或隔2天操作1次。如果两侧耳朵都出现严重耳痒、耳脱屑，则左右手关冲穴交替刺血。只有一侧耳朵出现耳痒、耳脱屑，则选择同侧关冲穴刺血。

功效说明

关冲穴为手少阳经的井穴，手少阳经的循行与耳密切联系，井穴有泻热的作用，尤以泻头面之热为主，所以关冲刺血可泻少阳之热以缓解耳痒、耳脱屑症状。

注意

刺血操作前注意消毒局部皮肤。操作过程中注意不要针刺过深，轻轻点刺即可，以免局部过于疼痛。刺血后2个小时之内不要碰水，以免造成刺血部位不适。

特效穴位二

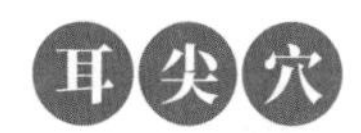

耳尖穴

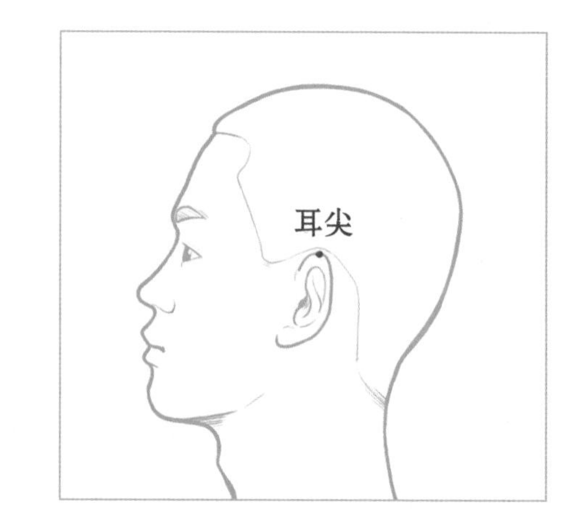

简便取穴

耳尖穴在外耳郭纵向对折之后最高处。

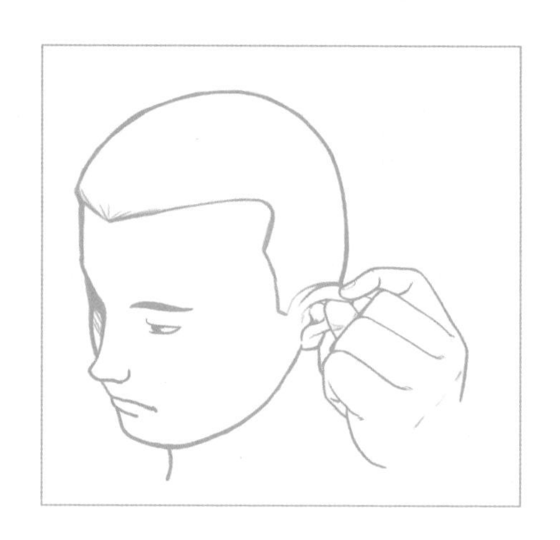

操作方法

掐耳尖

将拇指、食指立起来，用力掐住耳尖上方，以出现明显的疼痛、刺痛、放射痛的感觉为宜，坚持 5 ~ 10 秒钟，松开 3 秒钟，再重复操作 10 次。

功效说明

在耳尖局部用重刺激的掐法，可泻耳局部的热，促进耳周血液循环以缓解耳痒、耳脱屑的症状。

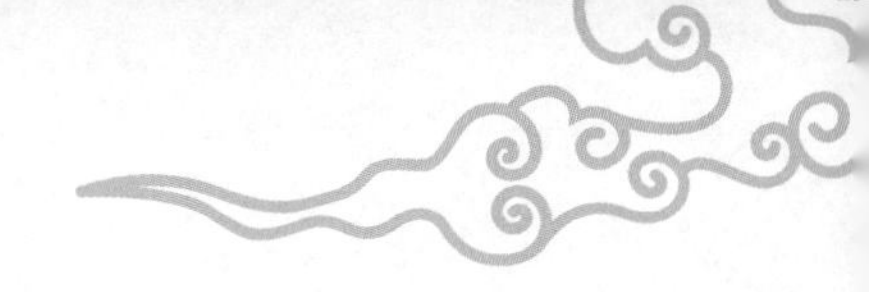

注意事项

使用掐法时，以刺激至出现刺痛、放射痛为好，只有这种较强的刺激，才能发挥作用。

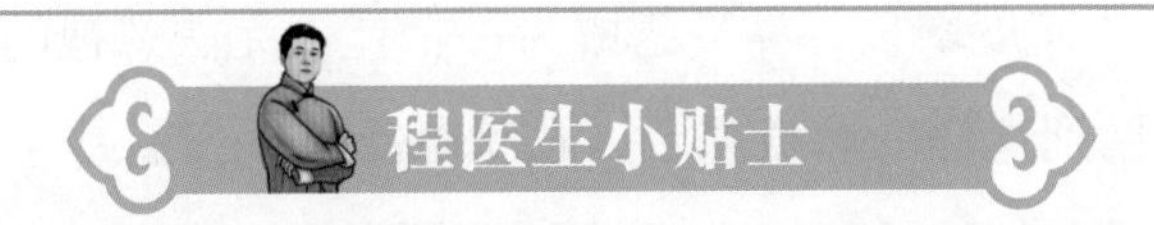

关冲刺血、掐耳尖可以缓解耳痒、耳脱屑的症状。除了应用以上方法，在日常生活中，防治耳痒、耳脱屑还应注意以下几个方面。

1. 注意耳部卫生，戒除用手指挖耳的习惯。因为手指甲里面有很多细菌，容易导致耳朵发炎。不能用尖锐的物体掏耳朵，这样容易造成损伤，引起耳发炎。可以用卫生棉棒蘸取双氧水（过氧化氢）涂抹在耳瘙痒的部位，此时会感觉耳部非常舒服，可暂时缓解耳痒症状。

2. 在饮食方面，忌食辛辣，戒除烟酒。多吃高蛋白、富含维生素、易于消化的食物。多吃新鲜蔬菜水果，如番茄、苹果等。营养学家研究测定每人每天食用 50 ~ 100 克番茄，就可满足人体多种维生素和矿物质的需要。番茄富含抗氧化剂，对皮肤具有保护作用。

鼻炎——打喷嚏、流鼻涕

鼻炎是一个全球性的健康问题，全世界近 5 亿人遭受鼻炎的困扰，且患病人数以每年 20% 的速度增长，鼻炎已成为一个让人无法忽视的高发病。我们在日常生活中经常见到这样的鼻炎患者，在秋冬季节一接触冷空气，或者从一个温暖的环境走到一个偏凉的环境中，就会不断地打喷嚏、流鼻涕。那是因为鼻腔受到冷空气的刺激，引起鼻腔黏膜的血液循环障碍，血管先是痉挛收缩，继而扩张，加重黏膜组织肿胀、肥厚，腺体分泌增加，引起不断地打喷嚏、流鼻涕。

在这里我们介绍的就是这种秋冬季节好发的，以不断打喷嚏、流鼻涕为主要症状的鼻炎，无论是过敏性鼻炎还是慢性鼻炎引起的打喷嚏、流鼻涕的症状，都可以使用本节介绍的穴位保健方法。

快速自诊

1. 是否有鼻炎史、过敏史、特殊物质接触史。

2. 连续不断地打喷嚏、流鼻涕，症状发生与环境温度、天气的改变有关。

3. 注意区分鼻炎打喷嚏、流鼻涕与感冒打喷嚏、流鼻涕的区别。鼻炎与感冒都会出现打喷嚏症状，但感冒引起的打喷嚏次数不多，鼻炎引起的打喷嚏是连续不断的。感冒初期会出现流鼻涕症状，但量不会多。而鼻炎一般会出现大量的清鼻涕，像清水一样不由自主地流下来，伴有反复地打喷嚏。感冒除了打喷嚏、流鼻涕症状以外，还会出现很多全身症状，如全身无力、肌肉酸痛等。

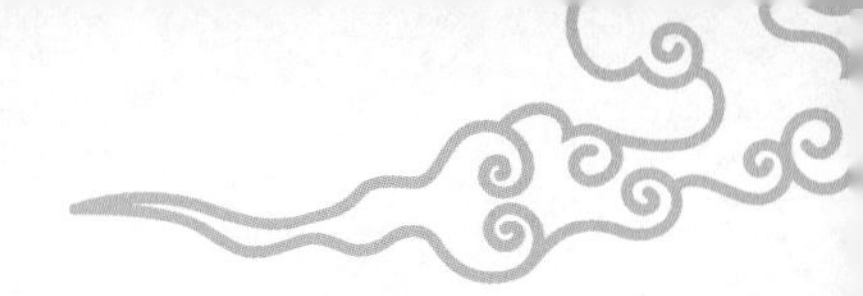

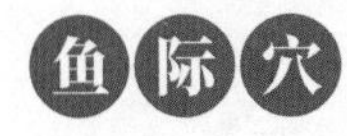

快速自疗

特效穴位一

鱼际穴

简便取穴

鱼际穴在手大鱼际部的赤白肉际处，第一掌骨桡侧（拇指侧）中点。所谓赤白肉际，是指手掌部皮肤与手背部皮肤在手侧部的交界移行处。

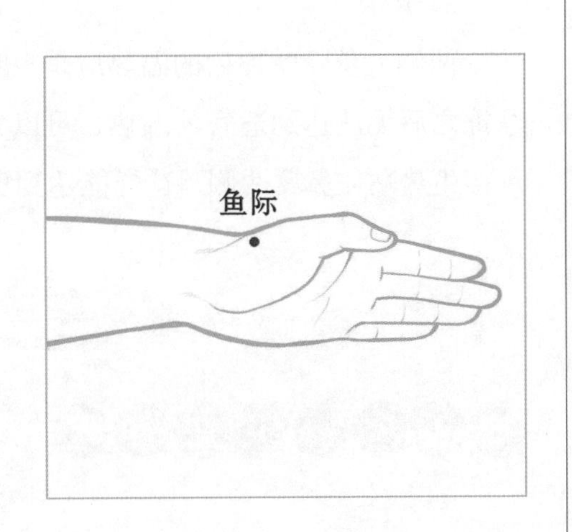

操作方法

将两侧大鱼际部位重叠，快速擦热，然后迅速将温热的大鱼际放在鼻翼的两旁，反复操作 3 ~ 5 分钟，早上刚起床操作为宜。

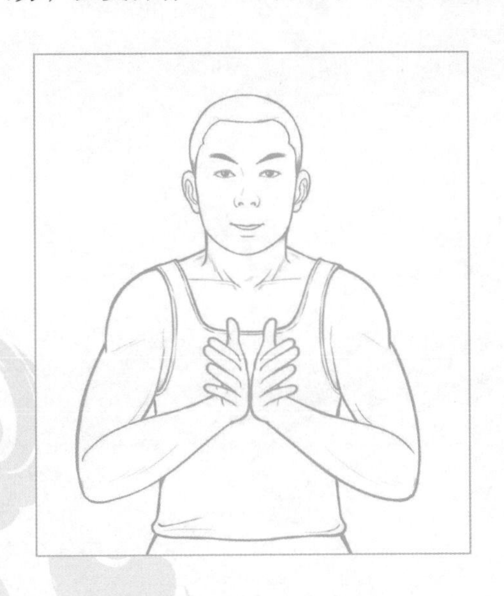

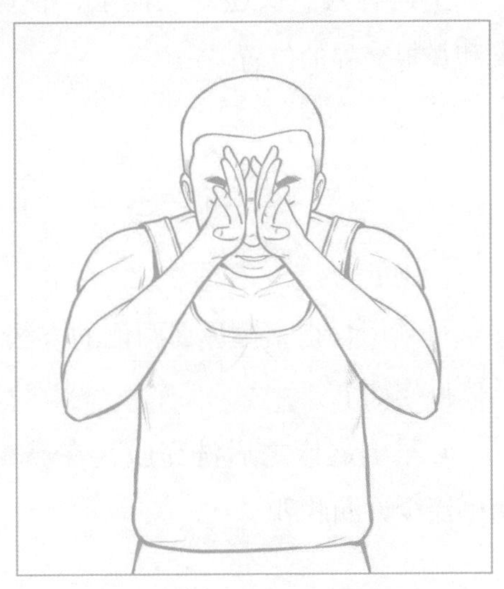

功效说明

鱼际穴为手太阴肺经上的穴位，摩擦鱼际穴有利咽止咳的作用。此外这种摩擦生热温热鼻翼两侧的方法很温和、方便，有助于鼻周的血液循环。

注意事项

两侧大鱼际摩擦后的温热应是自身感觉适宜的热度。如果身体血供不良，摩擦之后无法达到适宜的温热，可以先做早操或跳绳等运动，再将两手大鱼际摩擦生热贴住鼻翼两侧，这样能达到更好地促进鼻周血液循环的作用。

特效穴位二

迎香穴、上迎香穴

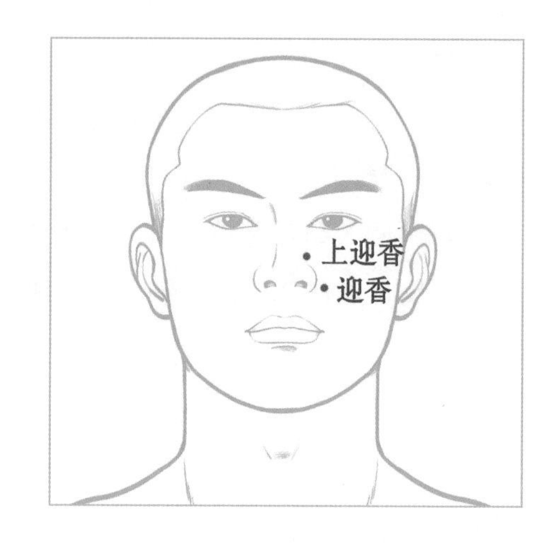

简便取穴

迎香穴：在鼻翼外缘中点，鼻唇沟中。

上迎香穴：从迎香穴向上，在鼻翼和鼻根交界的位置。

操作方法

可采用食指摩擦鼻翼两侧的方法，具体操作如下：

1. 早上起床之后洗完脸，在鼻翼两侧涂少许润肤乳。

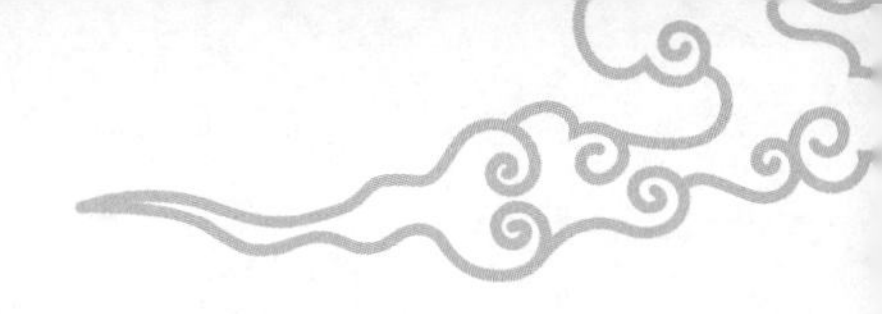

2. 用食指沿着鼻翼的两侧（鼻唇沟）上下摩擦，速度由慢到快，逐渐地让温度往内渗透，上下摩擦 50 ~ 100 次。

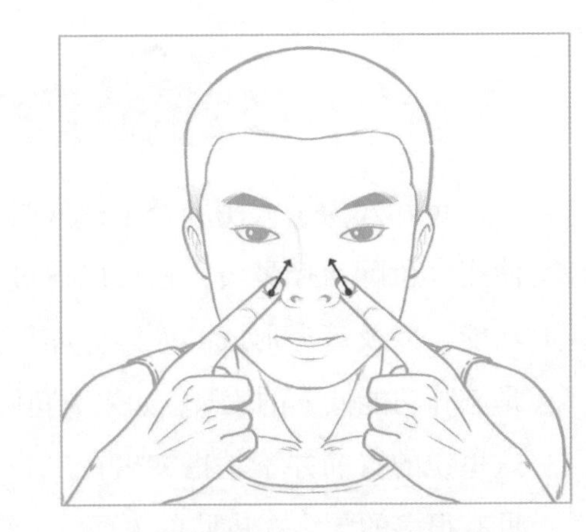

功效说明

食指摩擦鼻翼两侧的方法可以直接或间接地刺激迎香穴、上迎香穴，这两个穴位分布于鼻周，均有宣通鼻窍，改善鼻腔血运状态的作用。这种操作方法能缓解鼻炎的症状，对于因肺气不宣、正气不足，遇到寒冷就容易出现打喷嚏、流鼻涕症状的人群更为适合。

注意事项

1. 操作之前要洗手。皮肤比较敏感、干燥者操作前一定要在鼻翼两侧涂润肤乳，否则操作过程中皮肤容易擦破。日常还可以将薄荷水等涂抹在鼻翼两侧，有宣通鼻窍的作用。

2. 还可用鱼际穴所在部位纵向摩擦鼻翼两侧，可同时刺激鱼际穴、迎香穴、上迎香穴，以起到更好的宣通鼻窍的作用。

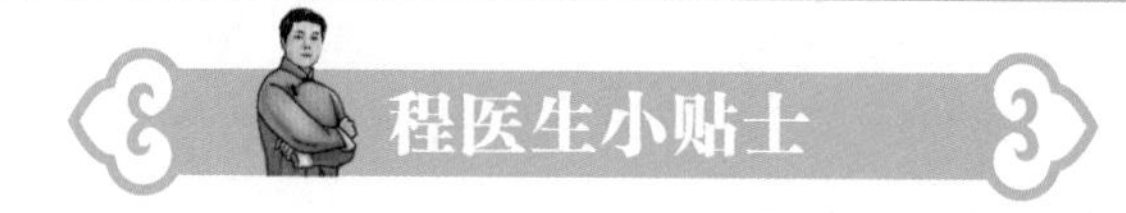

鱼际穴为手太阴肺经上的穴位，在手诊中对应心肺。因此不仅可以使用大鱼际治疗鼻炎，还可以通过大鱼际处的肌肉和颜色变化判断心肺功能，以及鼻炎形成的原因。如果大鱼际处颜色苍白、形状干瘪，往往是心肺功能低下的表现；如果大鱼际处有很多青筋暴露，提示心肺瘀血，这里说的青筋并不是指突出在皮肤表面的血管怒张，而是指肉眼隐约可见有很多的脉络在皮肤的下面。

很多人容易混淆过敏性鼻炎和慢性鼻炎，这两种疾病既有区别也有联系。过敏性鼻炎主要以鼻痒、流鼻涕、打喷嚏等症状为主，可伴有鼻塞症状。慢性鼻炎一般是指病程在 3 个月以上，主要以鼻塞症状为主，可伴有鼻痒、打喷嚏、流鼻涕的症状。

在日常生活中，无论是慢性鼻炎患者，还是过敏性鼻炎患者，都须注意以下几个方面。

1. 从温暖的环境进入寒冷的环境时，要注意保暖；关注天气预报，警惕天气的变化，及时增减衣服。

2. 注意鼻腔卫生。不要挖鼻孔，也不要用力擤鼻。正确的擤鼻方法为：紧压一侧鼻孔，轻轻擤出对侧鼻腔的分泌物。

3. 多参加户外活动、体育锻炼，增强免疫力。

4. 改善作息习惯。规律作息，保证睡眠充足，避免熬夜；劳逸结合，避免过度疲劳。

5. 改善生活及工作环境。避免长时间接触粉尘、有害化学气体及高温、干燥的环境。多接触舒适温暖的环境，保持空气流通，每天定时开窗通风，房间保持适宜的温度和湿度，空气干燥时可使用加湿器。经常清洁地毯、床上用品、毛绒玩具，勤晒被子。

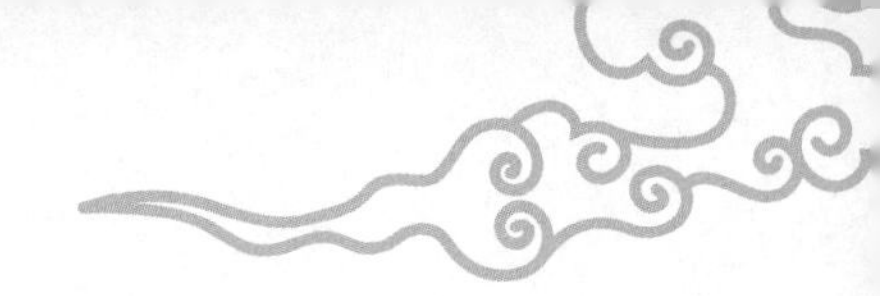

鼻腔干燥、发热

在生活中，很多人都出现过鼻腔干燥、发热的症状，仿佛鼻子里有一团火在燃烧，有些时候甚至会感觉鼻腔因为干燥而裂开。鼻腔干燥、发热与多种因素有关，如肺实火、肺虚火、胃肠实火、肾阴虚火旺等。针对引起鼻腔干燥的不同原因，治疗方法也不相同，那都有什么防治方法呢？

下面为大家介绍鼻腔干燥、发热的快速自诊方法和4个特效穴位防治方法。

快速自诊

鼻腔干燥、发热，根据其伴随症状，可归为不同的原因。具体原因及伴随症状在快速自疗中具体介绍。

快速自疗

特效穴位一

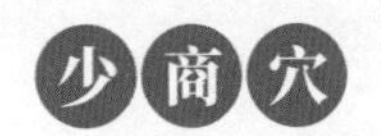

少商穴

第一种引起鼻腔干热的原因是肺实火。

肺实火引起的鼻腔干、热、胀，常伴随咳嗽、吐黄痰等症状，这种情况下可以选择少商穴点刺出血的方法进行自疗。

简便取穴

少商穴在拇指末节桡侧，距指甲根角 0.1 寸处。

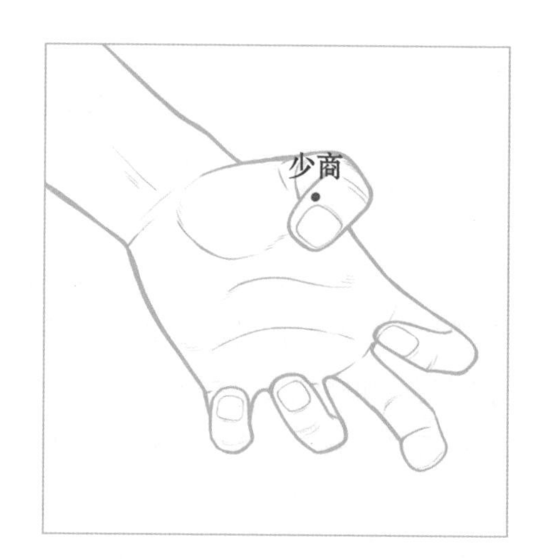

准备材料

75% 酒精棉球、测血糖用的采血针、干棉球。

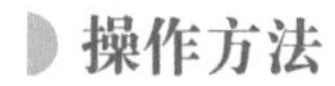

操作方法

刺血方法参照《耳痒、耳脱屑》一节（第 57 页）。

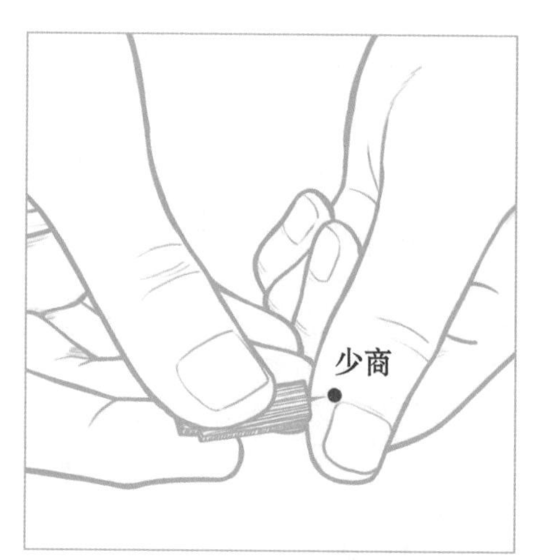

功效说明

少商穴为手太阴肺经的井穴，肺上通咽喉，少商刺血具有较好的清泻肺火，缓解鼻腔发热的作用。

注意事项

点刺前须消毒局部位置，以免感染。点刺时手法宜轻，不可用力过重。刺血之后 2 个小时内不要碰水，以免引起伤口不适。

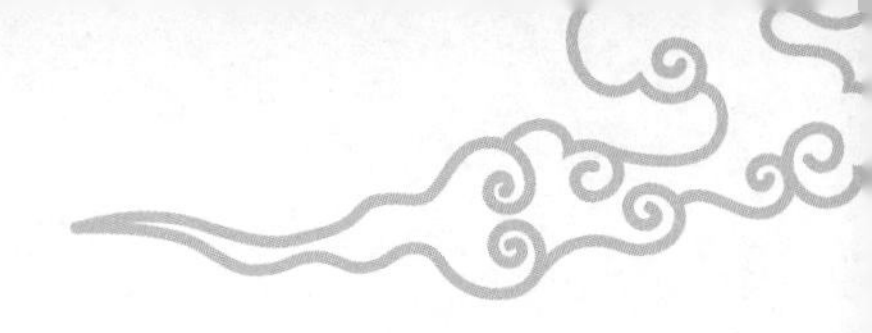

特效穴位二

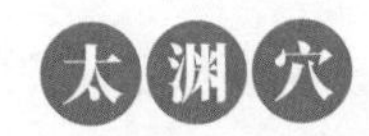

太渊穴

第二种引起鼻腔干热的原因是肺虚火。肺虚火与季节相关。如秋季，燥邪当令之时，人往往会出现身体干燥的情况，此时燥邪容易侵犯人体，耗伤津液，使皮肤、口鼻不得滋养而干燥、发热。冬天长时间居住在暖气屋中，热气会引起鼻腔干热。此种情况下，可以选用摩擦太渊穴的方法进行自疗。

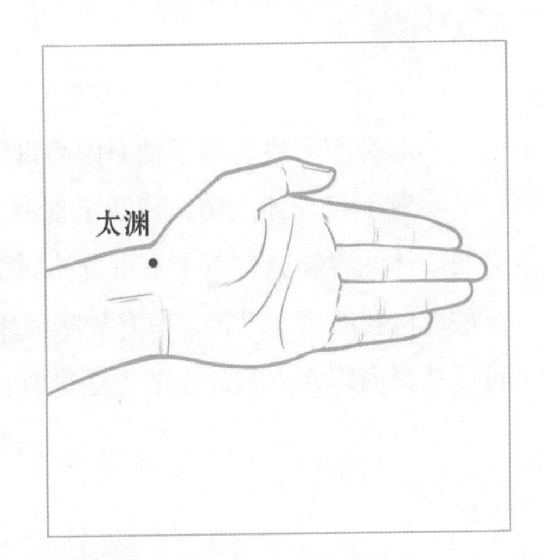

简便取穴

仰掌，在掌后第一横纹上，用手摸有脉搏跳动处的桡侧（靠近拇指一侧）凹陷中，即太渊穴。

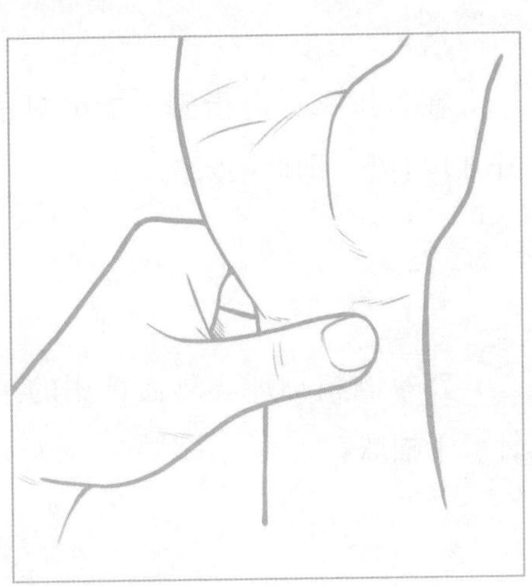

操作方法

1. 在腕横纹上，用一手的拇指指腹摸到另一手桡动脉清晰的搏动点。

2. 将拇指掌面放在搏动点上，其余四指环绕手腕，用拇指反复横向摩擦腕横纹 60 ~ 70 下。

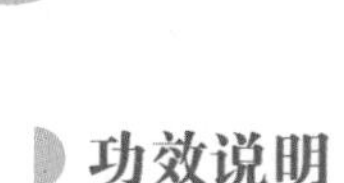

功效说明

太渊穴为手太阴肺经原穴，具有滋补肺阴、清热利咽的作用。除了手太阴肺经循行经过腕横纹，手厥阴心包经、手少阴心经循行均经过腕横纹，横擦腕横纹兼顾刺激手少阴心经、手厥阴心包经，不仅调肺，还可调心，心肺功能增强了，鼻腔发热、干燥的症状可得到较好的缓解。

特效穴位三

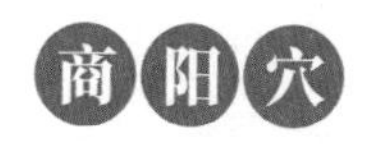

商阳穴

引起鼻腔干热的第三种原因与胃肠相关。

鼻腔不仅为肺之窍，还通于食道。足阳明胃经和手阳明大肠经环绕鼻周，鼻与人体的胃肠道有着密不可分的联系。当鼻腔出现干燥、干痒，同时伴有便秘、反酸、口腔溃疡、口苦、口有异味、牙周炎等症状时，则表示与胃肠实火有关，可以选择商阳穴点刺放血的方法进行自疗。

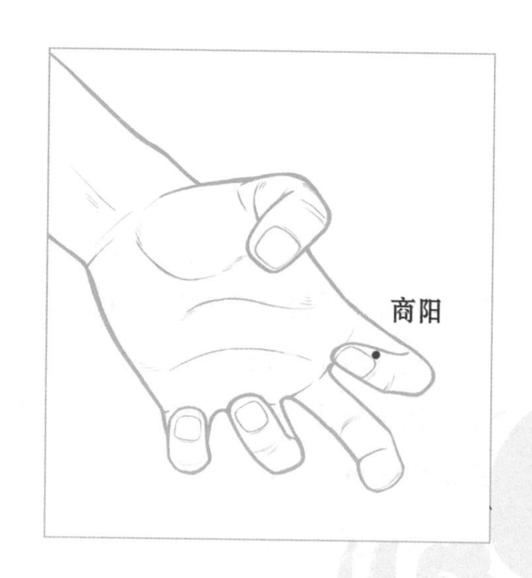

简便取穴

在食指靠近拇指侧，指甲根角旁开 0.1 寸处，即商阳穴。

准备材料

75% 酒精棉球、测血糖用的采血针、干棉球。

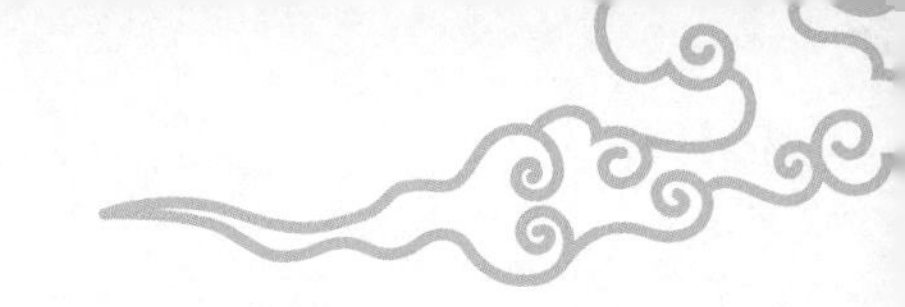

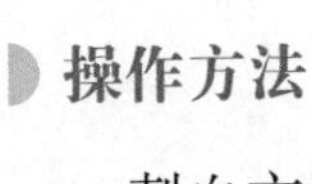

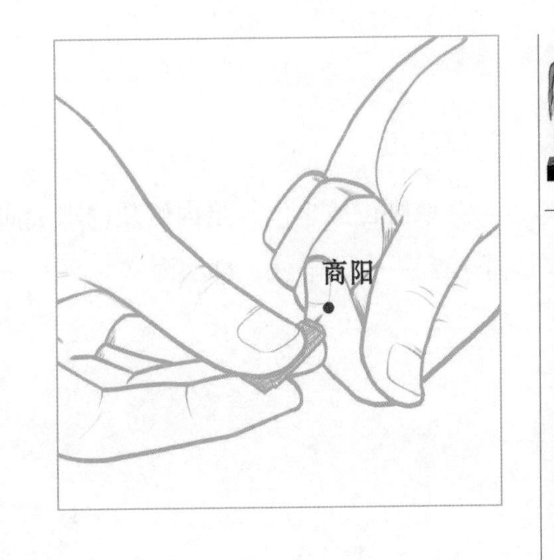

操作方法

刺血方法同《耳痒、耳脱屑》一节（第 57 页）。

功效说明

商阳穴为手阳明大肠经的井穴，商阳刺血可通过泻阳明之火，以达到通利鼻腔，缓解鼻腔干燥、发热的作用。

注意事项

同少商刺血的注意事项（第 66 页）。

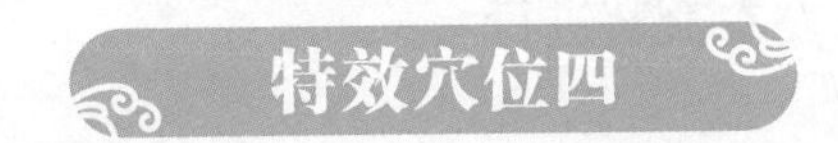

照海穴

引起鼻腔干热的第四种原因与肾阴虚火旺有关。肺为呼吸之主，肾为纳气之根，鼻为肺与外界联系的通道，若肾阴虚火旺，容易影响肺、鼻的正常功能，肾阴液亏虚，不能滋润鼻腔，则容易出现鼻腔干燥、发热的症状，多伴有鼻腔干痒，多出现在鼻腔后壁。由肾阴虚火旺引起的鼻腔干燥、发热症状可以选择按揉照海穴的方法进行自疗。

简便取穴

取卧位或坐位，足内侧从内踝尖向下摸到一个凹陷处，即照海穴。

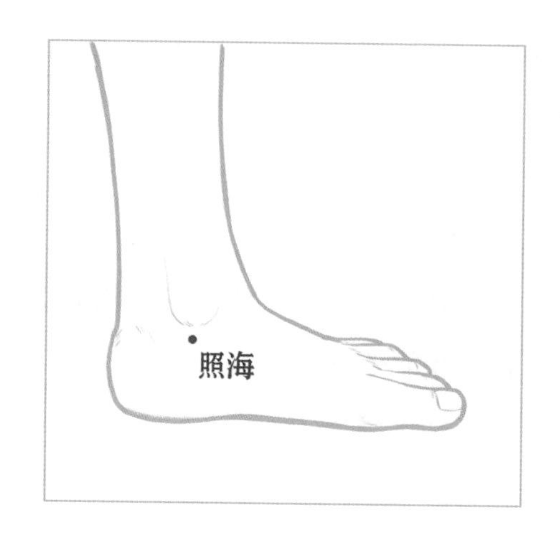

操作方法

1. 晚上临睡之前洗脚后，张开手掌，一手拇指立起置于一侧照海穴处，其余四指放在照海穴对侧与拇指相对，轻轻按压，持续 5 ~ 10 秒。

2. 待出现轻微的酸胀感后，顺时针揉照海穴 10 ~ 20 秒，每次操作 5 ~ 10 分钟，每天 2 ~ 4 次，左右交替进行。

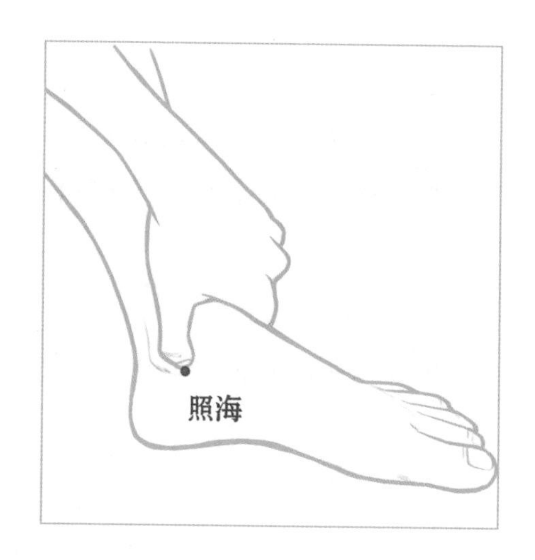

功效说明

照海穴为足少阴肾经的穴位，具有较好的滋补肾阴、滋润鼻腔的作用。

注意事项

点揉时，力度要轻而均匀，不可过重。

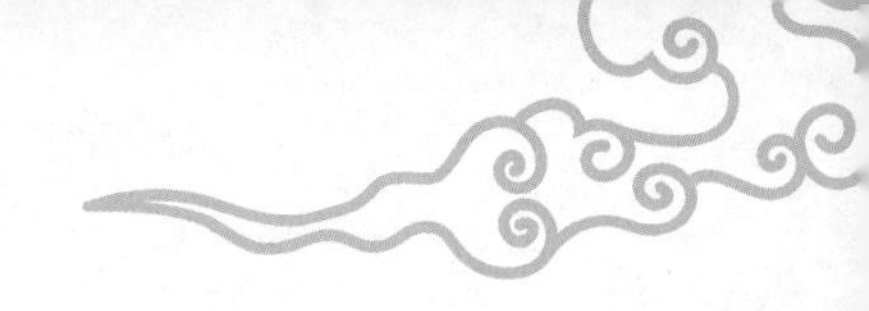

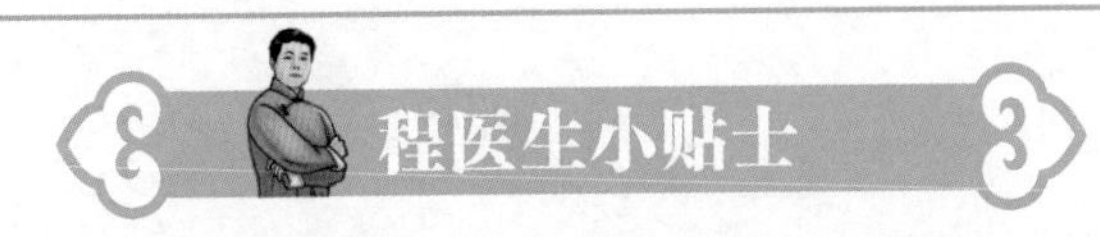

鼻腔干燥、发热有虚实两方面，需根据症状，合理地调理饮食。

若是由肺实火、胃肠实火引起的鼻腔干燥、发热，宜少食用辛辣刺激性食物，饮食要清淡，多吃富含维生素 C 的食物，如番茄、奇异果、梨等；若是由肺虚火、肾阴虚火旺引起的鼻腔干燥、发热，平时可多食用补益肺肾阴液的食物，可自己在家中做食疗，如百合麦冬炖梨。将 250 克梨切成小块，与百合 15 克、麦冬 15 克一起炖煮，先用武火炖沸，再用文火慢炖 40 分钟即可，该汤具有较好的滋养肺肾阴液的作用。

牙痛

俗话说“牙痛不是病，疼起来要人命”，牙齿在平时似乎没有什么存在感，但它一旦痛起来，能让人茶饭不思、辗转反侧，可以说牙痛是我们日常生活中最常见、最折磨人的问题之一。牙痛是多种牙齿疾病和牙周疾病的常见症状，通常在遇到冷、热刺激时疼痛加重。牙痛常伴随牙龈肿胀、咀嚼困难等症状，影响患者进食、说话，对日常生活质量造成极大的影响。

在中医学中，手阳明大肠经入于下齿，足阳明胃经入于上齿，大肠、胃腑积热，或风邪外袭经络，郁于阳明而化火，火邪循经上炎则会引发牙痛。肾主骨，齿为骨之余，肾阴不足，虚火上炎，也会引起牙痛。因此，牙痛主要与手阳明大肠经、足阳明胃经及足少阴肾经有关。

牙痛时该怎么办呢？有什么快速缓解的办法吗？下面就为大家介绍牙痛的快速自诊方法和 2 个止牙痛的特效穴位操作方法。

快速自诊

1. 牙痛剧烈，兼有口臭、口渴、便秘等症状，多与大肠积热和胃火有关。

2. 牙齿隐隐作痛、时作时止，口不臭，多属肾虚牙痛。

3. 注意以上两种牙痛与龋齿牙痛的区别。龋齿是指牙体硬组织逐渐毁坏崩解形成实质缺损的严重疾病，引起牙痛的龋齿多为中至深龋，有明显龋洞，对外界刺激，如冷、热、甜、酸等，可出现疼痛反应，当刺激源去除后疼痛立即消失，一般不会出现自发疼痛。

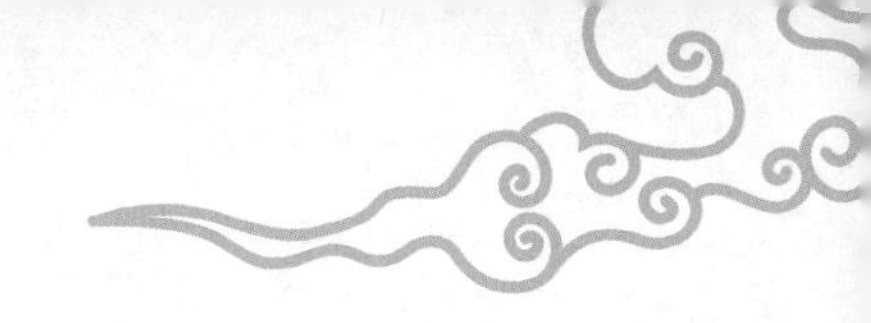

快速自疗

特效穴位一

商阳穴

牙痛伴有两侧下颌红肿疼痛的症状时，多由胃肠火热引起，可选择商阳穴点刺出血的方法快速缓解。

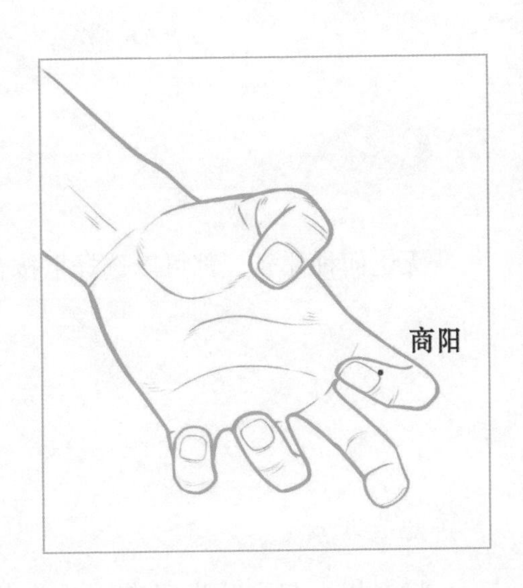

简便取穴

商阳穴在食指靠近拇指侧，指甲根角旁开 0.1 寸处。

准备材料

75% 酒精棉球、测血糖用的采血针、干棉球。

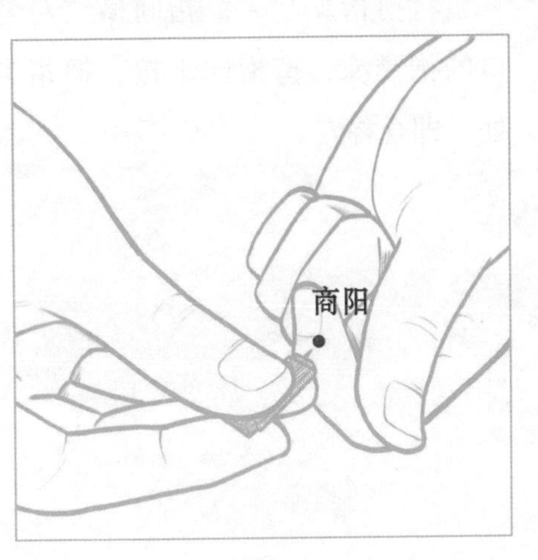

操作方法

操作方法参考《耳痒、耳脱屑》一节（第 57 页）。

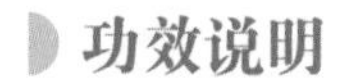

功效说明

商阳穴为手阳明大肠经的井穴，商阳放血可泻热消肿，对缓解面颊部、口腔红肿热痛的症状有较好的效果。

注意事项

点刺出血前须在穴位处局部消毒，以免感染。点刺时手法宜轻，不可用力过重。刺血之后 2 个小时内不要碰水，以免引起伤口不适。

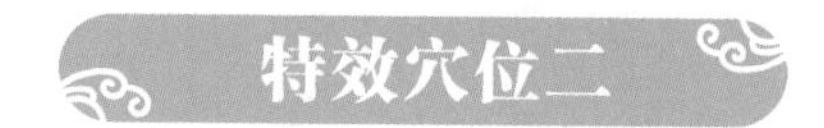

特效穴位二

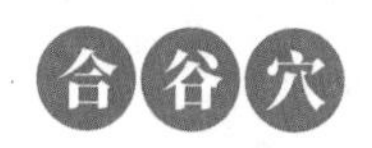

合谷穴

无论何种牙痛，都可以选择抠按合谷穴的方法快速缓解。

简便取穴

将拇指立起来，指间横纹对着虎口的指蹼缘，拇指向下按，拇指尖端处，即合谷穴。

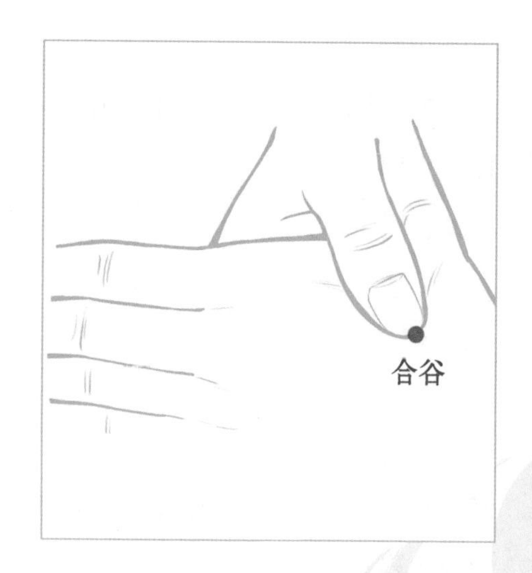

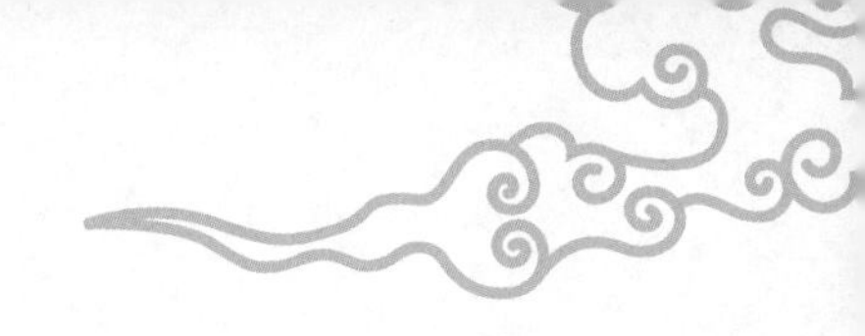

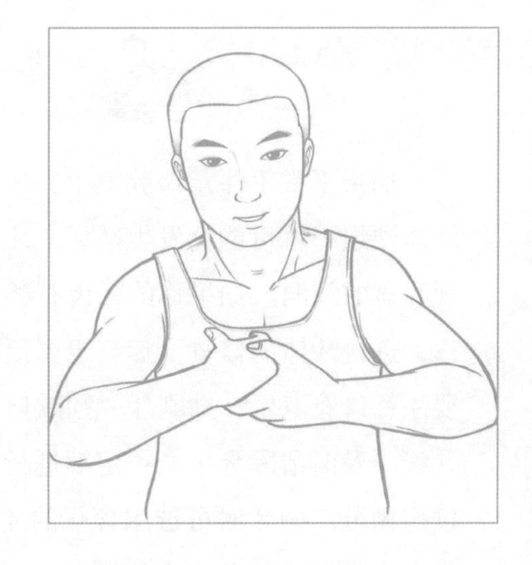

操作方法

操作时，将拇指尖朝着自己胸口方向，沿着第二掌骨的桡侧（靠近拇指一侧）边缘，用力向下抠按，至食指的末端有明显的放射疼痛感，反复操作 3 ~ 5 分钟。

功效说明

针灸学中记载："面口合谷收。"也就是说合谷穴对于头面部、口齿的问题都具有较好的治疗作用，合谷穴是止牙痛的特效经验穴位。现代研究也表明第二掌骨桡侧（靠近拇指一侧）骨边有丰富的神经末梢，刺激这些神经末梢，能够引起更多的痛觉神经纤维、交感神经兴奋，促进内源性阿片肽物质（一种止痛物质）释放，达到明显的止痛作用。

注意事项

抠按合谷穴时用力要重，不可过于轻柔，否则达不到止痛的目的，操作前注意将拇指指甲剪短，以免损伤合谷穴局部皮肤。

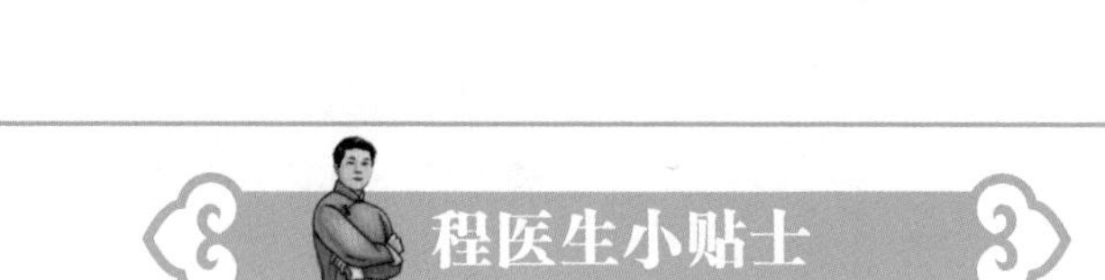

如果平常不注意口腔卫生，牙齿受到食物残渣、细菌等物质影响，牙体硬组织就可能会发生破坏，牙齿会出现黄褐色、黑褐色斑点，或出现明显的龋洞。如果你的牙齿有类似的问题，要尽早到专业医疗机构就诊，进行牙体的修复治疗。想要预防龋病引起的牙痛，在日常生活中就要注意口腔卫生：勤刷牙、勤漱口，每次刷牙时间不少于 2 分钟；使用牙线，及时清除牙菌斑；定期进行口腔健康检查；健康饮食，避免摄入过多糖分。刷牙时可选用含氟的牙膏，3 岁以下儿童每次刷牙应使用一粒大米粒大小的儿童含氟牙膏，3 岁以上的学龄前儿童每次刷牙应使用一粒豌豆粒大小的儿童含氟牙膏。

若牙痛是由肾虚引起，表现为隐隐作痛、时作时止，可以饮用枸杞山萸茶缓解。取枸杞子 15 克、山茱萸 15 克，放入养生杯中，用武火煮沸 10 分钟，再用文火慢炖 10 分钟。枸杞子具有补益肝肾、滋阴明目的功效，对于肾经亏虚引起的眩晕耳鸣、腰膝酸痛、牙齿疼痛都具有较好的功效；山茱萸具有补益肝肾的作用，对于眩晕耳鸣、腰膝酸软、牙齿疼痛也有一定的缓解作用，两者合用共作代茶饮具有较好的补肾益精、止痛的作用。

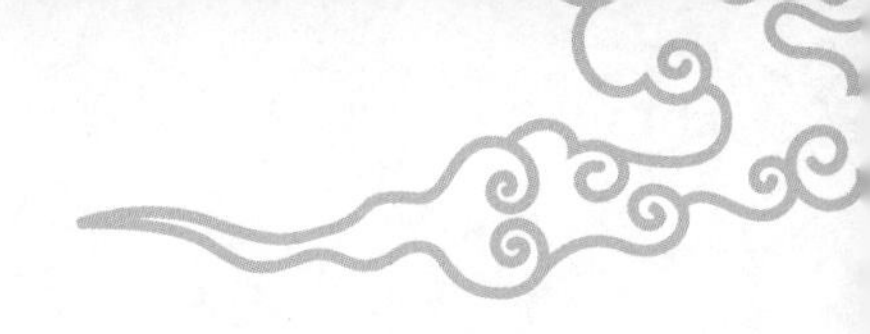

口腔溃疡

几乎每个人的嘴里都长过“疱”，这些“疱”疼痛异常，让人吃东西都难以下咽，这就是我们所说的口腔溃疡。口腔溃疡是日常生活中很常见的口腔黏膜病症，它通常出现在唇周、口颊内侧、舌上、上腭等部位的黏膜上，溃疡处呈圆形或椭圆形。口腔溃疡在口腔中有可能只出现一个，也有可能同时出现多个，发作时疼痛剧烈，局部有烧灼感，严重时会影响进食、说话等。

口腔可划分为唇周、口颊内侧、舌上、上腭四个部位，口腔溃疡生长在口腔的不同部位，治疗的方法也有所不同。下面我们将要介绍口腔溃疡的快速自诊方法和不同部位的口腔溃疡对应的特效穴位操作方法。

快速自诊

1. 口腔内有散在分布的孤立圆形或椭圆形溃疡，疼痛明显。

2. 口腔溃疡需要与口腔念珠菌病相鉴别。口腔念珠菌病，也称“鹅口疮”，主要表现为黏膜充血，覆盖白色的凝乳状斑点或斑块，但通常没有溃疡，通过患处的特点可以区分二者。

快速自疗

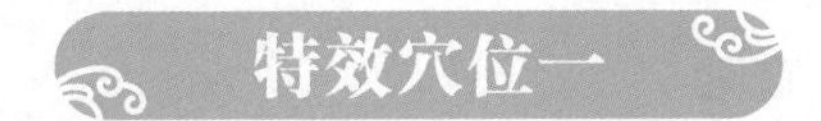

特效穴位一

商阳穴、厉兑穴

如果口腔溃疡多出现在唇周，则是胃肠有热，可选择在商阳穴与厉兑穴点刺出血自疗。

简便取穴

商阳穴：在食指靠近拇指一侧，指甲根角旁开 0.1 寸处。

厉兑穴：在次趾外侧，趾甲根角旁开 0.1 寸处。

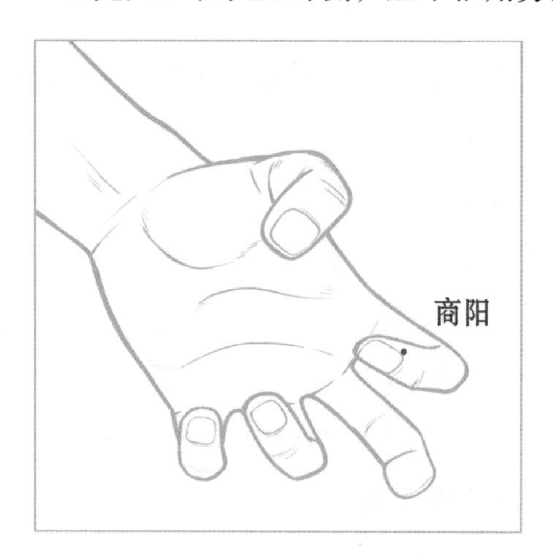

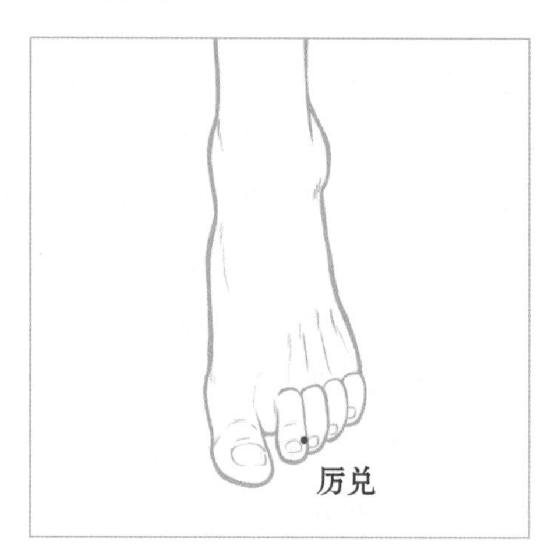

准备材料

75% 酒精棉球、测血糖用的采血针、干棉球。

操作方法

操作方法同《耳痒、耳脱屑》一节（第 57 页）。

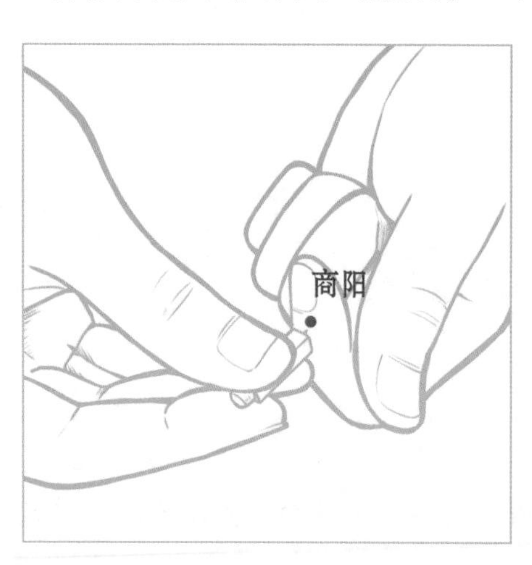

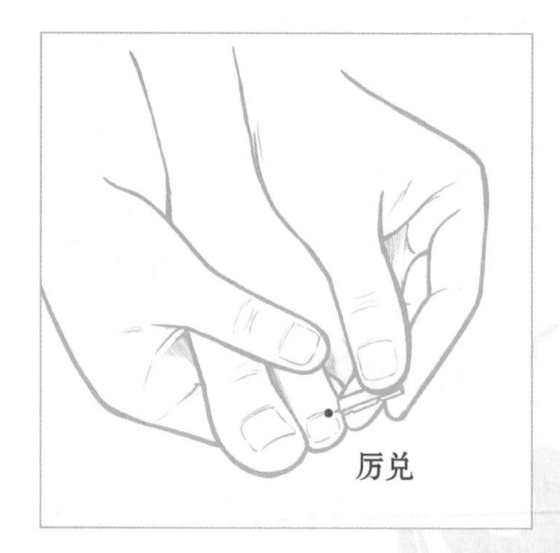

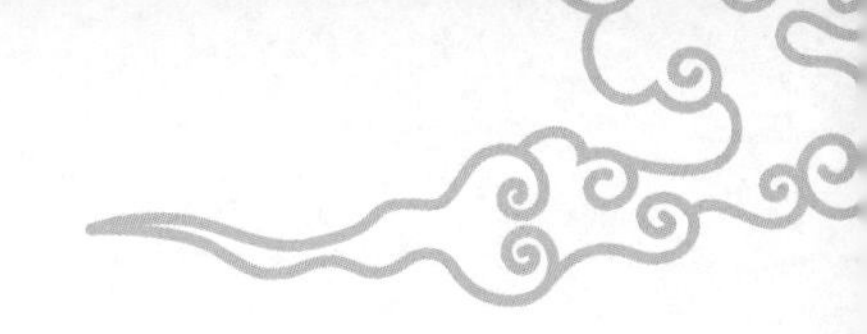

功效说明

口唇周是手阳明大肠经、足阳明胃经循行经过的部位，两条经脉与上下口唇环绕在一起。口唇周的溃疡与胃肠之热密切相关。商阳穴为手阳明大肠经井穴，厉兑穴为足阳明胃经井穴，井穴具有泻相应脏腑火热的作用，在这两个穴位刺血可以有效清泻胃肠火热。

注意事项

点刺出血前须消毒局部位置，以免感染。点刺时手法宜轻，不可用力过重。刺血之后 2 个小时内不要碰水，以免引起伤口不适。

特效穴位二

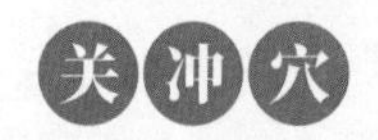

关冲穴

如果溃疡在口颊内侧出现，多由肝气郁结化火引起，可选择关冲穴点刺放血自疗。

简便取穴

关冲穴在无名指靠近小指一侧，指甲根角旁开 0.1 寸处。

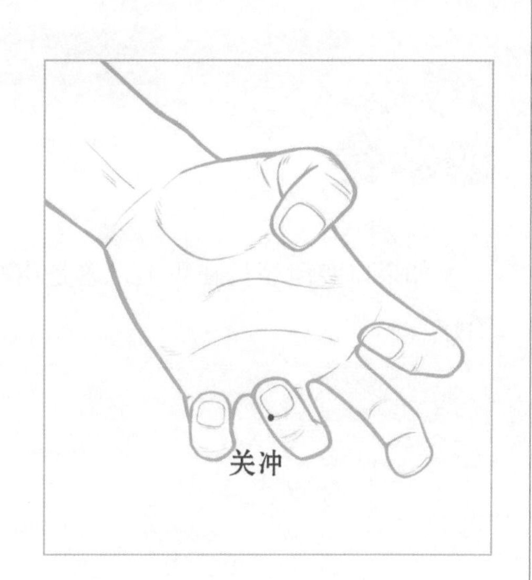

准备材料

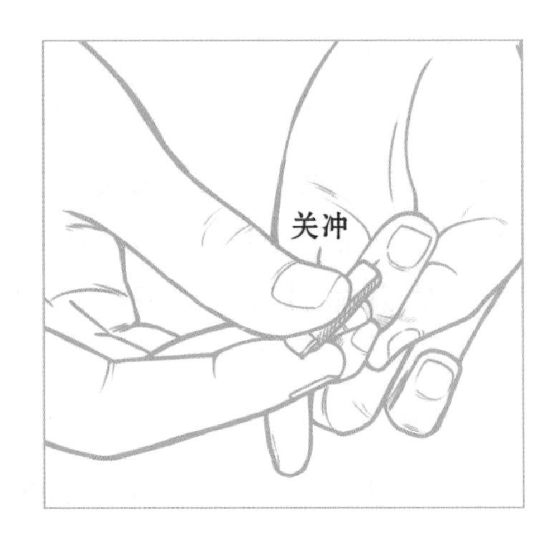

75% 酒精棉球、测血糖用的采血针、干棉球。

操作方法

操作方法同《耳痒、耳脱屑》一节（第 57 页）。

功效说明

肝经的支脉经过唇内，肝气郁结化火会引起口颊内侧出现口腔溃疡，关冲穴是手少阳三焦经井穴，关冲穴刺血可清火热，调节人体气机，疏肝解郁使情志舒畅，可有效缓解溃疡。

注意事项

同上文商阳穴、厉兑穴刺血注意事项。

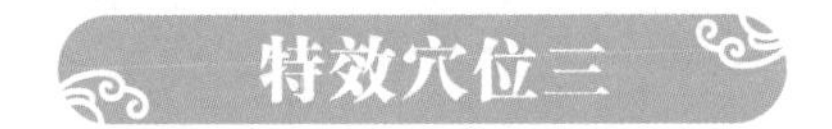

中冲穴

如果口腔溃疡长在舌上，多是由心火旺盛引起的，可选择中冲穴点刺放血治疗。

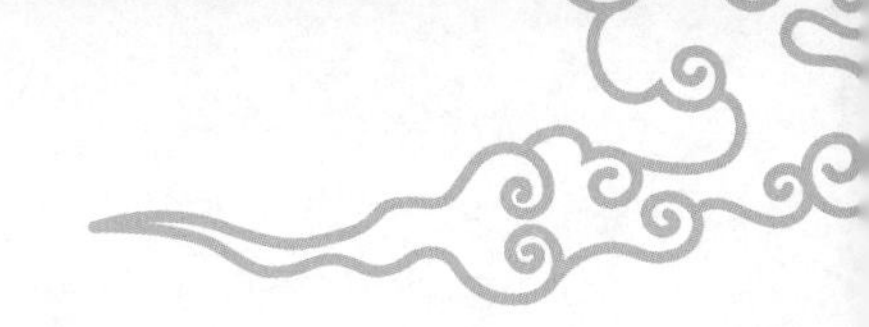

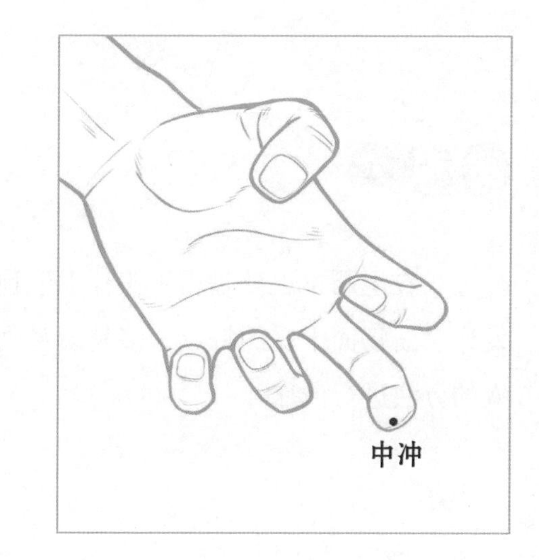

简便取穴

中冲穴在中指指尖距离指甲约0.1寸处。

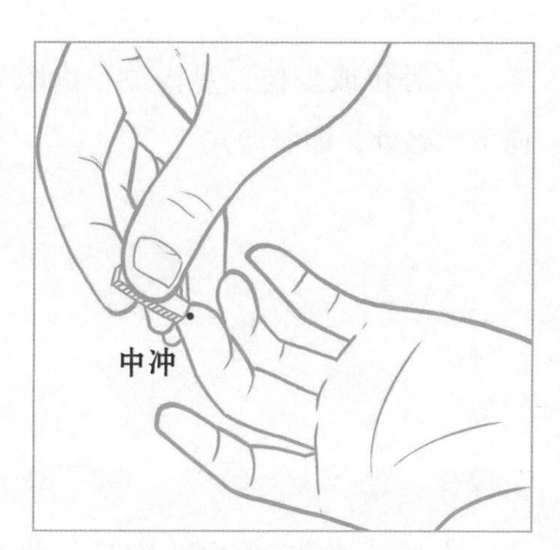

准备材料

75%酒精棉球、测血糖用的采血针、干棉球。

操作方法

操作方法同《耳痒、耳脱屑》一节（第57页）。

功效说明

舌为心之苗，与心密切相关，心包是包裹在心外的一层“外衣”，通常我们会说“心包代心受邪”，故选择手厥阴心包经的井穴——中冲穴刺血，以达到泻心火、疗溃疡的效果。

注意事项

同上文商阳穴、厉兑穴刺血注意事项。

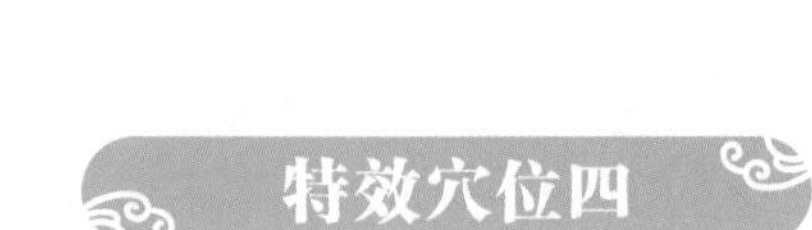

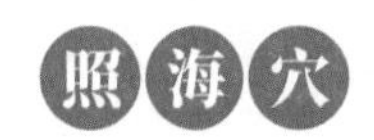

长在上腭，也就是用舌头往上能顶到的口腔顶壁处的口腔溃疡，具有反复发作、溃疡面干燥的特点，多是由肾阴亏虚、虚火上炎引起，可选择点按照海穴的方法进行治疗。

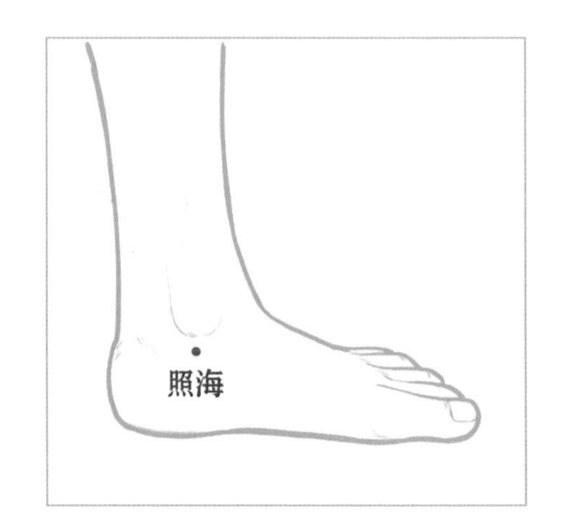

简便取穴

取卧位或坐位，足内侧，内踝尖向下凹陷处，即照海穴。

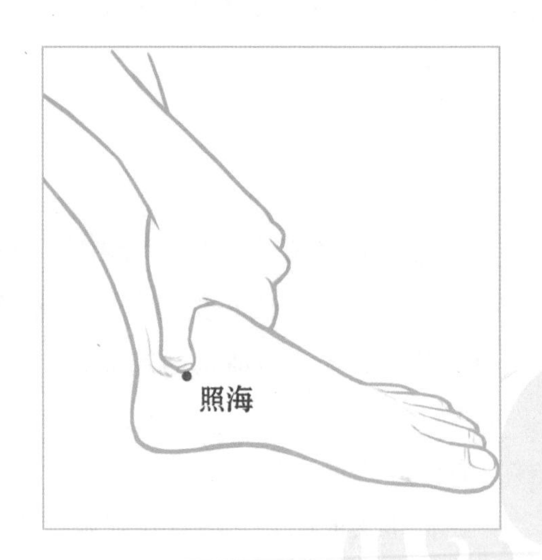

操作方法

在晚上临睡之前洗脚后，将拇指指尖点在照海穴上，其余四指置于足背处，拇指点按力度由轻到重，然后维持一定力度坚持 5 ~ 10 秒钟，再顺时针揉 10 ~ 15 秒钟，反复操作 30 ~ 50 次，以局部出现明显酸胀感为度，左右交替进行。

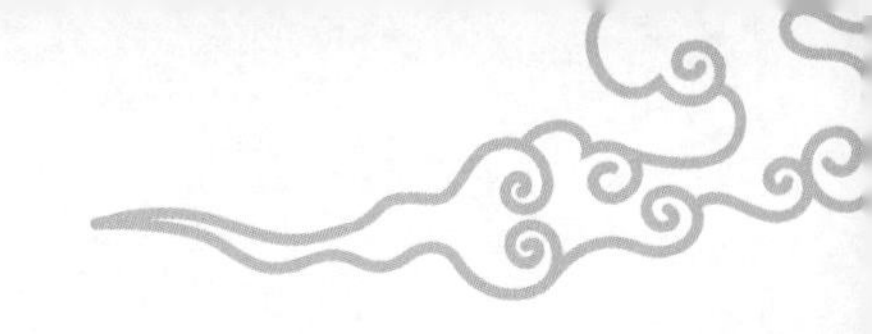

功效说明

照海穴为足少阴肾经的穴位，具有较好的滋肾阴、清火热作用。

注意事项

向下点按照海穴时，力度要由轻到重，不可突然用力。揉照海穴时力度要均匀一致。

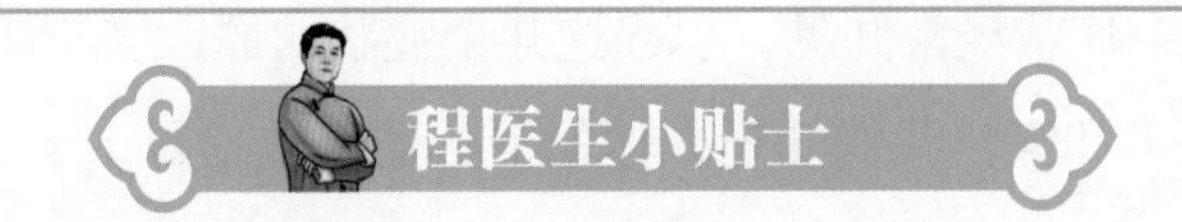

防治口腔溃疡，可从以下几个方面做起：

1. 容易长口腔溃疡者在日常生活中要尽量多摄入维生素 B 和优质蛋白，可多吃粗粮、鸡蛋，多喝牛奶。

2. 多吃新鲜的蔬菜、水果，多饮水，少食用辛辣刺激的食物。

3. 保持良好的口腔卫生，每日晨起用淡盐水漱口，养成饭后刷牙的好习惯。

口苦、口臭、磨牙

我们在日常生活中经常能闻到他人嘴里散发出异味，其实嘴里有异味在所难免，谁都可能会有“嘴里总不是味儿”的时候，呵一口气都能闻到嘴里散发出来的臭味。除了口臭，还有很多人会觉得嘴里发苦，夜间睡觉还会磨牙，这些小症状不仅造成身体上的不适，还影响人们的日常社交和心理健康。口苦、口臭、磨牙这几个症状经常并见，引起这几个症状的原因多与胆胃不和有关。

什么是胆胃不和呢？我们知道人体的消化器官包括胃、十二指肠、大肠、小肠等，胆也是参与消化的器官，胆贮藏的胆汁会分泌到十二指肠中，帮助食物消化。当胆功能异常时，胆汁分泌也会异常，影响食物的消化吸收，导致十二指肠的内容物反流到胃，引起胃内容物反流，混杂着胃酸的食物和气体刺激食道、口腔，进而导致口腔症状的发生。也就是说，由于胆的问题影响胃的正常功能，导致患者出现恶心、呕吐、嗳气等症状，这个过程就叫作胆胃不和。

此节中的口苦、口臭、磨牙都是口腔症状。口苦多是胆火上逆的反应；口臭多是胃火上逆的表现；磨牙多与食积停滞有关。所以，口苦、口臭、磨牙三个症状同时出现多是胆气、胃气上逆且胃中有热的表现。

下面向大家介绍口苦、口臭、磨牙的快速自诊方法与 2 个特效穴位操作方法。

快速自诊

1. 自觉口苦，自己或周围的人能闻到口臭，睡觉磨牙。

2. 可能伴有嗳气、恶心、呕吐等表现。

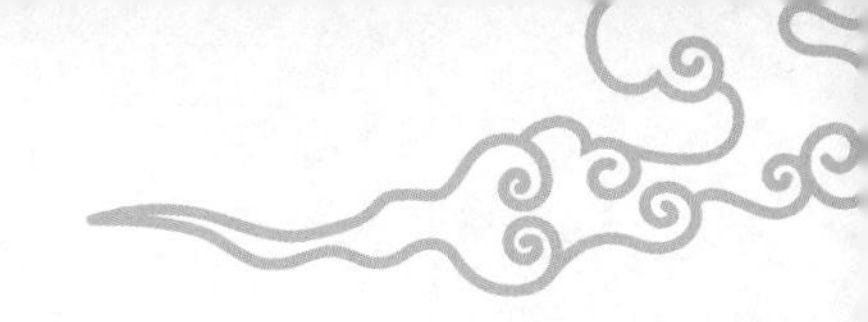

快速自疗

特效穴位一

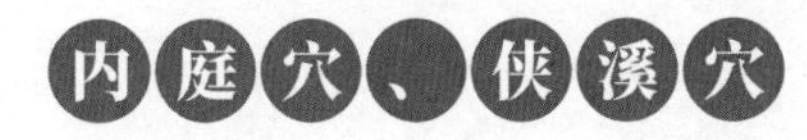

简便取穴

内庭穴：卧位或坐位，在足背找到足二趾及三趾，两者之间的纹端处，即内庭穴。

侠溪穴：卧位或坐位，在足背找到足四趾及五趾，两者之间的纹端处，即侠溪穴。

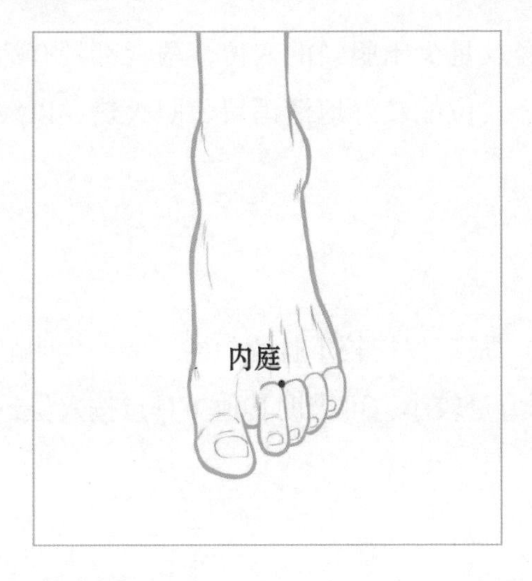

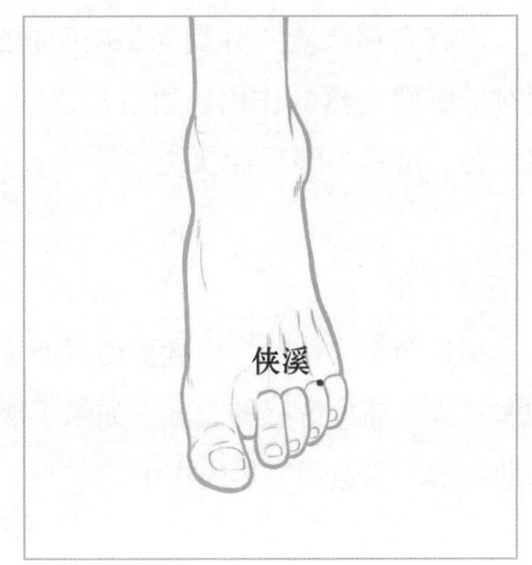

操作方法

将拇指和食指立起，拇指尖端先后放在足背二趾和三趾趾缝之间的纹端和足背四趾、五趾缝之间的纹端，食指放在足掌侧正对拇指的位置，二指相对用力掐内庭穴和侠溪穴，至出现强烈的刺痛感或酸痛放射感，每天掐 2 ～ 3 次，每个穴位操作 3 ～ 5 分钟。

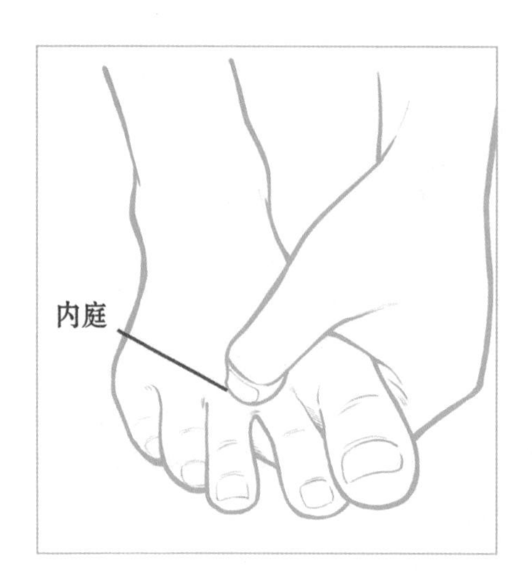

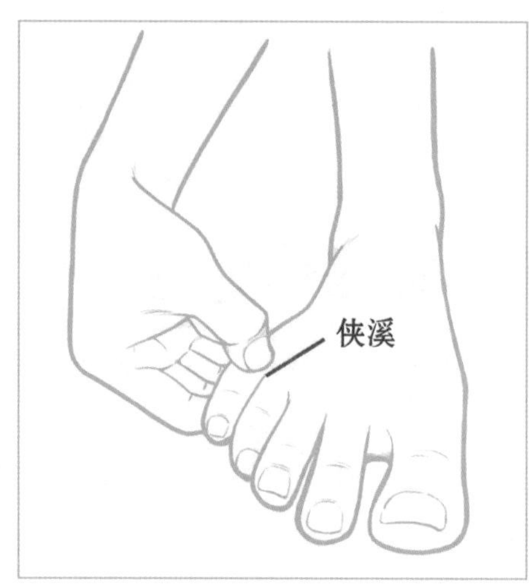

功效说明

内庭穴和侠溪穴分别为足阳明胃经及足少阳胆经的穴位，两者都具有清泻对应脏腑之热的作用。通过掐这两个穴位能较好地清泻胃、胆火热，以缓解口苦、口臭、磨牙症状。

注意事项

掐这两个穴位时，力度要由轻而重，最后保持较重且均匀的、能产生明显刺痛感或酸痛放射感的力度。如果手部力量较小，可借助其他工具点按穴位，辅助刺激，以达到泻热的作用。

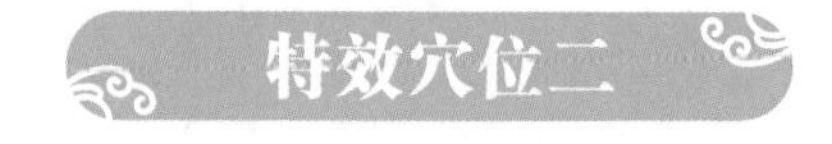

尺泽穴

如果口苦、口臭、磨牙的症状比较严重，可以配合第二个方法——尺泽穴刮痧进行自疗。

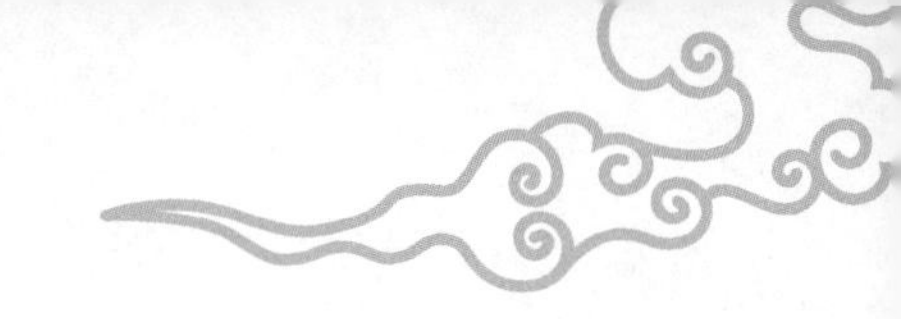

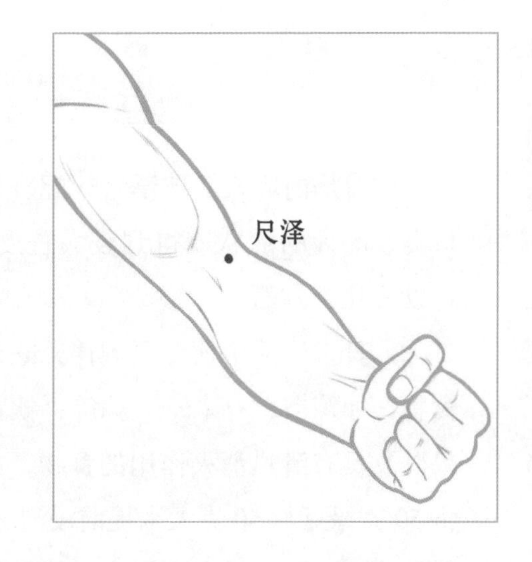

简便取穴

采用正坐，伸直肘关节，仰掌握拳的姿势，尺泽穴位于肘横纹中、肱二头肌肌腱外侧凹陷处。

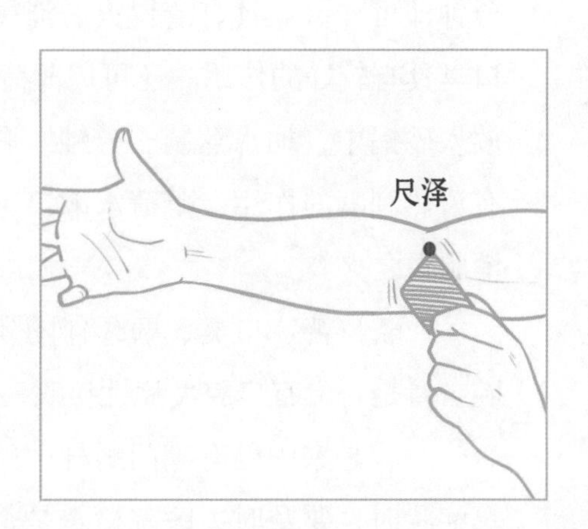

操作方法

使用水牛角或砭石刮痧板刮拭尺泽穴所在区域，由上向下纵向刮，至微微出痧，左右交替操作，每天 1 次。第 2 天痧退后，再重复操作。若出痧过多，可隔天左右交替刮痧。

功效说明

尺泽穴为手太阴肺经的合穴，尺泽穴刮痧能起到较好的清火热、降胃火的作用。

注意事项

刮痧时操作须谨慎。刮痧力度要由轻至重，然后保持均匀可耐受的力度。力度切不可过重，至难以忍受的程度，以免损伤局部皮肤；亦不可过轻，否则达不到泻火热的效果。

程医生小贴士

坚持掐内庭穴、侠溪穴，配合尺泽穴刮痧的操作 1 ~ 2 周，口苦、口臭、磨牙的症状能得到较大程度的减轻，同时，在生活中还应该注意以下几个方面。

1. 日常生活中饮食要规律，吃东西要细嚼慢咽，少吃油炸、刺激性食物，如辣椒、芥末、大蒜等；饮食宜清淡，多食富含维生素的新鲜水果以及具有清热消火作用的食物，如苦瓜、黄瓜。还可自己煮绿豆粥，将 50 克绿豆与 50 克大米提前浸泡 2 个小时，再放入高压锅中煮 30 ~ 40 分钟即可。绿豆具有清胃火、消暑热的作用，对于消除胃火上逆引起的口臭具有较好的作用。还可用薄荷水漱口以去除口腔异味，取 50 克薄荷放入砂锅中，加水熬制 5 分钟左右即可。薄荷具有淡淡的清香味，且具有清热利咽的作用，薄荷水漱口可减轻口腔异味，还可通过饮用薄荷水消胆胃之火。

2. 若口苦、口臭、磨牙伴随牙痛、牙龈肿痛等症状，要及时检查口腔，看是否患有口腔炎症性疾病，如有对应的病症，应及时就医治疗。

3. 若是家中已有幽门螺杆菌感染者，其他人出现口苦、口臭、磨牙等症状时，要及时去医院检查是否有幽门螺杆菌感染，若有幽门螺杆菌感染，应配合医生建议和治疗方法清除幽门螺杆菌。

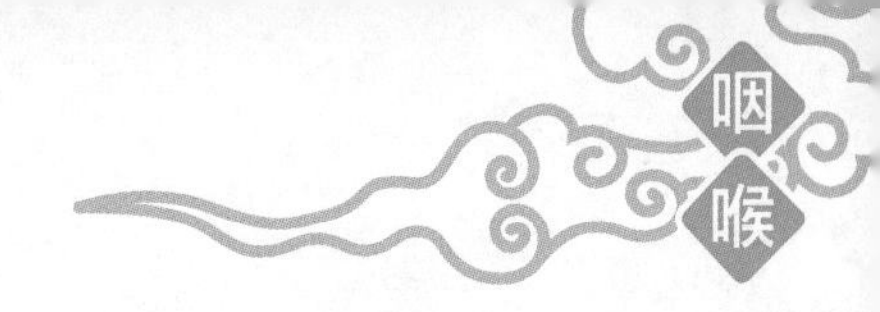

咽喉肿痛

咽喉肿痛是以咽喉部红肿疼痛、吞咽不适为主要特征的症状。生活中很多人都出现过咽喉肿痛的症状，如吃了辛辣的食物后，咽喉就会红肿疼痛，患感冒也会引起咽喉肿痛。遇到这种情况，大家可能会选择吃一些家中自备的止疼利咽的药来快速缓解疼痛，但是咽炎反复发作，长期吃这些药，效果就不理想了，有时候咽喉肿痛甚至会加重。这是为什么呢？

原来，在中医学中，咽喉肿痛还有不同的证型。通常认为咽喉肿痛与肺、胃、肾脏密切相关，因为咽接食管，通于胃，喉接气管，通于肺，足少阴肾经循行经过咽喉。肺、胃二经郁热上炎，就可引起咽喉肿痛，这种属于实热证；肾阴不能上润咽喉，虚火上炎，也会导致咽喉肿痛，这种属于阴虚证。中医在治疗病症时讲究辨证论治，要分清虚实，对“证”下药。

那对于不同证型的咽喉肿痛分别有哪些穴位保健方法呢？下面向大家介绍咽喉肿痛的快速自诊方法与对应虚证和实证的操作方法。

快速自诊

1. 咽喉肿痛兼见咽喉红热、吞咽困难、咳嗽头痛，多为外感风热引起，多为实证。

2. 咽喉肿痛兼见咽干、口渴、便秘、尿黄，为肺胃实热引起，为实证。

3. 咽喉痛兼见咽喉稍肿，疼痛轻，入夜症状加重，为肾阴不足引起，为虚证。

快速自疗

特效穴位一

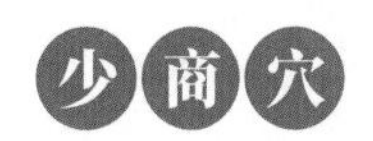

少商穴

如咽喉肿痛为急性发病，咽喉部出现明显肿痛，喝水可以明显缓解，则多为实火导致，多与饮食过度油腻、情绪过于激动等有关，可以选择掐按少商穴的方法进行自疗。

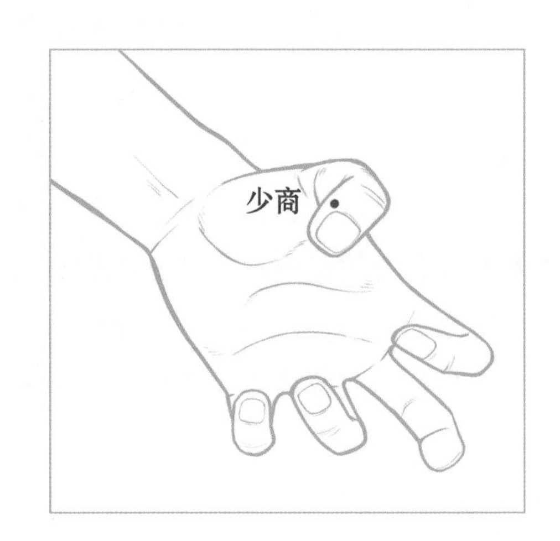

简便取穴

拇指末节桡侧，距指甲根角旁 0.1 寸处，即少商穴。

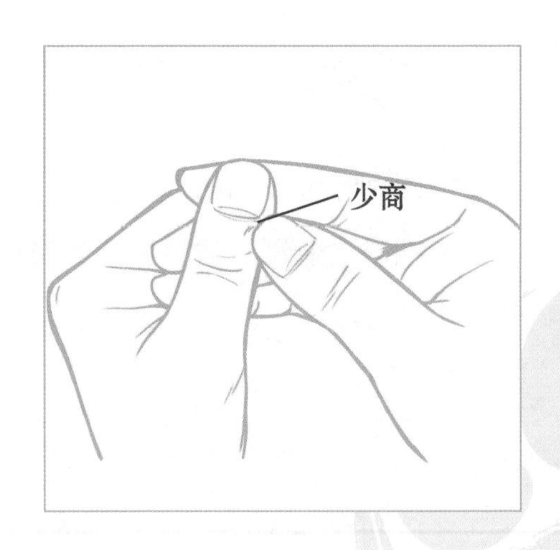

操作方法

掐按少商穴

用一手的拇指指甲用力掐按另一手少商穴，以出现非常明显的刺痛感且刺痛感往里放射为度。掐按 15 秒，松开 3 秒，再掐按 15 秒，再松开，如此反复，左右交替操作 50 ~ 60 次。

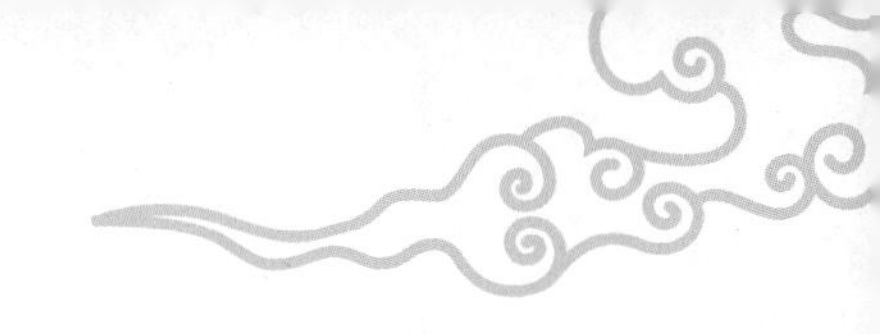

功效说明

少商穴为手太阴肺经的井穴，用力掐按此穴能起到较好的泻肺热、利咽消肿止痛的作用。

注意事项

掐按少商穴时，注意力度先由轻到重，然后保持均匀一致、较重的力度，不可突然加重力度。力度也不可过于轻柔，否则达不到泻火消肿止痛的作用。

特效穴位二

太渊穴

如咽喉肿痛反复发作，或发作时间长，迁延不愈；咽喉干燥欲喝水，但喝水之后不能缓解，多由人体阴液不足虚火上炎导致，可选择点揉太渊穴的方法自疗。

简便取穴

仰掌，在腕横纹上，用手摸有动脉搏动处的桡侧（靠近拇指的一侧）的凹陷中，即太渊穴。

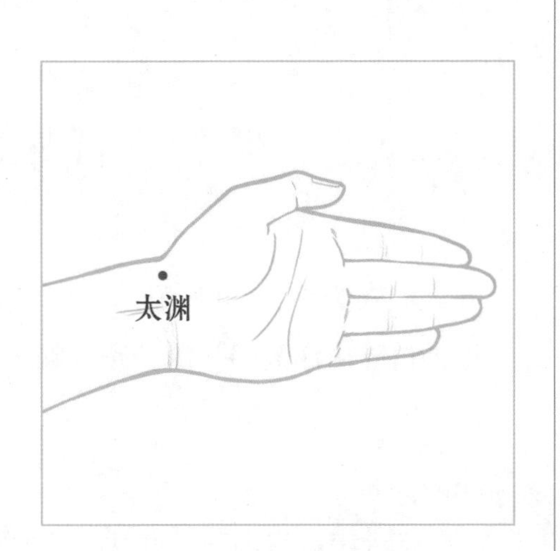

操作方法

点揉太渊穴

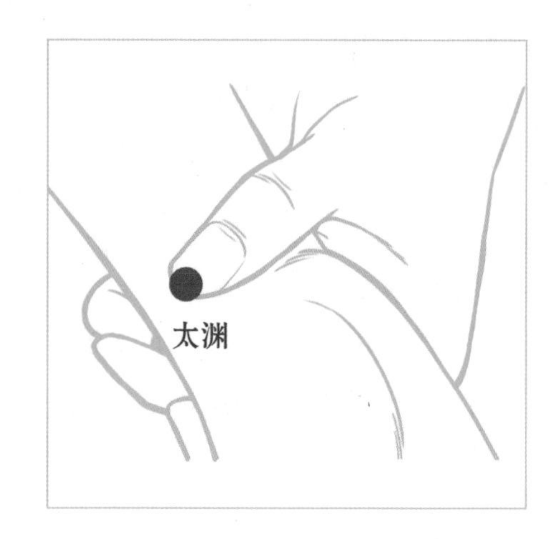

一手的拇指指腹置于另一手的腕横纹上，摸到桡动脉清晰的搏动点后，将拇指指腹轻轻点按1下，再揉3下，反复点揉操作，持续3～5分钟，每天操作3～5次。

艾灸太渊穴

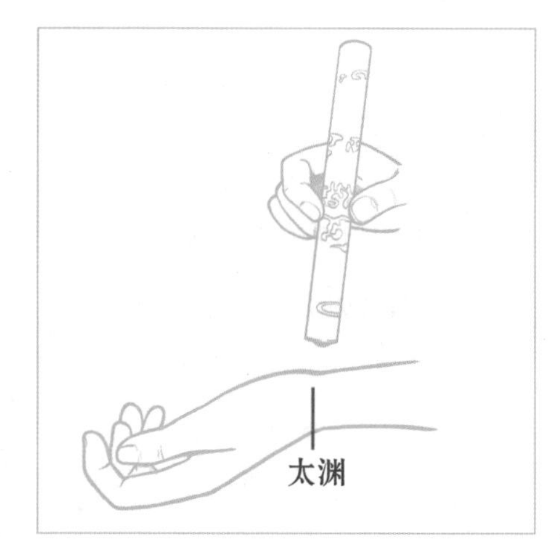

点燃艾条的一端，对准太渊穴，在距离皮肤2～3厘米处进行艾灸，以局部有温热感而无灼痛感为宜，灸5～10分钟，致皮肤出现红晕为度。

功效说明

太渊穴为手太阴肺经原穴，具有温通补虚的作用。通过点揉或艾灸此穴可增加口腔内津液的分泌，缓解咽干、咽痒、咽痛的症状。

注意事项

太渊穴下有桡动脉，点揉时动作宜轻柔和缓，力度不可过重。

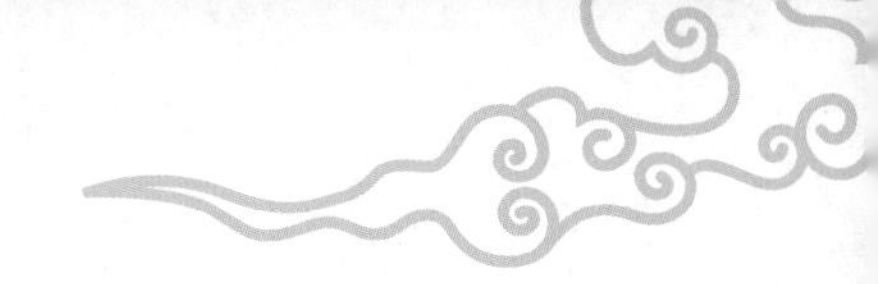

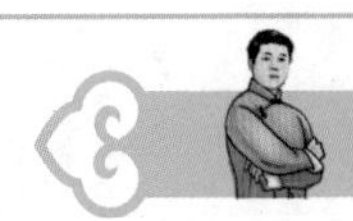

程医生小贴士

1. 饮食习惯不佳可能会导致咽喉肿痛，因此在生活中要注意饮食清淡，忌食烟酒和过冷、过热、有腥味的刺激性食物，多吃富含膳食纤维的食物，保持大便通畅，多喝水，促进体内代谢。

2. 如果出现咽喉红肿、疼痛严重的情况，还可以选择热敷的方法：将温热的毛巾放在颈部，热敷咽喉，可以促进血液循环，起到消肿止痛的作用。

3. 在日常生活中，还可以饮用以下几种代茶饮。

胖大海泡水：胖大海具有清肺热、利咽喉、解毒的作用，对于咽喉红肿疼痛实证者具有较好的效果。准备胖大海 3 ~ 4 颗，用沸水冲泡，坚持喝 4 ~ 5 天，能明显减轻症状。但要注意的是，胖大海偏凉，寒凉易伤脾胃，脾胃功能不好的人要少服用。

绿茶蜂蜜水：绿茶具有清热解毒、抗菌消炎的功效，蜂蜜具有抗菌解毒、促进疮面愈合的功效，两者配合可达到较好的清热利咽的效果。先用沸水泡一杯绿茶，等茶水变温，再加一勺蜂蜜，搅拌均匀后，先用以漱口，再缓慢咽下，每日 3 次。

罗汉果茶：罗汉果有清热利咽、润喉止渴的作用，对于咽喉肿痛、痰火咳嗽具有较好的功效。将 1 个罗汉果掰成数片，加清水，武火煮沸 5 ~ 8 分钟，晾温后饮用，连服 3 ~ 4 天。

双冬茶：双冬分别是麦冬和天冬，麦冬具有养阴生津、润肺清心的功效，天冬具有滋阴润燥、清肺降火的功效，两者合用有较好的清热解毒、利咽喉的效果。准备天冬、麦冬各 15 克，加适量清水，用武火煮沸 5 ~ 10 分钟，晾温后即可饮用。

咽干咽痒

慢性咽炎是一种与生活息息相关的常见疾病。如果我们吃了太多的刺激性食物，或是经常熬夜、加班导致过度疲劳，全身或咽喉局部对外界病邪的抵抗力就会下降，病原微生物乘虚而入，就会引发本病。如今，随着人们生活节奏加快、工作压力增大，慢性咽炎的患病率也逐渐上升，成为生活中常见的慢性疾病。慢性咽炎好发于教师、歌手、记者这些需经常发声的人群，以及喜欢吸烟、酗酒，或是饮食偏于辛辣的人群。慢性咽炎发生时，很多人都感觉嗓子又干又痒，喝水不解渴也不解痒，总想将手伸进咽喉挠一挠，无奈口太小，手太大，而在目前，也还没有治疗慢性咽炎非常奏效的药物。

那么，想要缓解慢性咽炎的干、痒症状，有什么好的穴位操作方法呢？下面我们就向大家介绍咽干、咽痒的快速自诊方法和 2 个穴位操作方法。

快速自诊

感觉咽部不适，又干又痒，常伴有疼痛异物感。

快速自疗

特效穴位一

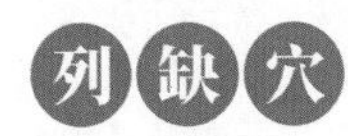

列缺穴

简便取穴

张开双手虎口，两个虎口相交，手腕伸直，食指放在手腕的侧面，食指点下去，感觉到有一个肌腱形成的缝隙处，即为列缺穴。

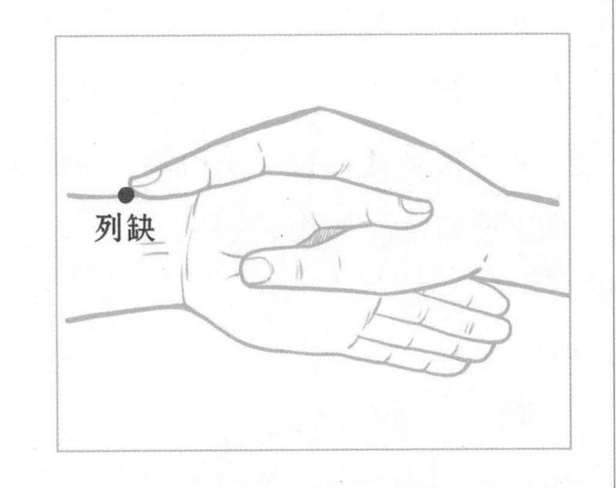

操作方法

列缺穴推法

将拇指指端置于列缺穴上，以由轻到重的力度向手腕侧面进行推法治疗，在推的过程中感受口腔的津液分泌情况，反复操作 3 分钟，每天 2 ~ 3 次。

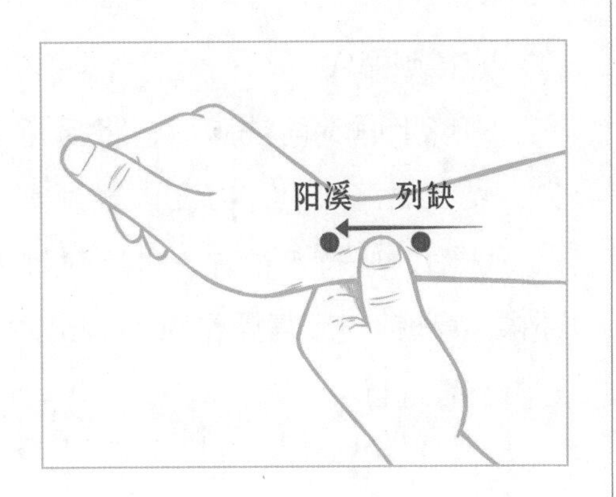

功效说明

列缺穴为手太阴肺经的络穴，对此穴进行推法治疗有宣肺利咽的作用，可缓解咽喉部干痒症状。

注意事项

推列缺穴时，力度宜均匀且有渗透力，切忌在局部皮肤表面摩擦。

特效穴位二

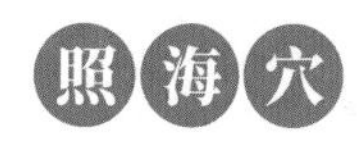

照海穴

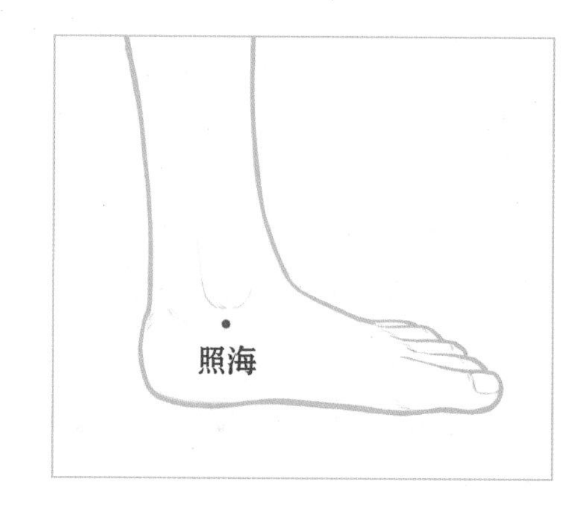

简便取穴

取卧位或坐位，足内侧，内踝尖向下凹陷处，即照海穴。

操作方法

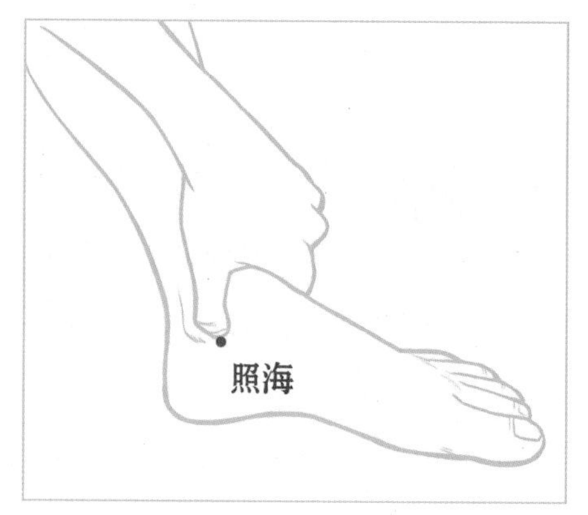

点揉照海穴

在晚上睡觉前洗脚后，将拇指指尖，点在照海穴上，力度由轻到重，点下去后，坚持 5 秒钟，再顺时针局部揉 10 秒钟，反复操作 30 ~ 50 次，左右交替进行。

功效说明

照海穴为足少阴肾经的穴位，具有较好的滋补肾阴的作用。

注意事项

向下点照海穴时，力度要由轻到重，切不可突然用力。揉照海穴时，力度要均匀一致。

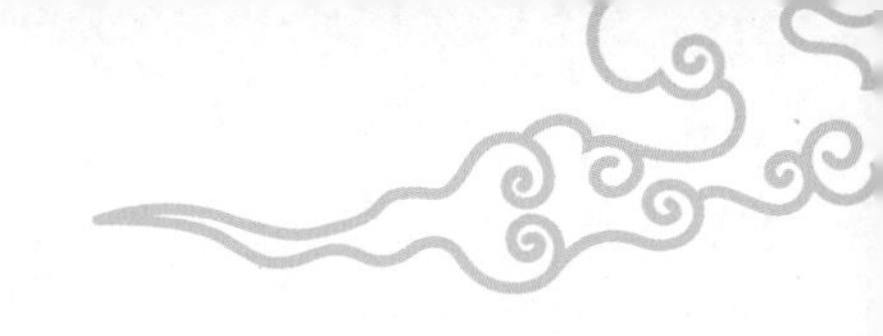

列缺穴和照海穴是非常有趣的一对对穴。列缺穴解决手太阴肺经的问题，代表咽喉前下部的问题；照海穴解决足少阴肾经的问题，代表咽喉后部偏上的问题。所以两个穴位一起配合操作，能达到更好的缓解咽喉干痒的效果，日常生活中可常配合使用。

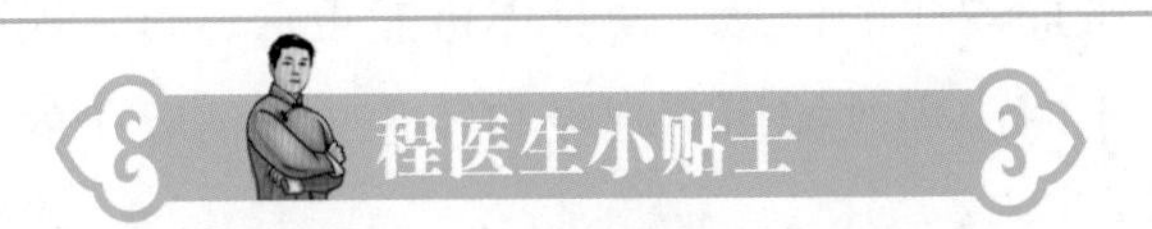

慢性咽炎是一种常见的耳鼻咽喉科疾病，主要有四大典型症状。如果有以下四个症状，就要注意了，赶紧来对照看看吧！

症状一：常做清嗓子的动作。

这是由于咽喉分泌物增多、黏稠、喉咙干痒，患者老觉得咽喉处有东西却咽不下去，吐不出来，所以常做清嗓子的动作。这些黏稠的分泌物还可能引起刺激性咳嗽。

症状二：刷牙干呕。

慢性咽炎患者在漱口和刷牙时容易感到恶心，但是却吐不出东西，这种干呕现象常发生在晨起之时。

症状三：咽干、说话费力。

慢性咽炎患者经常感到咽喉部不适、说话费力，稍一受凉、劳累，或讲话较多、长时间没喝水，便会觉得咽痛、咽痒，甚者感觉灼热加重，引发阵阵咳嗽，需大量饮水。

症状四：吞咽困难。

严重的慢性咽炎可影响吞咽，患者进食干硬的食物往往要用汤水辅助才能下咽。

如果被确诊患有慢性咽炎，千万不要自己随便服用抗生素，滥用抗生素会造成咽喉部和全身的菌群失调，对健康造成危害。

在日常生活中，我们可通过以下几个方面的行动来防治慢性咽炎。

1. 需要长期用声者一定要注意保护咽部。用声时尽量控制音量，压低声音；平时要多喝水，保持咽部湿润，防止咽部因缺水产生干痒症状。

2. 尽量改善生活和工作环境，远离气体污染和粉尘刺激，为咽部营造适宜的环境。

3. 保持正常而规律的作息，使身体机能正常运行，提高机体抗病能力和免疫力；平时应当改掉用嘴呼吸和经常咳嗽清嗓子的习惯，以免加重病情。

4. 在饮食方面，一定要戒烟戒酒，少吃辛辣、煎炸和生冷食物，以减少对咽部黏膜的刺激。平时可以做一些食疗药膳，如百合银耳炖梨。准备 15 克百合、一大朵银耳（剪成若干片）、一个梨（分成 8 ~ 10 片），将银耳提前 2 个小时泡发，再将百合、梨与银耳一起放入养生锅中炖。先用武火炖 10 ~ 15 分钟，再改用文火炖 20 ~ 30 分钟，连续饮用 3 ~ 5 天，可较好地缓解咽干咽痒的症状。

第三章

脏腑部相关病症

中医脏象学说以脏腑为基础，根据其所在部位和形态结构不同、生理功能的区别，将人体脏腑系统分为五脏、六腑和奇恒之腑三类。五脏，即心、肺、脾、肝、肾；六腑，即胆、胃、大肠、小肠、三焦、膀胱；其中胆因其形态上与腑相似，功能上又贮藏精气类似脏，故又为奇恒之腑。

十二经脉“内属脏腑，外络肢节”，在人体循行分为内、外行线，内行线连属脏腑，其经脉主治病候与连属脏腑紧密相连。同时依据“有诸内，必形诸外”的思想，五脏与形体诸窍相连形成系统整体的组织结构。一脏虽与多体多窍相连，但又与特定的体窍直接相通。如心其华在面，其充在血脉，开窍于舌；肺其华在毛，其充在皮，开窍于鼻；脾，其华在唇四白，其充在肌，开窍于口；肝，其华在爪，其充在筋，开窍于目；肾，其华在发，其充在骨，开窍于耳及二阴。

依据十二经脉的循行规律，我们才能更好地理解人体脏腑生理、病理变化，更好地做出诊断和治疗，更重要的是这样才能采取正确的方法及时预防疾病，防患于未然。本章我们就针对脏腑相关病症看看中医的调理办法都有哪些。

心悸

心悸是一个症状，就是通常所说的心慌，是人们对心脏跳动产生的一种不适感觉；同时也是中医的一个病名，指心中悸动不安甚则不能自主的一种病症，按病情轻重可分为“惊悸”和“怔忡”。如平素健康的人因剧烈运动、精神高度紧张或高度兴奋而出现心悸，其病情多较轻，可自行缓解，不发时如常人，我们将之归为“惊悸”的范畴；但惊悸日久不愈，也会衍变为持续性心悸，即使在没有运动、精神压力的情况下，也有心中莫名“突突”跳的症状，我们将这种情况归属于“怔忡”的范畴。出现无诱发因素而持续心悸，心中惕惕不安、不能自控的表现，应该引起重视，积极到医院检查，如没有器质性的病变，只有心律不齐表现，那用现代医学的语言来说，这可能是自主神经功能紊乱的表现。

什么是自主神经功能紊乱？心脏没有器质性的问题，而仅仅是由功能性问题导致的节律异常，为自主神经功能紊乱的主要表现之一。自主神经系统由交感神经和副交感神经系统两部分组成：交感神经使心率加快，血管收缩；副交感神经使心率减慢，血管舒张，二者相互拮抗，协同作用。如果心脏没有器质性的问题，只是调控器官的自主神经系统发生了紊乱，我们可以通过一些自我保健方法进行调节。

下面向大家介绍心悸的快速自诊方法和 1 个特效穴位按摩法、1 个肌肉锻炼法。

快速自诊

无器质性心脏病，但会无端出现持续性心悸、心慌，不能自控的表现。

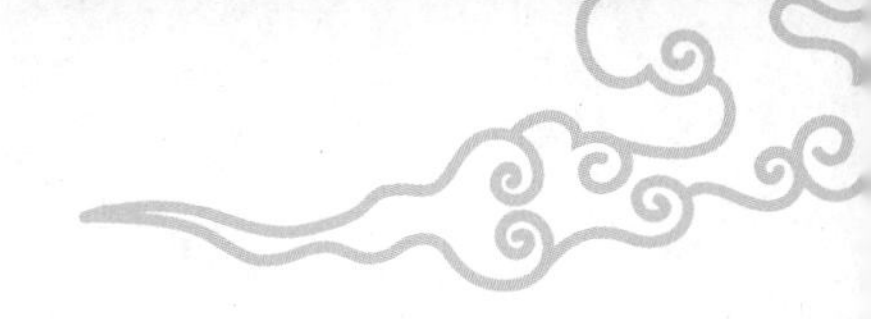

快速自疗

特效穴位

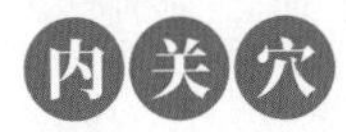

内关穴

简便取穴

握拳，屈腕，可以看到两条纵行的肌腱，内关穴在两条肌腱之间。腕横纹上2寸为内关穴。（食指、中指、无名指并拢，以中指第二指间关节横纹为标志，三指之间的宽度为2寸。）

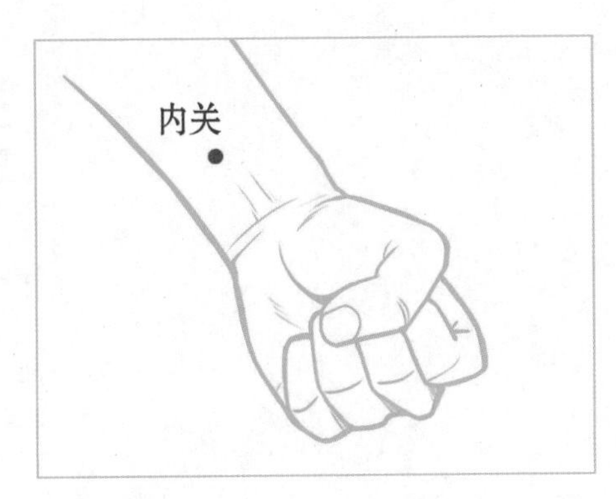

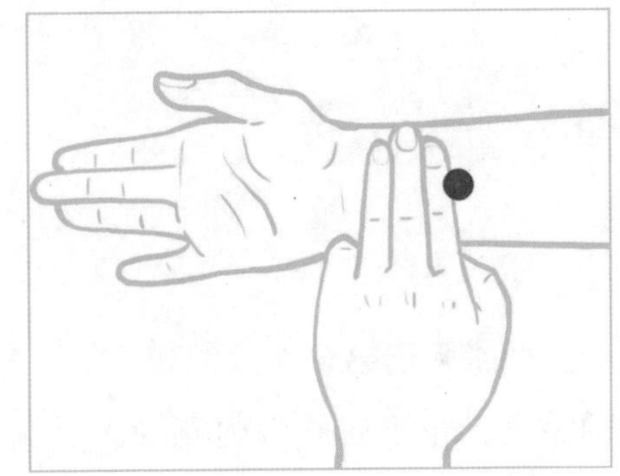

操作方法

点按内关穴

1. 张开手掌，半握拳，一手拇指立起置于另一手内关穴处，其余四指放在前臂背侧与拇指相对，起固定作用。

2. 先施以由轻到重的力度由浅入深点按内关穴，然后以一定力度点内关穴5～10秒，重复30～50次，以出现明显的酸胀感为度，左右手交替操作，每天3～5次。

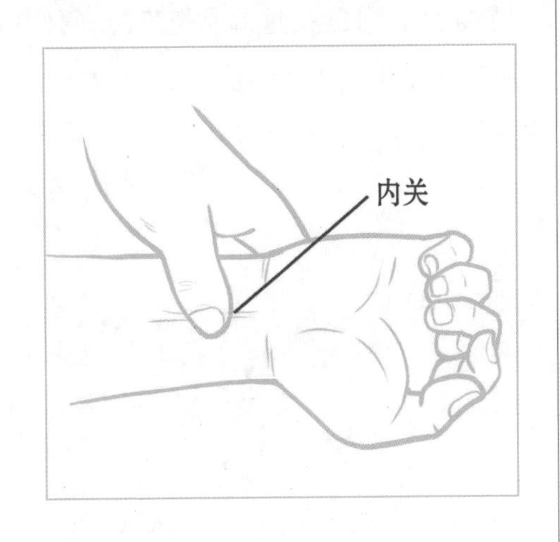

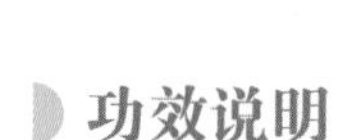

功效说明

从针灸理论上分析，内关穴为手厥阴心包经上的穴位，具有宁心安神的作用。从现代解剖学分析，支配心脏的神经节段与支配上肢前内侧皮肤的皮神经节在脊髓相重合，因此点按内关穴可以通过刺激上胸段脊髓，影响心脏功能。

注意事项

点按力度要持续、均匀、有渗透感。

特效方法

菱形肌锻炼

菱形肌

菱形肌起于第6、7颈椎和第1 ~ 4胸椎棘突，止于肩胛骨内侧缘。近端（脊柱端）固定时，使肩胛骨上提、后缩和下回旋；远端固定时，两侧收缩，使脊柱胸段伸展。

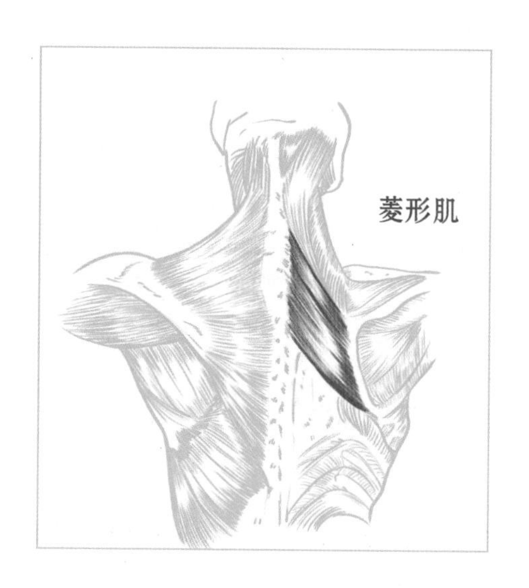

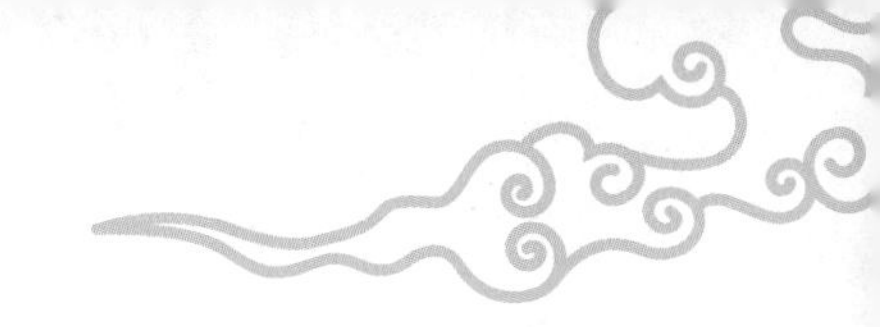

操作方法

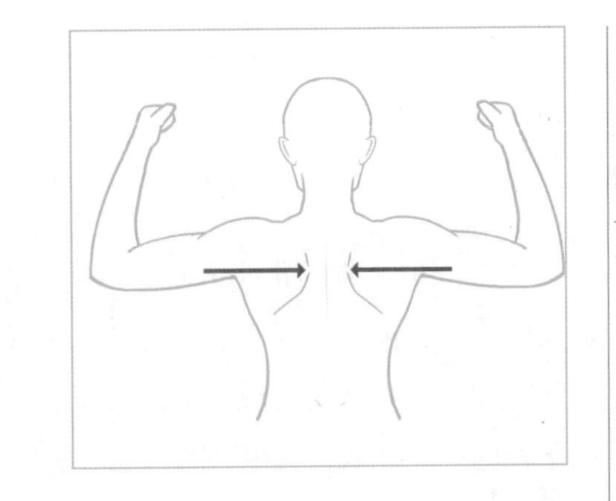

双手握拳，屈肘放在胸前，然后慢慢外展肩关节，随着胸廓抬起，两个肩胛骨要用力内收，向后夹紧，坚持10秒钟，放松，再重复上述动作，每次操作3 ~ 5分钟，一天3 ~ 5次。

功效说明

菱形肌是心脏的后壁，通过锻炼加强菱形肌的力量，可以增强其对心脏的支撑作用。

程医生小贴士

如果出现心慌、心悸的症状，首先应当前往医院排查器质性心脏病，医生会检查你是否有病理性体征，如心脏杂音、心脏增大及心律改变、血压增高、脉压增大等。最重要的一项检查是心电图检查，借助心电图检查不仅可以发现心律失常，还可以判断心律失常的性质。为明确心脏的病变性质及严重程度，有时还需要进行心脏的多普勒超声检查。

在日常生活中，心悸患者应该保持精神乐观、情绪稳定，积极配合治疗，坚定信心，好的情绪有助于康复。同时，生活作息要有节律，饮食有节，宜进食营养丰富且易消化的食物，宜低脂、低盐饮食，忌烟酒、浓茶。轻症心悸患者，可从事适当体力劳动，以不觉劳累、不加重症状为度，避免剧烈活动。重症心悸患者应卧床休息，平时应注意症状的变化，及早发现变证、坏病先兆，做好急救准备。

胸闷气短

生活中，我们常听人说：“我总觉得胸中憋着一口气，又胀又堵，很难受……”胸闷气短很常见，尤其在天气闷热的夏天，人们很容易出现胸闷气短的症状。从中医角度说，胸闷气短属“胸痞”的范畴，是指患者自觉胸中堵塞不畅的一种症状，与中医所说的心、肺等脏气机不畅有密切关系。

现在有一些年轻人由于社会竞争压力大、工作压力大，经常情绪紧张、思虑过多，也会引发胸闷气短。还有一些人会在心脏支架手术后出现胸闷气短的症状，这多与患者术后紧张、焦虑有关。

但胸闷气短有时是一些重大疾病的前兆，比如心肌梗死，如果不加以措施进行干预，很可能会引起恶性心律失常、心源性休克，还有心力衰竭等一系列极其严重的后果。如果出现了不明原因的胸闷胸痛，请抓紧时间就医，做到早干预、早预防。

下面向大家介绍膏肓穴的艾灸方法及“疏膻中”的方法，可以有效改善因气机不畅引起的胸闷气短症状。

快速自诊

胸闷气短主要表现为感觉呼吸费力或气不够用。轻者若无其事，重者则觉得难受，似乎被石头压住胸膛，甚至呼吸困难。

1. 若在门窗密闭、空气不流通的房间内逗留较长时间，或遇到某些不愉快的事情，如与别人发生口角、争执，或处于气压偏低的气候中，感觉胸闷、疲劳，多为功能性胸闷。

2. 若是自觉心悸、呼吸不畅、心前区疼痛、全身乏力等，兼有激动、失眠、多汗、发抖、眩晕、多梦等表现，多为心脏神经官能症引起的胸闷气短。

若出现以上情况，我们可以选择下面两种方法辅助改善胸闷气短的症状。

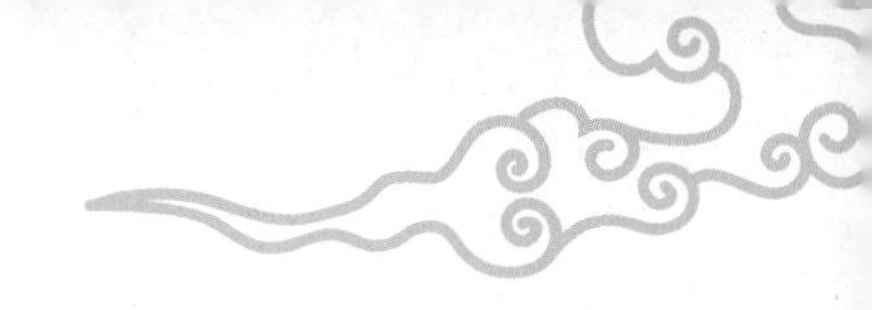

快速自疗

特效穴位一

膏肓穴

简便取穴

第4胸椎棘突下凹陷中，后正中线旁开3寸，肩胛骨内缘处，即膏肓穴。（将除拇指外的其余四指并拢，以中指中节横纹处为标志，四指之间的宽度为3寸。）

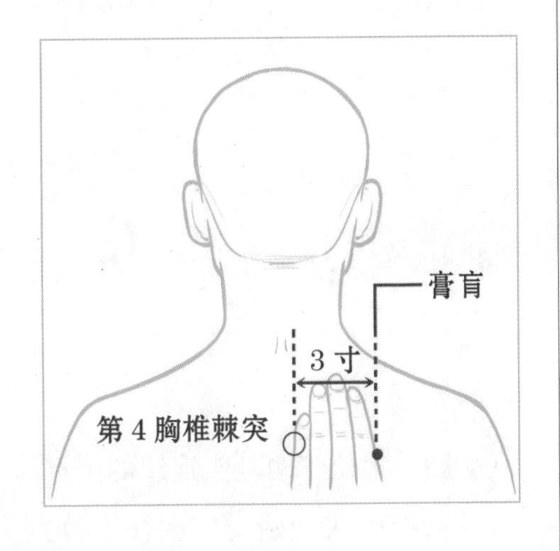

操作方法

点燃艾条悬于膏肓穴上方，使局部有温热感而不致烫伤皮肤，一般灸20～40分钟，至局部微微发红为宜。

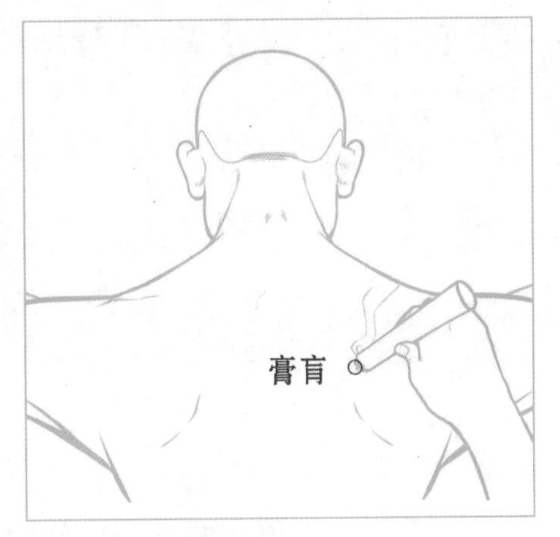

功效说明

膏肓穴主治“羸瘦虚损”，主治肺气虚损等虚劳诸疾。艾灸膏肓穴可以通过温热的刺激使拘急、紧张收缩的后背部肌肉组织松弛下来，减少对联系心肺的脊神经的不良刺激，从而起到缓解胸闷气短的作用。

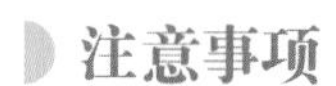

注意事项

当我们保持直立姿势时，两个肩胛骨挡住了膏肓穴，所以艾灸时我们要做这样一个动作：双手抱肘摸肩，或者趴在一张稍微窄一点的床上，将两臂放在床的两侧耷拉下去，这时两个肩胛骨展开，膏肓穴就暴露出来了。

特效穴位二

膻中穴

简便取穴

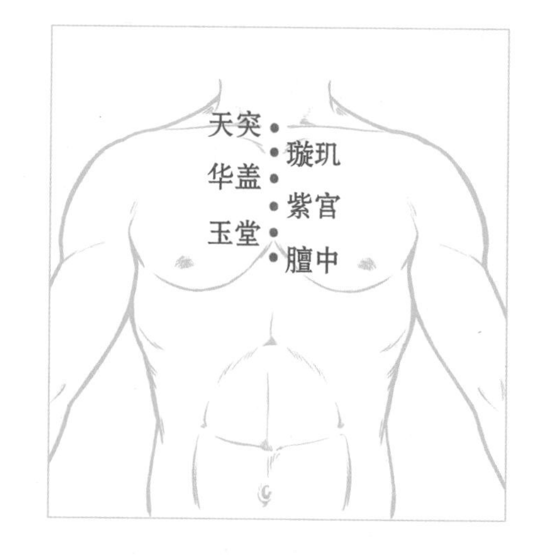

膻中穴位于两乳头连线的中点。

从膻中穴开始，依次往上分别为玉堂穴、紫宫穴、华盖穴、璇玑穴、天突穴。

操作方法

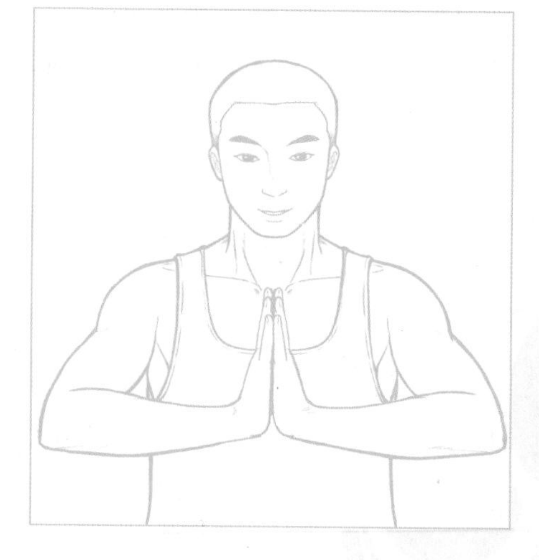

双手合十，顶在两乳头中间的膻中穴上，在皮肤表面由下向上搓至天突穴，反复操作 30 ~ 50 次，每天操作 2 ~ 3 次。

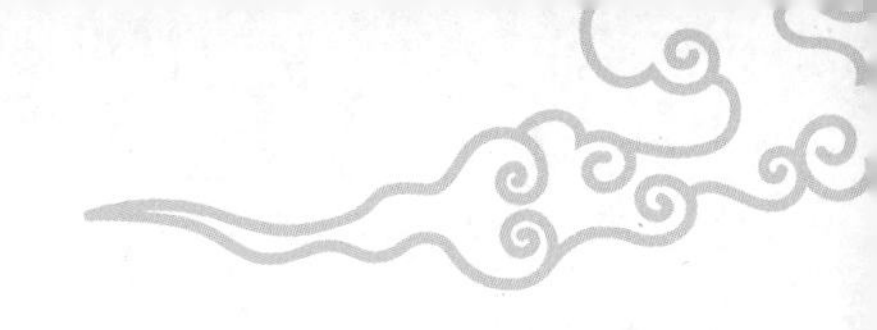

功效说明

该方法中所涉及的这组穴位位于胸部正中线上，在胸骨上面，距离心脏的位置很近，可以起到疏利气机、提高心肺功能的作用。

注意事项

做这个动作时不要隔着衣服，要在皮肤表面上下搓动，力度切勿过重，以免损伤皮肤。

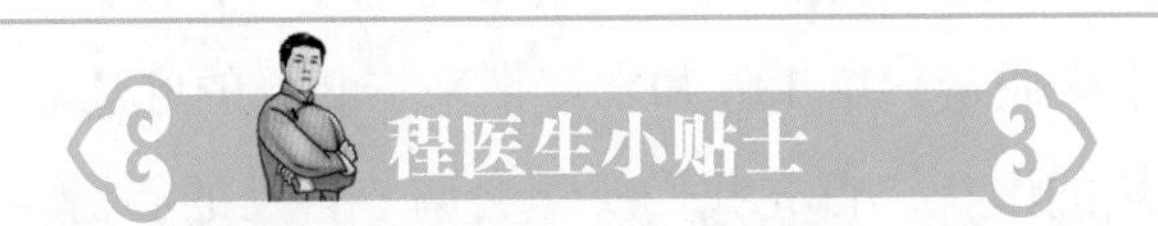

胸闷胸痛极有可能是某些重大疾病的前兆，所以发生时立即去医院就诊很重要，以免延误病情。在这里给大家介绍一些预防胸闷胸痛的辅助小方法。

1. 一日三餐应规律，营养搭配要全面。

2. 早晨起床后应多喝些温开水。

3. 衣物穿着适宜，重要的是不能让自己过冷，不宜过长时间吹空调。烟酒、生冷硬物尽量不要吃。

4. 睡前泡脚。

5. 中午尽量午休半小时。

6. 保持心情愉悦，适当进行体育锻炼。

心烦

几乎每个人都经历过心烦。夏天炎热的气候会让我们心烦气躁；工作上的失利、进展无望也会让我们烦乱不宁；女性到了更年期也会出现一些莫名其妙的心烦表现。在中医证候中，心烦多属于阴虚内热、虚火上扰所致，同时可伴有多梦、心慌、易怒等症状。如果只是偶尔出现心烦、躁扰不宁等表现，属于正常现象，不必担心，但若经常发作，就要注意了，长期的情绪烦躁也会导致健康问题，降低生活质量，给工作和学习带来不必要的麻烦。

要想摆脱心烦的困扰，首先我们要学会调节自己的心情，主动从当下躁扰不宁的环境中抽离出来，放松片刻对身心健康是很有帮助的。下面介绍 2 个特效穴位操作法，以帮助大家解决心烦的困扰。

快速自诊

自觉心中烦躁、焦虑不安，同时伴有多梦、心慌、易怒的症状。

快速自疗

特效穴位一

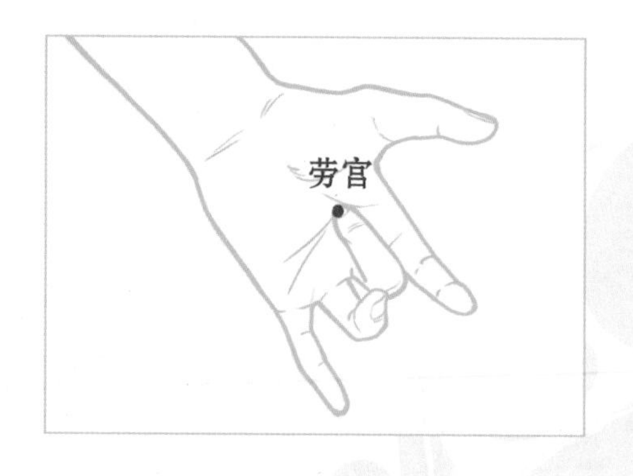

简便取穴

手掌张开微屈指，中指自然弯曲点在手掌心上，第 2、3 掌骨之间，偏第 3 掌骨处，即劳宫穴。

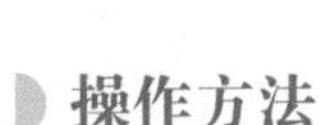

操作方法

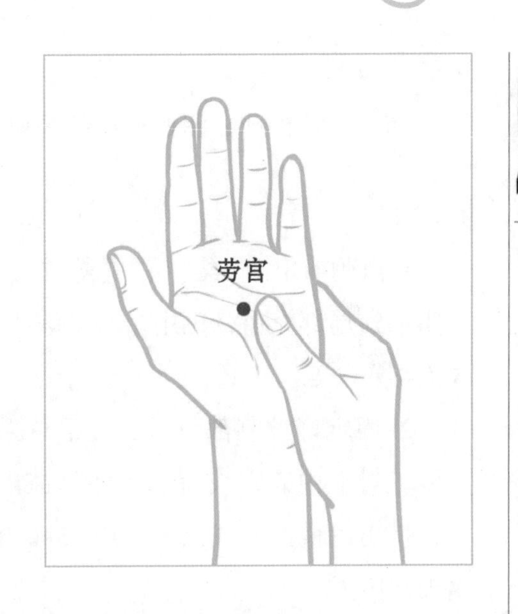

1. 张开手掌，一手的拇指立起放在另一手掌心的劳宫穴处，将食指、中指放在手背侧，与拇指相对，用力对应按压。

2. 用力按压下去之后，在朝向中指指根下方，沿着第3掌骨边缘抠按，这时会有强烈的酸胀感，且酸胀感向中指上下放射。左右手交替按揉，每天操作3 ~ 5次。

功效说明

劳宫穴是手厥阴心包经上的穴位，具有清心安神的作用，按压劳宫穴可清心火，安心神，去心烦。

注意事项

在沿着第3掌骨边缘抠按时，不是垂直用力，而是做向第3掌骨方向抠的动作，力度以出现放射感为宜。

特效穴位二

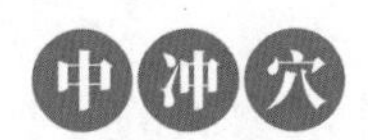

简便取穴

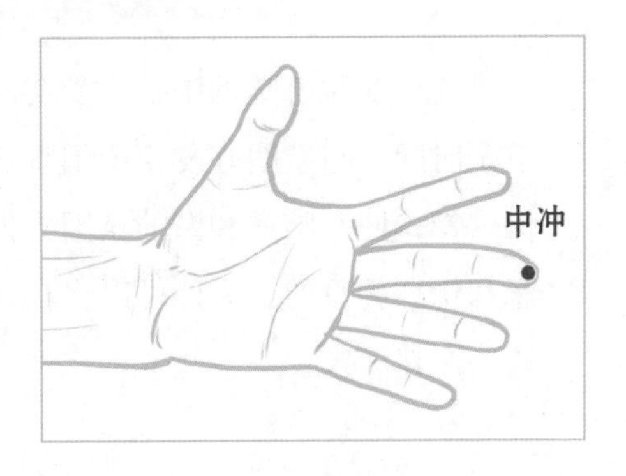

仰掌，在手中指尖端中央，中指末端最高点处，即中冲穴。

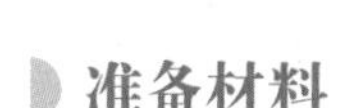

准备材料

75% 酒精棉球、测血糖用的采血针、干棉球。

操作方法

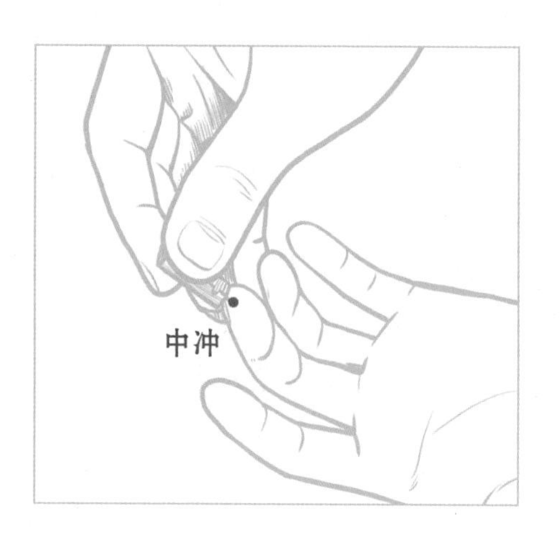

1. 点刺前用推、揉、挤、捋等方法，使中冲穴局部充血，再用 75% 酒精棉球消毒穴位处。

2. 固定好被刺部位后，一手持采血针，对准中冲穴快速刺入并迅速出针，挤出适量血液或黏液，用 75%酒精棉球擦拭。

功效说明

中冲穴为手厥阴心包经穴位，心包代心受，具有清心安神的作用。刺血操作是一个有创刺激，可加强心包穴清泻心火，去烦安神的作用。

注意事项

刺血采血宜迅速，可辅以推挤方法增加出血量或出液量。刺血一般隔日 1 次，或每天做，左右交替进行。

程医生小贴士

要想摆脱心烦的困扰，学会调节自己的心情很重要。在茶余饭后的空余时间，与亲朋好友相聚闲聊几句，无疑是做了一次趣味盎然的脑力保健操，使大脑在和谐的氛围中做“健美锻炼”，从而达到消积除郁、忘却忧愁的目的。另外可以将具有较好安神作用的中药安神香囊放在枕边，闻其气味。

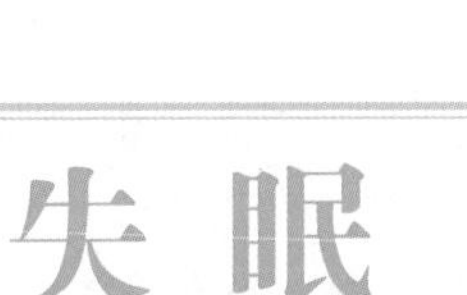

失眠

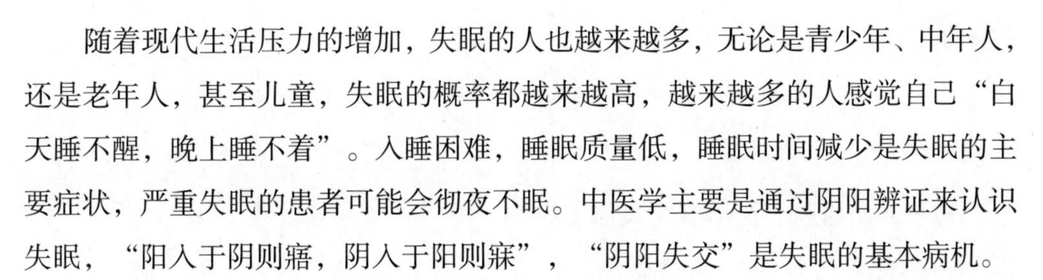

随着现代生活压力的增加，失眠的人也越来越多，无论是青少年、中年人，还是老年人，甚至儿童，失眠的概率都越来越高，越来越多的人感觉自己“白天睡不醒，晚上睡不着”。入睡困难，睡眠质量低，睡眠时间减少是失眠的主要症状，严重失眠的患者可能会彻夜不眠。中医学主要是通过阴阳辨证来认识失眠，“阳入于阴则寤，阴入于阳则寐”，“阴阳失交”是失眠的基本病机。

用现代医学的语言来说，睡眠是一种节律，是自身对于外界各种刺激所产生的自我良性的调控，而这种调控是由交感神经和副交感神经的交替运行来完成的，因此失眠的发生多由交感神经和副交感神经运作失序、调控失灵引发。

失眠虽不属于危重疾病，但长时间得不到有效治疗，可能会加重或诱发心悸、胸痹、眩晕、头痛、卒中等病症，对患者生活质量产生较大影响。如果经常失眠又不想吃安眠药物，还有其他什么方法可以改善失眠呢?

下面向大家介绍治疗自我良性调控失调引起的失眠的操作方法——揿针贴压法。

快速自诊

入睡困难、易醒、早醒，可伴有注意力不集中、记忆力下降、心情烦躁等症状。

快速自疗

特效穴位一

神门穴

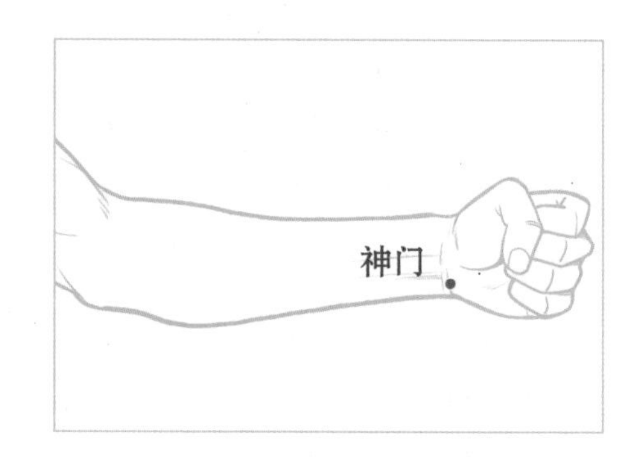

简便取穴

握拳，微屈腕，在腕横纹尺侧（靠近小指一侧）可摸到一条微微凸起的肌腱，为尺侧腕屈肌腱，在这条肌腱的桡侧（靠拇指一侧），即神门穴。

功效说明

神门穴为手少阴心经上的穴位，具有安定心神、缓解失眠的作用。

特效穴位二

照海穴

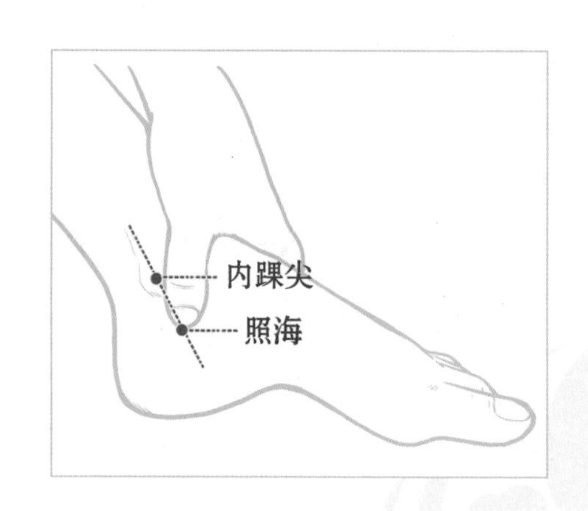

简便取穴

取坐位，将一手拇指置于内踝尖上，其余四指并拢轻轻置于脚背上，拇指从内踝尖缓慢向下触摸，摸到一个凹陷处，即照海穴。

功效说明

照海穴为足少阴肾经上的穴位，具有较好的滋养肾阴、清心安神的作用。

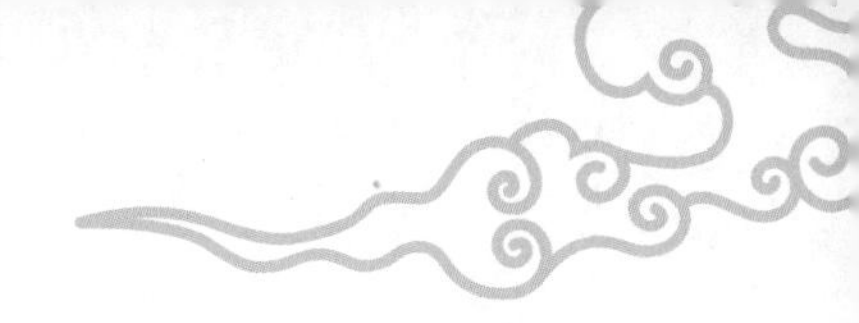

特效穴位三

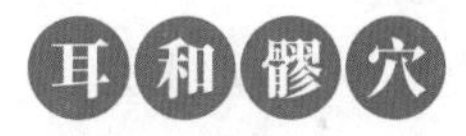

耳和髎穴

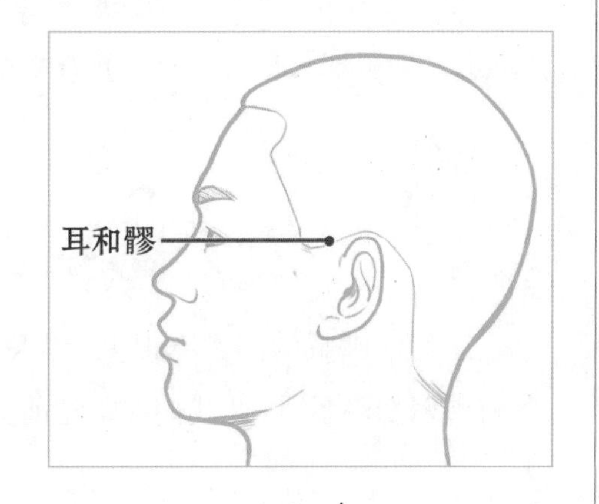

简便取穴

在侧头部，耳郭根前方与鬓发后方之间可触及一条动脉搏动，这条动脉为颞浅动脉，颞浅动脉的后缘为耳和髎穴。

功效说明

耳和髎穴下有颞浅动脉穿行，通过揿针贴压刺激穴位下的颞浅动脉壁，可起到较好的安神作用。

操作方法

揿针贴按神门穴、照海穴、耳和髎穴

在用揿针贴压前，先以 75% 酒精棉球依次消毒神门穴、照海穴、耳和髎穴局部，然后固定好穴位部的皮肤，一手持针尾直刺入穴位皮内，每日贴 6 ~ 8 个小时，其间轻轻按压 3 ~ 4 次，每次按压约 1 分钟。

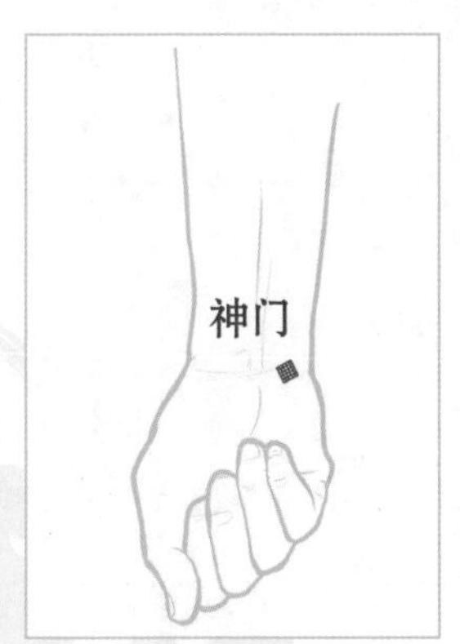

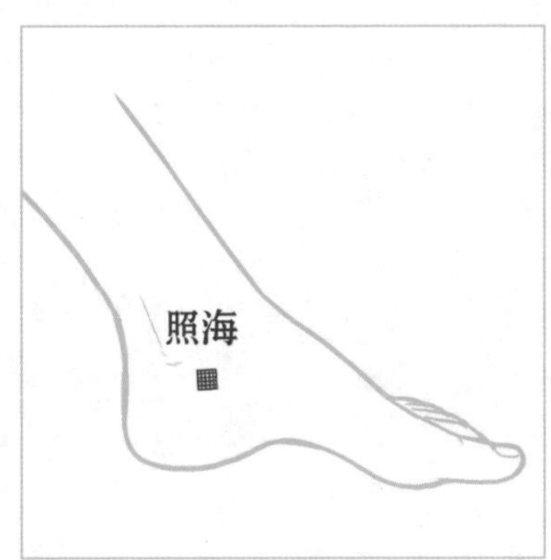

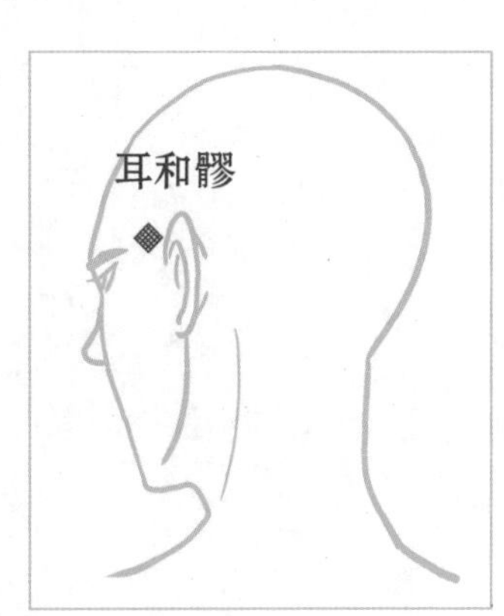

注意事项

揿针贴压期间穴位局部要避免碰水，以免造成局部感染；贴压期间如有任何不适，即可取下揿针，不必拘泥于贴够6 ~ 8个小时，以免造成皮肤过敏。

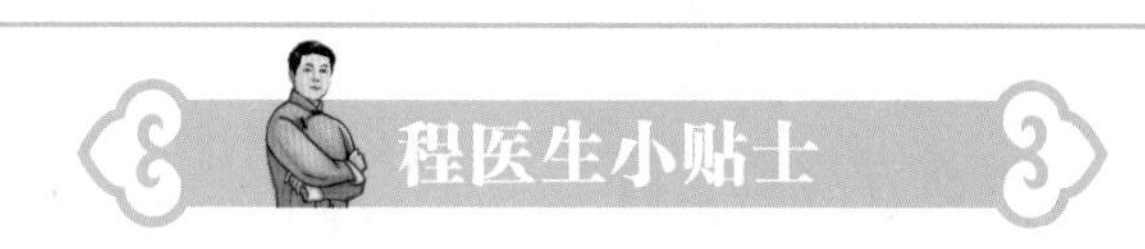

影响睡眠的因素有很多，失眠不仅与脏腑功能相关，还与情志因素有着密切联系，因此我们在睡觉前要尽量保持情绪上的稳定和心情舒畅。

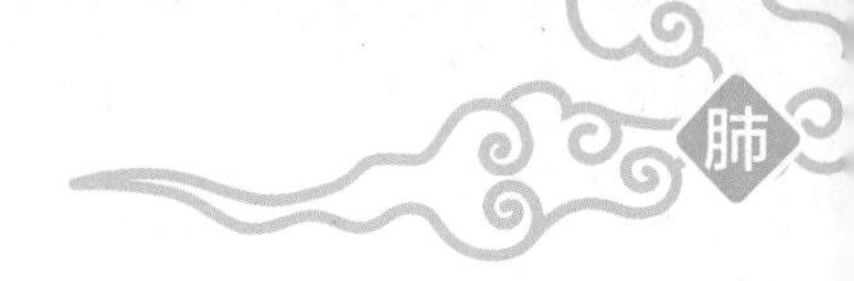

咳嗽、咳痰

“咳咳咳……”，相信大家对咳嗽声一点也不陌生，在平时，尤其是天气逐渐转凉后，这种咳嗽声随处可闻。咳嗽是一种常见的肺系疾病，尤其在寒冷的冬季高发。在中医中，咳嗽、咳痰统属于咳嗽的范畴，是由肺失宣降、肺气上逆引起，咳与嗽是两个不同的症状。简而言之，有声无痰为咳，有痰无声为嗽，但由于临床中多痰声并见，所以合称为“咳嗽”。

在现代医学中，咳嗽、咳痰是肺系多种疾病的常见症状，多见于上呼吸道感染、支气管炎、肺炎等病症中。现代医学认为咳嗽、咳痰多是由呼吸道遭受病毒或细菌感染引起，受寒、吹风刺激呼吸道，也会引发咳嗽，其他许多因素如物理刺激、化学刺激等也可能导致咳嗽。

严重的咳嗽不仅影响正常的工作学习，还会影响睡眠，带来负面情绪，如烦躁、焦虑等。对于症状比较轻的咳嗽、咳痰，有没有不用就医，就能快速缓解的方法呢？现在就向大家介绍咳嗽、咳痰的快速自诊方法和 2 个特效穴位的操作方法。

快速自诊

1. 有声无痰为咳，有痰无声为嗽。
2. 咳嗽声重、咳痰色白，多属寒；咳痰黏稠、色黄，多属热。

快速自疗

特效穴位一

孔最穴

简便取穴

在前臂掌面桡侧（靠近拇指侧），尺泽穴与太渊穴连线上，腕横纹上 7 寸处即孔最穴。

取太渊穴，仰掌，在掌后第一横纹上的脉搏跳动处的桡侧凹陷中即太渊穴。取尺泽穴，手臂微屈，在肘横纹桡侧（靠近拇指侧）可看到一个凸起的肌腱——肱二头肌肌腱，此肌腱桡侧凹陷中即尺泽穴。将尺泽穴与太渊穴连线，两者之间的距离为 12 寸，在其中点 6 寸处附近上下寻摸，找到有明显的结节或酸胀、疼痛的点即孔最穴。

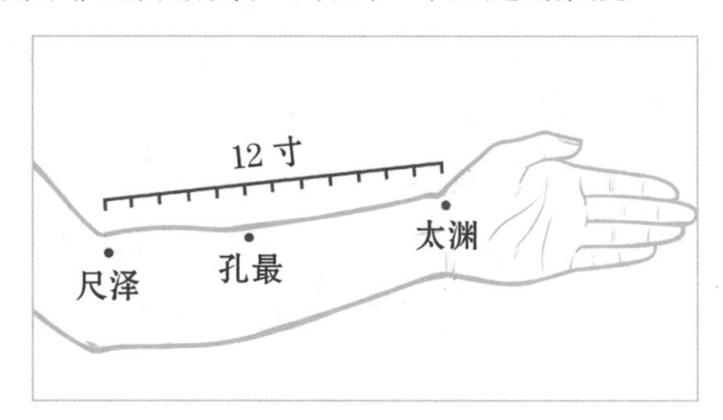

操作方法

弹拨孔最穴

将拇指指端立起置于孔最穴上，并施以重力向桡骨边缘方向点按，当孔最穴局部出现明显的疼痛酸胀感后，用上臂的力量带动拇指左右匀速缓慢地摆动拨弄这个痛点或筋结，每次操作 30 ~ 50 下，直到疼痛减轻，筋结松开，每天操作 3 ~ 5 次，不拘于时。

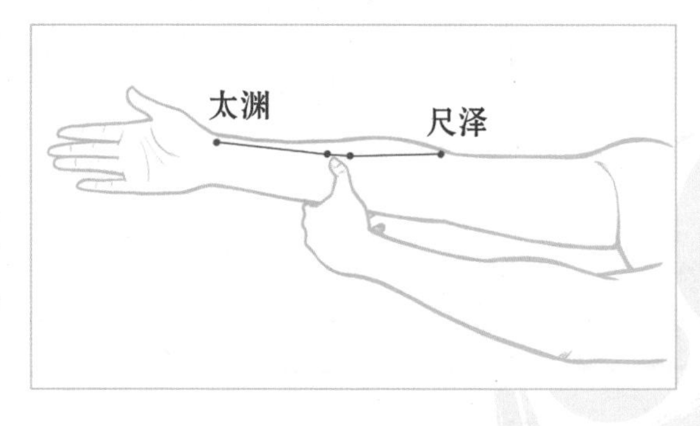

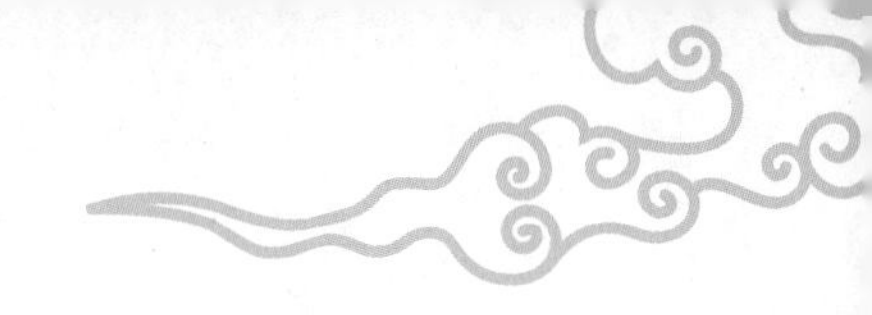

功效说明

孔最穴属于手太阴肺经上的穴位，具有较好的宣肺理气的作用，对治疗久咳具有较好的效果。

注意事项

点按孔最穴时，一定要按到出现酸胀、疼痛感，弹拨时速度要均匀。

特效穴位二

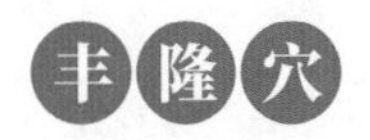

简便取穴

正坐垂足或仰卧，足背屈，外踝尖上 8 寸，条口穴外 1 寸，距离胫骨外侧骨边两中指宽的距离，在胫骨前肌肌肉最丰厚的边缘处，即丰隆穴。

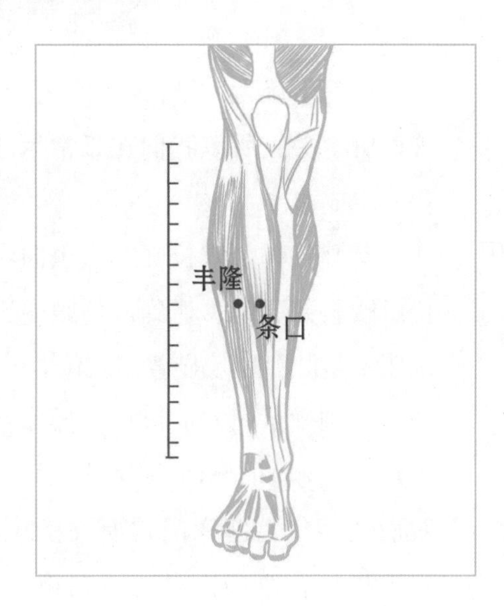

操作方法

点揉丰隆穴

拇指放在丰隆穴处，食指、中指放在胫骨对侧的足太阴脾经上，两侧用力点揉，让力量向穴位深处渗透，继续揉动，使力量在腿的深部汇聚，持续点揉 3 ~ 5 分钟，左右交替操作。

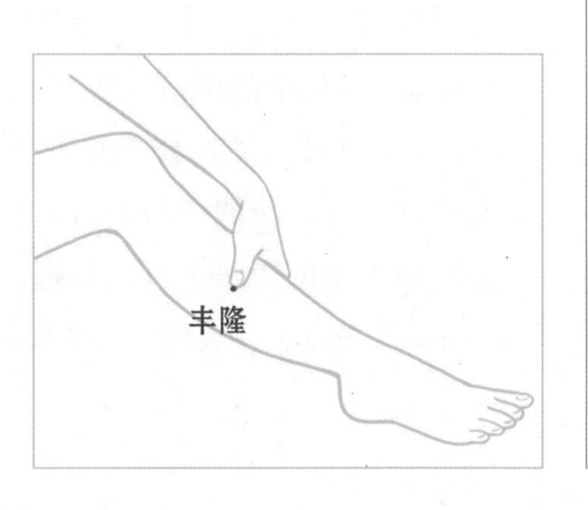

功效说明

丰隆穴是足阳明胃经的络穴，有沟通表里两经——胃经和脾经的作用，具有较好的健脾化痰的疗效，是化痰的首选穴位。

注意事项

丰隆穴双侧都需要点揉，且点揉时要渗透有力，力度均匀一致。

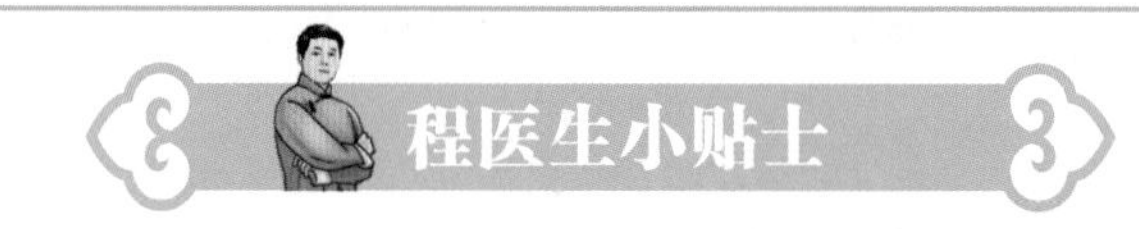

中医学认为，“脾为生痰之源，肺为储痰之器”，痰的产生主要与肺、脾两脏有关，所以我们在日常生活中除了养肺，还须注重健脾，以预防痰的生成。

健脾找哪个穴位呢？这里向大家推荐章门穴，通过刺激章门穴可以松解腰腹部肌肉，达到调整腹内压，促进胃肠蠕动及健脾胃的效果，在临床中是健脾疗效显著的穴位。

要刺激章门穴应该如何操作？当我们做极限屈肘动作时，肘尖夹在腋窝下，胸胁的侧面，肘尖下对着的部位正好是肋弓，沿着肋弓画条线，跟肘尖相交，即章门穴所在的位置。将拇指放在章门穴处，点在第十一肋骨的肋软骨头上，其余四指放到腰的侧面，用力捏，将腹侧部的肌肉捏起来，然后以这种手叉腰的姿势左边捏一下，右边捏一下，两侧交替进行。操作的速度根据手的力量，自己掌握。坚持做 3 ~ 5 分钟，一天做 3 ~ 5 次。

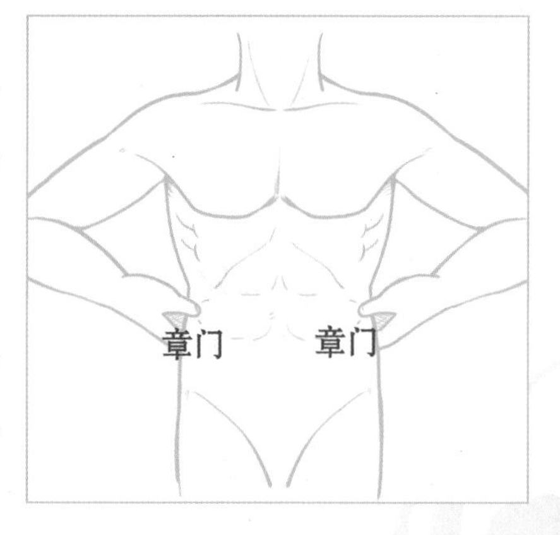

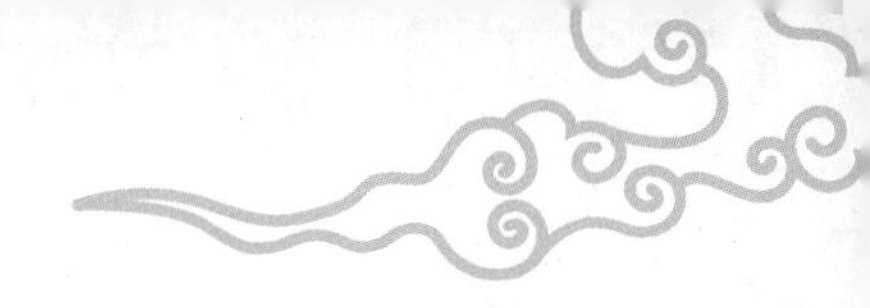

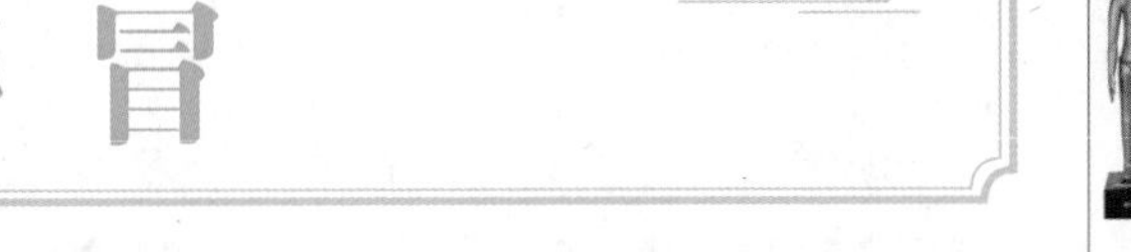

感冒

生活中，几乎每个人都有过感冒的经历。通常而言，感冒虽然没有太大的危害，但每年总有那么几回感冒，足够让人头疼脑热，难受至极。感冒是以头痛、鼻塞、恶风、发热为主证的一种外感疾病，全年均可发病，尤以春季最常发生。

中医理论中有记载："正气存内，邪不可干。"当气候骤变时，人体抵御外邪的能力减弱，邪气趁机从人体的毛孔、口、鼻进入，就会引起一系列症状，导致感冒。外邪有寒、热之分，所以，感冒可表现为风寒、风热两大类型。

针对这两种类型的感冒，我们可以分别采用不同的方法来进行治疗。下面就为大家介绍风寒、风热感冒的快速自诊方法与穴位操作方法。

快速自诊

1. 恶寒重，添加衣物不能化解怕冷的感觉，发热轻或不发热，无汗，鼻痒喷嚏，鼻塞声重，肢体酸重为风寒感冒。

2. 微恶寒、发热重、有汗、鼻塞流浊涕、痰黄稠、咽喉肿痛为风热感冒。

快速自疗

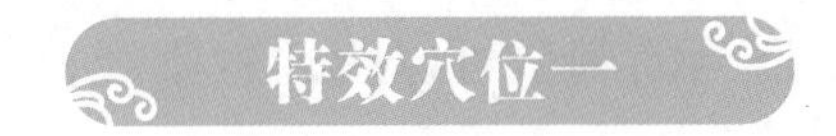

特效穴位一

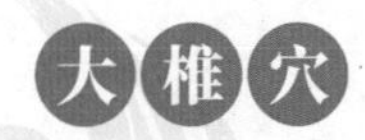

大椎穴

针对风寒感冒，我们可以采用摩擦大椎穴法进行治疗。

简便取穴

正坐低头，颈部隆起的骨头为第7颈椎棘突，在第7颈椎棘突下凹陷处，即大椎穴。若突起的颈椎棘突不明显，患者可活动颈部，不动的骨节为第1胸椎，约与肩平齐，在第1胸椎棘突上凹陷处，即大椎穴。

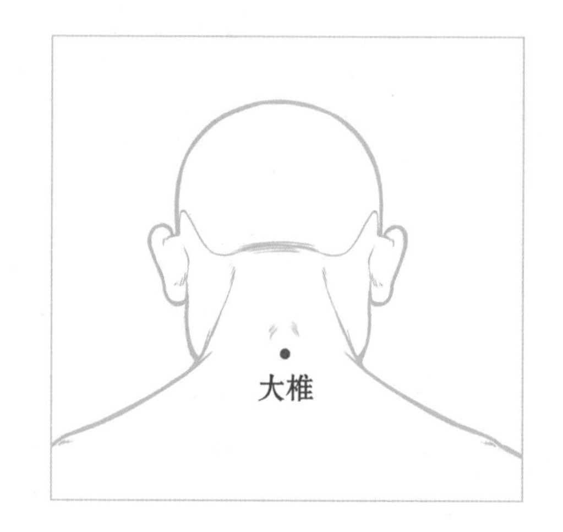

操作方法

双手掌心相对，来回摩擦，将掌心擦热以后，迅速放到大椎穴上，并以大椎穴为中心，顺时针快速摩擦，使热力向大椎穴四周传导，此时颈肩就会有一种放松、温热的感觉，操作3 ~ 5分钟。

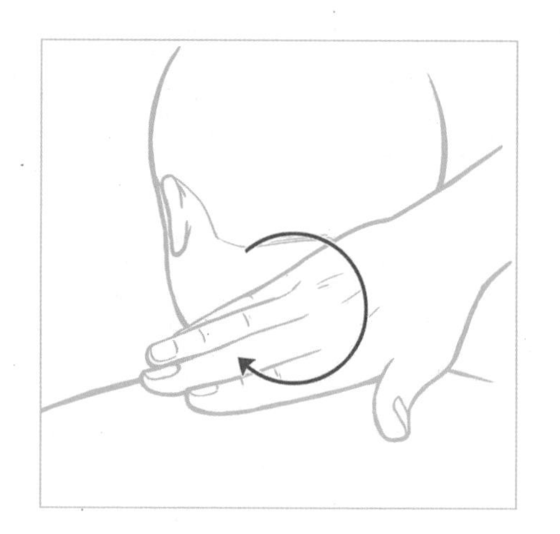

功效说明

大椎穴为督脉之穴，督脉具有统率全身阳经的作用，有“总督诸阳”和“阳脉之海”之称，手、足三阳经都汇聚到督脉的大椎穴上，所以大椎穴可谓“阳中之阳”。给予大椎穴适当的刺激可以疏通六阳经，使阳气运行通畅，提高机体抵御外邪的能力。

注意事项

在操作过程中要将手掌搓热，也可以艾灸或热敷，以更好地刺激大椎穴。

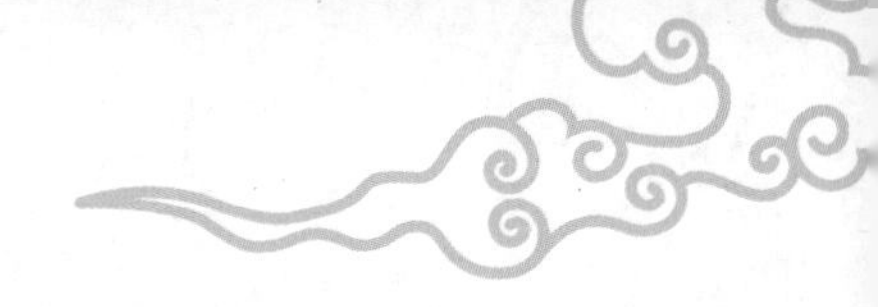

特效穴位二

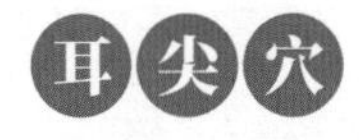

耳尖穴

针对风热感冒，我们可以采用耳尖刺血的方法进行治疗。

简便取穴

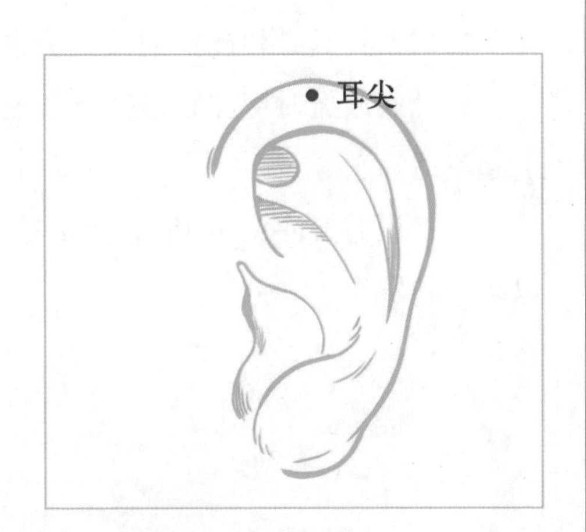

耳尖穴位于耳轮区，在耳轮顶端，将耳郭向前对折，耳郭上方的尖端处，即耳尖穴。

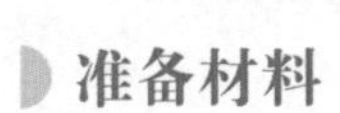

准备材料

75% 酒精棉球、测血糖用的采血针、干棉球。

操作方法

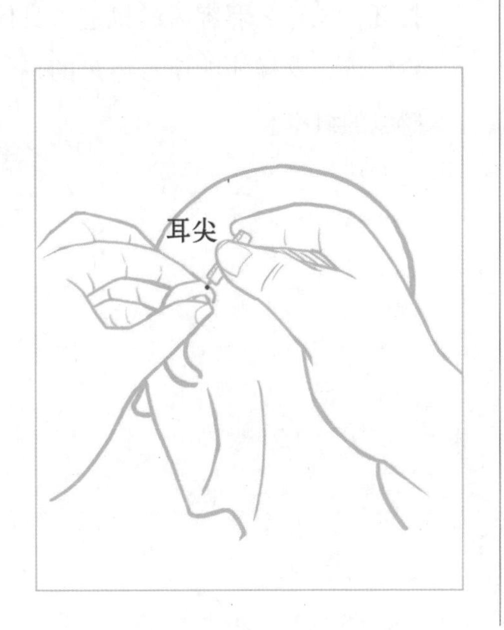

1. 操作前，先把外耳郭搓热，然后捏住耳尖使局部充血，接着用 75% 酒精棉球消毒耳尖局部。

2. 消毒后用采血针迅速点刺耳尖，再用手指轻轻挤压针孔周围的耳郭，使其出血，然后用酒精棉球吸取血滴，以出血 2 ~ 3 滴为度，最后用干棉球压住 10 秒钟，血止即可。

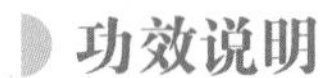

功效说明

耳尖穴是经外奇穴，擅长清在上之热。耳尖刺血能起到快速有效的清热作用。

注意事项

1. 采血针具必须严格消毒，防止感染。

2. 针刺放血时应注意进针不宜过深，创口不宜过大，以免损伤其他组织，引起不适。

3. 挤压时要注意，不能在局部挤压，要从远端向近端慢慢地、轻轻地挤压，以防血肿发生。

程医生小贴士

体质偏虚或是正气不足的人往往稍微一运动就出汗，出汗时毛孔会打开，风寒之邪容易趁机进入身体，引起感冒。我们在平时就要加强体育锻炼，这样才能使身体里的正气充足，加强机体的防御功能，减少患感冒的概率。

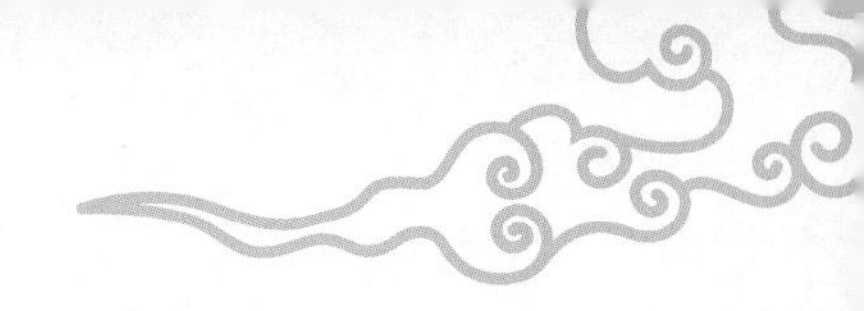

风疹瘙痒

你是否有过突然之间身上起了大片皮疹或很多“蚊子包”奇痒无比的经历？相信只要起过一次风疹，你就会对它印象深刻，这种不定时的剧烈瘙痒难免让人心生恐惧。

风疹就是我们经常说的“荨麻疹”，中医称为“瘾疹”，以瘙痒风团突然发作又突然消失，不留痕迹为特点。中医学认为，多由于禀赋不耐或外邪侵袭，或饮食失调、肠胃郁热导致风邪与气血互相搏结于皮肤，不得外泄发为本病。

用现代医学的语言来说，就是由于各种因素致使皮肤、黏膜小血管扩张及渗透性增加而出现的一种短暂性炎性、局限性水肿反应，是临床常见的一种过敏性皮肤病。风疹的主要表现为不定时地在躯干、面部或四肢出现皮疹、风团和水肿性斑块，这些风团和斑块大小不一，形态不等，颜色苍白或鲜红，非常瘙痒，发作从每日数次到数日一次不等，持续时间不超过 24 个小时。遇寒冷、劳累、精神紧张等刺激时，风疹发作加剧，常常严重影响患者的生活质量。

皮肤出现风疹时，有没有快速止痒的办法呢？下面就教大家风疹的快速自诊与快速自疗方法。

快速自诊

1. 有药物、食物过敏史；有生活习惯、工作和生活环境改变，情绪波动；发病前有剧烈运动或过度食用辛辣刺激性食物。

2. 皮肤出现风团，大小不一、形态不一，多扁平发红，或是苍白的水肿性斑块，局部皮肤有瘙痒、麻刺感觉，边缘有红晕，发作时间不定。

3. 须鉴别急性荨麻疹与慢性荨麻疹：急性荨麻疹起病较急，风团出现时间≤ 6 周，皮损持续时间一般不超过 24 个小时。慢性荨麻疹自发性风团出现时间≥ 6 周，且每周至少发作 2 次，全身症状一般比较轻，风团时多时少。

快速自疗

特效穴位一

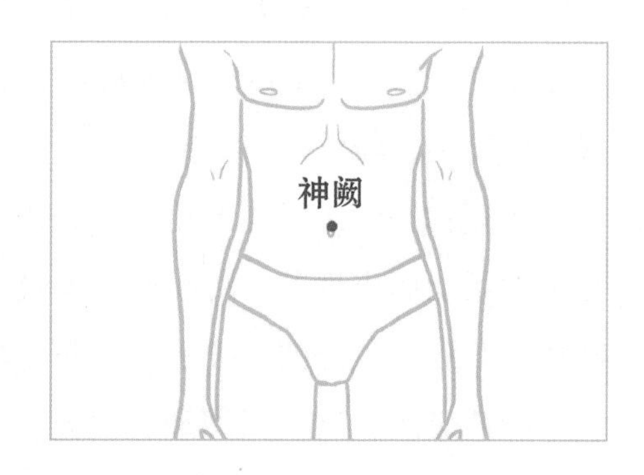

简便取穴

神阙穴位于肚脐正中。

操作方法

艾灸—闪罐—艾灸

1. 先在神阙穴处艾灸，使局部毛细血管扩张后，进行闪罐操作。

2. 将火罐拔在神阙穴上之后，迅速地把罐取下来，然后再拔上去，再迅速取下来，操作时能听到“啪啪”的声音。

3. 神阙闪罐法操作 3 ～ 5 分钟后，再进行 3 ～ 5 分钟的艾灸，然后再闪罐，反复操作 15 ～ 30 次。

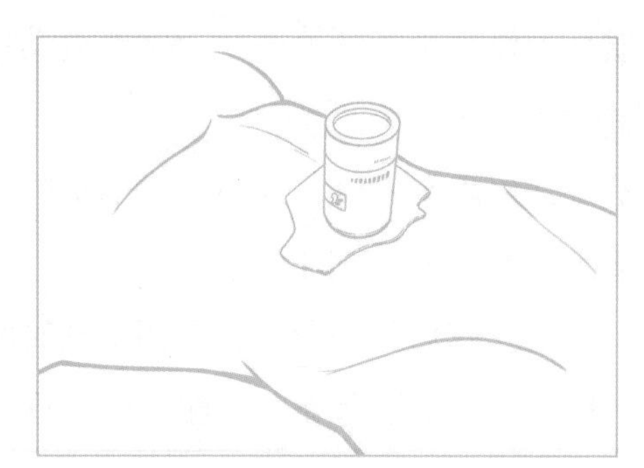

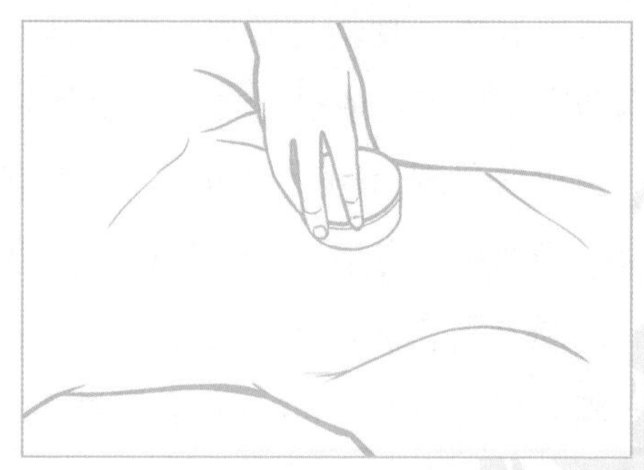

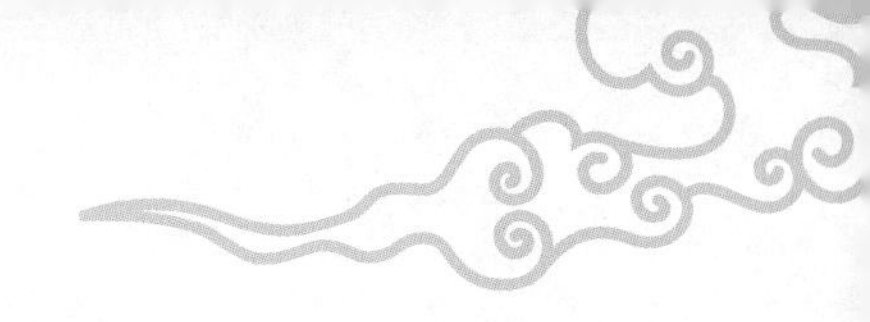

功效说明

拔罐可对脐部及其周围皮肤、穴下组织产生刺激，由浅至深，由表及里，传达治疗信息，达到调整阴阳平衡、调节经络气血的作用。从现代医学的角度来说，脐下有丰富的动、静脉网，深部为小肠，通过拔罐，热力较好地从此处渗透，能够改善微循环，调节代谢水平，对于改善因各种因素导致的皮肤、黏膜小血管扩张及渗透性增加而出现的水肿反应有一定的治疗效果。

注意事项

1. 刚吃完饭或空腹时不宜灸神阙穴。
2. 脐部有损伤或发炎者禁灸。
3. 艾灸后多喝温开水。

特效穴位二

百虫窝穴、血海穴和曲泉穴

百虫窝穴、血海穴、曲泉穴，这 3 个穴位是大名鼎鼎的“止痒三角区”。

简便取穴

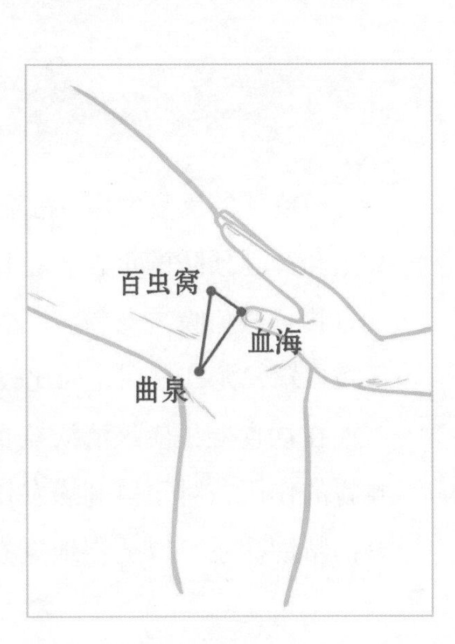

血海穴：屈膝 90 度，将一手的五指张开，拇指和食指形成45度角，掌心握住髌骨，然后拇指向下按，可触到一块隆起的肌肉，在隆起的肌肉的下方就是血海穴。

百虫窝穴：在髌底内侧端上 3 寸，血海穴上 1 寸处。

曲泉穴：屈膝，在膝盖后面有一条横纹叫腘横纹，腘横纹内侧端可以摸到一个明显的肌腱，肌腱的内侧即曲泉穴。

操作方法

将掌心放在这三个穴位组成的三角区内，做快速摩擦，或在该区域进行刮痧，操作时间以局部微微发热发红，有酸胀感为度。

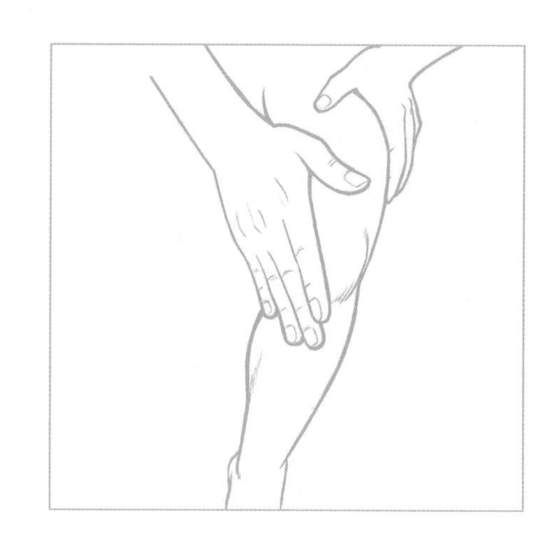

功效说明

三角区内的三个穴位，一个是足太阴脾经的血海穴，一个是足厥阴肝经的曲泉穴，一个是经外奇穴百虫窝穴。血海穴专注养血、活血，百虫窝穴专注止痒，曲泉穴专注凉血，由此形成了一个专门缓解皮肤瘙痒的穴位组合。

注意事项

摩擦时以擦热为宜，刮痧时至微微出痧即可。

程医生小贴士

荨麻疹的反复发作，常给患者带来很大的困扰，尽快找到诱因并“对症下药”是预防的重点。在日常生活中要避免进食明确或可能引起过敏的食物；避免吸入花粉、动物皮屑、羽毛、灰尘等致敏原；出游时注意佩戴口罩，尤其是在花粉比较多的地方。

在饮食上，应该清淡饮食，可以适当地喝小米粥，小米粥具有健脾益胃的作用，对于荨麻疹发作期间，脾胃虚弱、饮食不佳的患者具有较好的帮助。还可以适当地熬煮一些冬瓜汤饮用，将带皮的冬瓜 100 克，

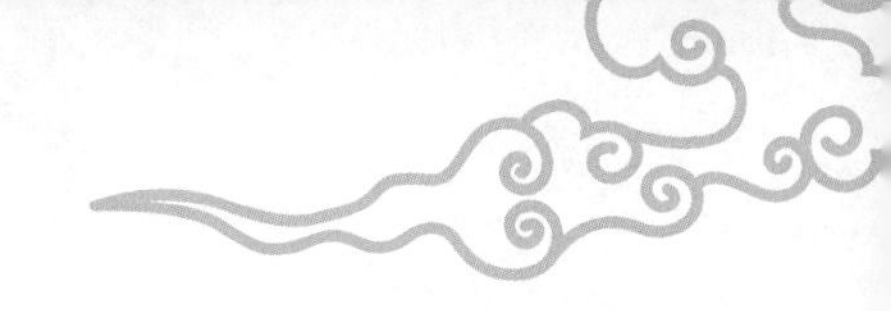

切成小丁，于养生锅中熬煮 10 ~ 15 分钟即可，每天饮用 1 ~ 2 次。冬瓜具有清热、利水、消肿的功效，可通过尿液将体内的代谢产物排出。

除了喝冬瓜汤，还可以用马齿苋泡水作代茶饮。马齿苋具有清热解毒、凉血止血的作用。烦躁不安、发热的患者可以饮用。取马齿苋 100 克，于养生锅中熬煮 10 ~ 15 分钟即可，每天饮用 2 ~ 3 次，不拘于时。但要注意的是马齿苋偏凉，容易损伤脾胃，腹泻患者避免服用，以免加重症状，损伤身体。

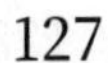

哮喘

哮喘是世界上最常见的慢性疾病之一，是以气道慢性炎症为特征的呼吸系统疾病，主要表现为反复发作的喘息、气急、胸闷或咳嗽等症状，常在夜间及凌晨发作或加重。哮喘好发于有哮喘家族史、长期接触粉尘等特定行业和容易过敏的特异性体质的人群。中医认为哮喘由陈痰伏肺而致，痰结阻肺，肺失宣降，气机不畅，故见喘息、气急、胸闷等症。哮喘病本位在肺，与中医所说的肾、心、脾等都密切相关。

哮喘是一种可预防、可控制的病症，在生活中可以利用一些小方法防治哮喘。下面就给大家介绍哮喘的快速自诊方法及 2 个特效穴位按摩方法。

快速自诊

1. 哮喘声高气粗、呼吸深长、呼出为快、体质强壮，为哮喘实证。

2. 哮喘声低气怯、气息短促、体质虚弱、病程长、反复发作，为哮喘虚证。

快速自疗

特效穴位一

孔最穴

具体取穴方法可参考本章《咳嗽、咳痰》一节（第 116 页）。

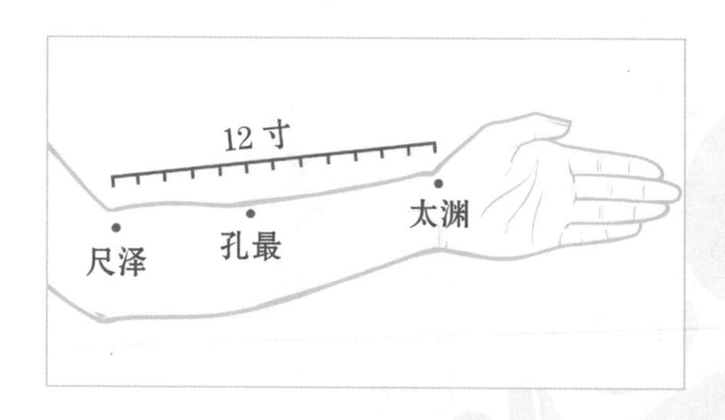

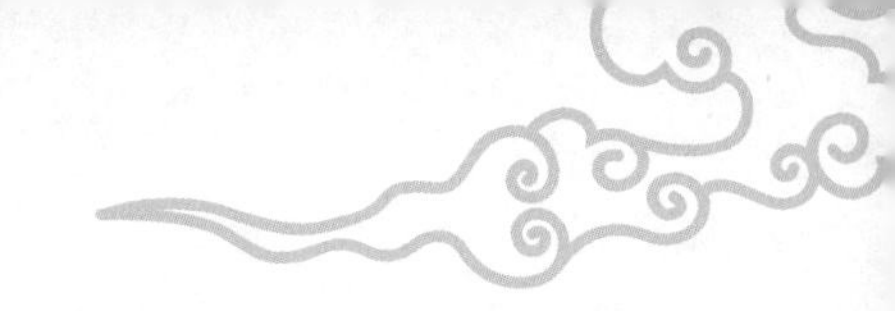

操作方法

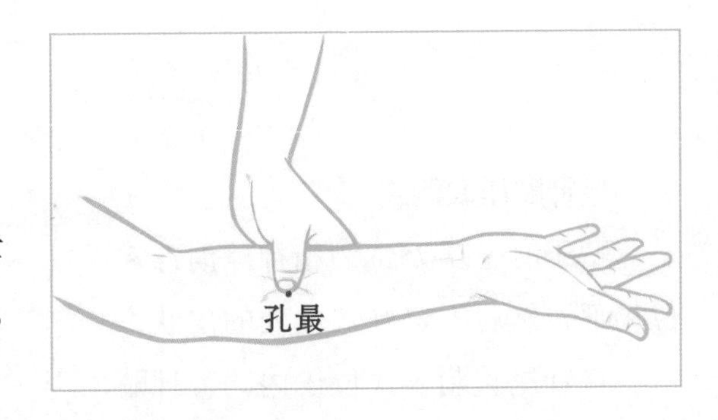

弹拨孔最穴

具体操作方法可参考本章《咳嗽、咳痰》一节（第116页）。

功效说明

孔最穴为手太阴肺经上的穴位，具有泻肺热、降肺气、宣窍络的功效。现代研究表明孔最穴可通过调节肺泡表面张力，影响气体交换，调节呼吸功能。

注意事项

1. 在应用孔最穴防治哮喘时，我们要寻找的不仅是一个定位，而且要在穴位附近寻找阳性反应点，进行刺激，才能更好地达到治疗哮喘的效果。所以，在定位时，先以书中的标准取穴方法找到孔最穴的大概范围，再于大概范围内寻找结节、酸胀疼痛等最明显的阳性反应点。

2. 在弹拨孔最穴时，施加的力度要重，要有明显的向下渗透的感觉，才能达到防治哮喘的目的。

特效穴位二

太渊穴

简便取穴

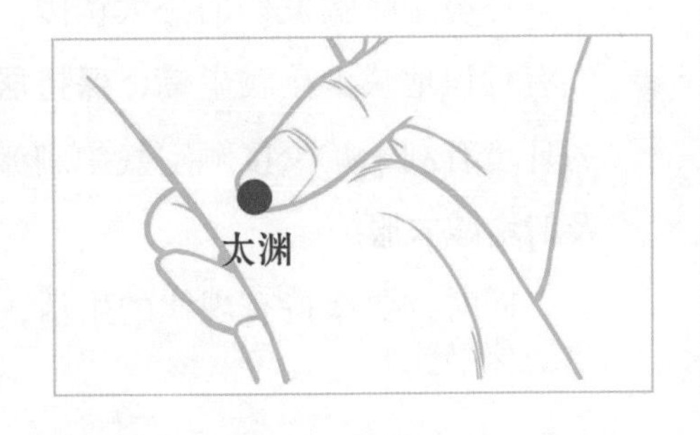

仰掌，掌后第一横纹上的脉搏跳动处的桡侧（靠近拇指侧）的凹陷中，即太渊穴。

操作方法

揿针贴压太渊穴

贴压前先以 75% 酒精棉球消毒穴位局部，然后固定好穴位处的皮肤，一手持针尾直刺入穴位皮内，每日贴 4 ~ 6个小时，其间轻轻按压3 ~ 4次，每次 100 ~ 200 下，操作1 ~ 2分钟。

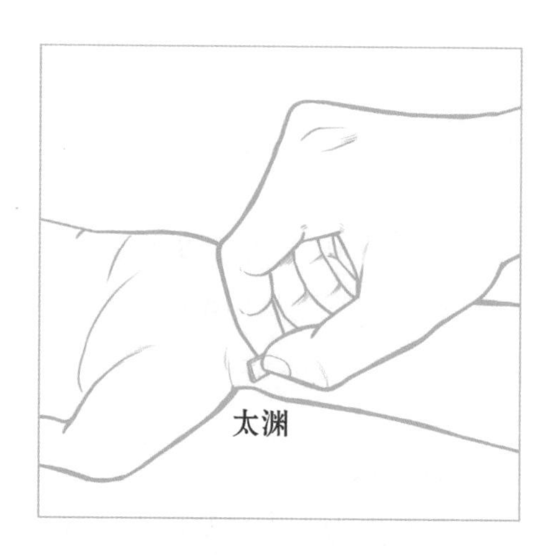

功效说明

太渊穴为手太阴肺经上的穴位，具有强心益肺的作用。用揿针贴压太渊穴，可借助太渊穴下的脉搏跳动，使揿针的针体和针尖对太渊穴产生一个持续、有效的轻微刺激，可加强太渊穴养心益肺、肃肺平喘的作用。

注意事项

揿针贴压之前须进行消毒；若是贴压之后有不适感，可将揿针取下，不用拘泥于贴 4 ~ 6 个小时的期限；贴压期间要有意识地按压揿针，以加强对太渊穴的刺激作用。

程医生小贴士

环境是哮喘发作的一大诱因。有哮喘病史或者有哮喘家族史的人群要有意识地减少接触尘螨，保持居住环境的空气清新流通。清新而干净的环境有利于减少接触空气中刺激性的物质，此外，宜根据气候的改变及时增减衣服。

同时，要保持有规律的生活，定时休息，保持情绪稳定，饮食定时

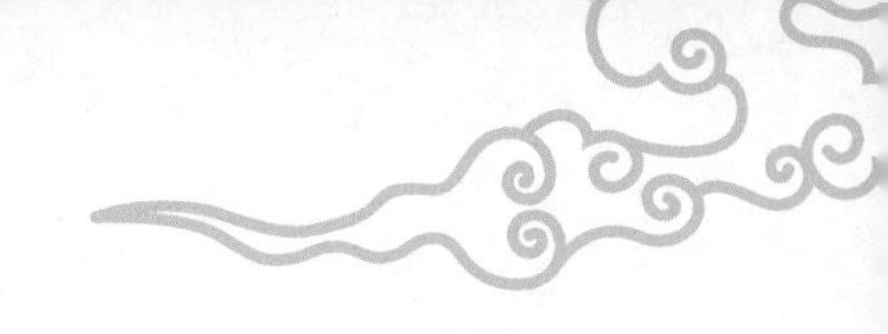

定量，食物要营养丰富，可多食用新鲜水果和蔬菜。在运动方面，哮喘患者应当避免剧烈运动，如打篮球、踢足球、快跑等，因为剧烈运动会导致支气管平滑肌痉挛，引发哮喘。平时可以做一些轻缓的运动，如打太极拳、练八段锦、慢步走等，以促进全身血液循环，增强身体的免疫力。

哮喘严重的患者，除了在日常生活中注意护理，还需去正规医院听从专业医生的建议，按时服用药物，不可擅自停药，以免造成危险。

腹胀

腹胀，是指腹部一部分或全腹部胀满，是一种常见的消化系统症状，既可以是患者的主观感觉，也可以是客观的、能被看到的体征，如腹部明显膨隆。腹胀常伴有食欲降低，唉声叹气，甚至伴有呼吸不畅、憋闷感，便秘或腹泻等症状，这些症状的同时出现多是由腹腔压力过大导致。

人体的胃、肠等消化道是空腔器官，在正常情况下有少量气体，这些气体大部分因吞咽动作由外部环境进入胃肠道内，小部分由消化道内细菌分解食物残渣产生，极少部分由血管里的二氧化碳弥散到肠道而来，这些气体可通过胃肠道蠕动排出。腹腔压力过大，导致胃肠道蠕动减弱，气体排出不畅，就会感觉腹部胀满。

腹胀不仅影响正常的食欲，还会带来失眠、焦虑等问题，降低生活质量。所以消除腹胀至关重要，此节介绍的是由腹部压力过大引起的腹胀，所以在治疗原则上以降低腹部压力为主。

下面向大家具体介绍腹胀的快速自诊方法与 2 个特效操作方法。

快速自诊

1. 腹部胀满兼有呼吸不畅快、食欲降低等症状。

2. 用手在肚脐周围触诊时，腹部紧张，不柔软。

3. 本节介绍由腹腔压力高引起的腹胀，须与肠梗阻引起的腹胀相鉴别。肠梗阻是各种原因引起的肠内容物通过障碍，主要表现为腹胀、腹痛、呕吐及停止排气、排便等，可出现昏迷等严重症状。两者从症状表现上可以区分，还可通过影像学检查区分。

快速自疗

特效方法一

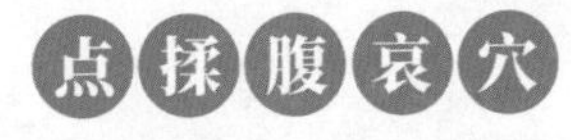

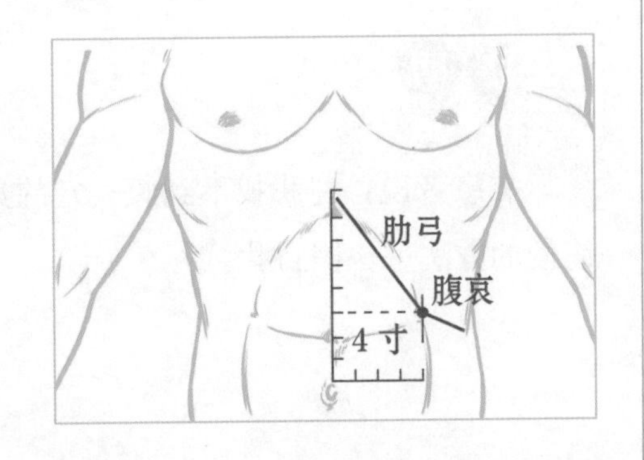

简便取穴

腹哀穴位于脐中上 3 寸，前正中线旁开 4 寸，腹直肌外缘。触摸时能感觉到肌肉的缝隙，沿着腹直肌外缘向上，在腹直肌与肋弓的交界处就是腹哀穴。

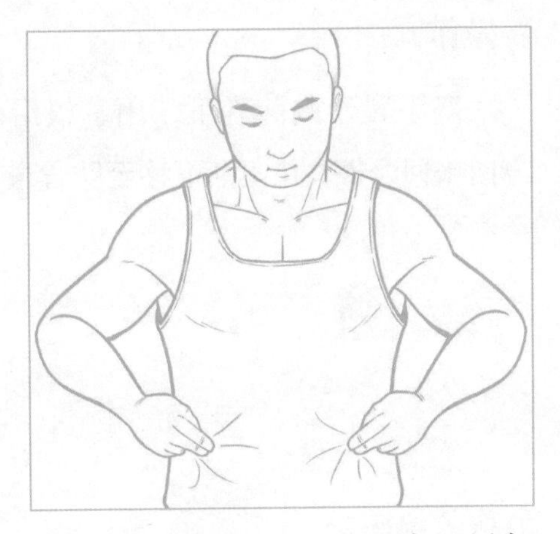

操作方法

1. 首先轻轻地摸肋弓的下缘，找到一个非常酸痛的点，类似一个筋结。

2. 然后将食、中二指并拢置于腹哀穴上，拇指自然放置于旁边的肋弓上以起到固定作用，食、中二指由轻到重点按腹哀穴，再保持一定力度按住腹哀穴 5 ~ 10 秒。

3. 最后在腹哀穴局部顺时针揉 15 ~ 20 秒，反复操作 15 ~ 20 次，局部的疼痛感由最开始的刺痛变成酸痛后，慢慢就会感觉气机通畅，腹胀减轻，每天操作 2 ~ 3 次。

功效说明

这个类似筋结的点，其实就是腹直肌筋膜覆盖在肋弓下缘所形成的结聚点，经常对此部位进行点揉，可以通过调节肌肉张力，降低过高的腹压。

注意事项

点揉时要掌握合适的力度，避免因过度用力造成损伤。

特效方法二

擦胁肋

有患者说：“我找不到腹哀穴的具体位置怎么办？”这时我们可以用更为简便的方法——擦胁肋。

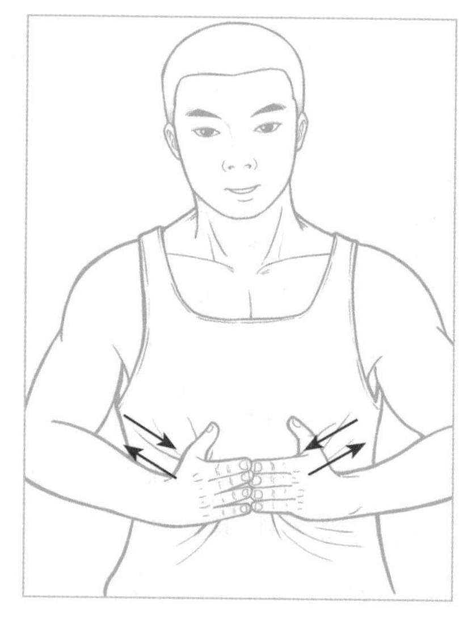

操作方法

双手置于胸前乳下，用掌根沿着胁肋方向来回摩擦，并逐渐下移至肋骨最下端。

功效说明

此方法通过刺激腹部肌肉在肋骨上的附着点来调节肌肉张力，从而较好地降低过高的腹压。

注意事项

来回摩擦时要用手掌根部，并向内稍按压，这样才能刺激到腹哀穴的筋结点，准确的刺激可增加治疗效果。

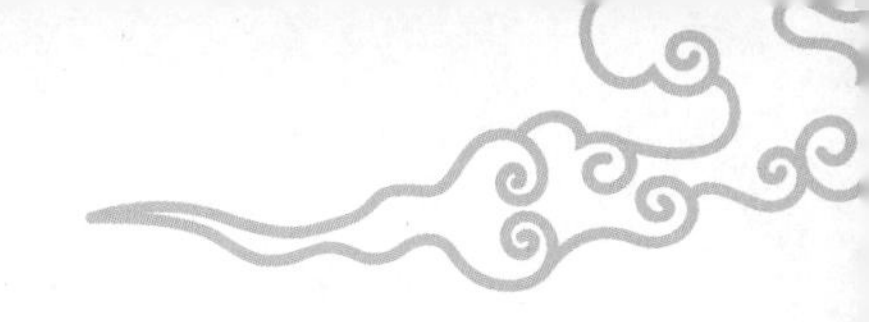

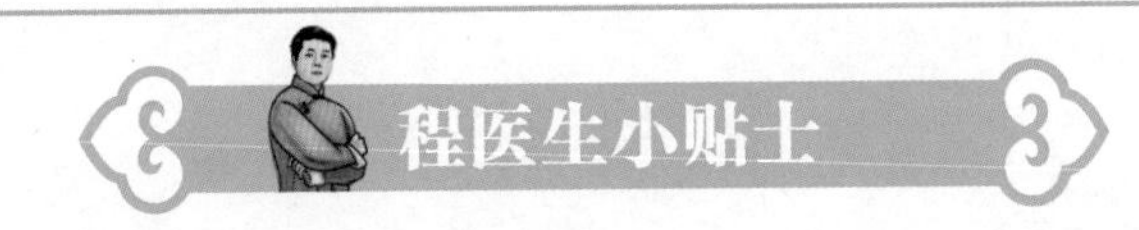

点揉腹哀穴时，每个人的感觉并不相同，有的人筋结和疼痛点出现在左侧，有的人出现在右侧，在不同的地方出现问题，代表不同的情况。如果筋结和疼痛点在右侧出现，因为右侧胁肋下方是人体的肝胆区，所以往往提示一些肝胆系的问题，比如胆囊炎、胆结石、肝囊肿等。如果筋结和疼痛点在左侧更为明显，往往是源于情绪问题，要注意平时是否有情志不舒，抑郁、焦虑的状况。不管是哪种情况，只要出现了筋结和疼痛点，就可以经常去刺激阳性反应点，这样有助于释放腹腔压力，调畅气机，可有效改善腹胀问题。

在饮食方面，腹胀者要减少食用产气食物，如豆类食品，需要降低红豆、绿豆、黑豆，甚至豆浆的食用频率。多吃促进胃肠蠕动的食物，如麦芽、山楂等。但要注意的是，山楂味酸，不利于牙齿的健康，食用后记得刷牙。

肥 胖

生活中如果我们仔细观察，不难发现身边的超市、菜市场里，食品的种类越来越多，几十年前还很罕见的深加工食品，现在已是屡见不鲜。这些年，“营养不良”的话题逐渐从生活中消失，“热量过剩”成了越来越常见的问题，超重越来越普遍，肥胖成了每个年龄段的人群都必须面临的问题。

具体而言，肥胖是指各种原因导致的体内脂肪过多引起的体重增加。中医认为肥胖与过度食用肥甘厚味的食品，缺乏运动等有关系。过度食用肥甘厚味的食物是指暴饮暴食油腻、甜腻，甚至味道厚重的食品，如薯片、巧克力、烧烤等。这样的饮食方式容易损伤脾胃，导致体内的湿气增加；肥甘厚味的食品容易滋生湿热而成痰，痰湿停聚，导致肥胖。久坐久卧，缺乏运动，容易降低脾的功能，脾气虚弱，则水湿内停，导致肥胖。

肥胖不仅影响身体健康，还会使部分肥胖人士自卑、焦虑，所以减肥也随之成为现代社会的热点。现代社会减肥的方法多种多样，如吃药、节食、抽脂……但这些方法不是反弹快，就是容易导致内分泌失调，甚至还会损伤身体的其他器官。大家纷纷感叹：瘦身之路真是太难了！近年来，采用传统中医方法治疗肥胖症取得了较好效果，特别是“埋线减肥”“针灸减肥”等，因其作用显著、疗效持久、无毒副作用等优点，在临床上被广泛使用。

下面就为大家具体介绍肥胖的快速自诊方法和 2 种中医减肥方法。

快速自诊

目前尚缺乏肥胖症的统一标准，本节建议大家根据体重指数评估自诊。体重指数（BMI）=（体重）÷（身高）^{2}（体重单位：千克，身高单位：米），当 BMI ≥ 24 时，为需要控制体重的人群。

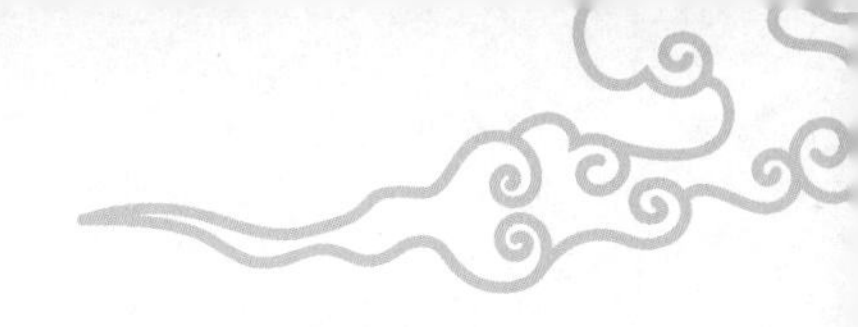

快速自疗

特效方法一

经络按摩

操作方法

点揉足太阴脾经

足太阴脾经循行于小腿内侧，胫骨的后缘。将拇指立起，由下向上沿着足太阴脾经在小腿部的循行路线进行点揉。

点揉足阳明胃经

点到膝盖下方时，转到小腿外侧的足阳明胃经，在胫骨的外缘，距离胫骨外缘大约一指宽，即胫骨前肌的肌肉隆起最高点处，进行点揉。

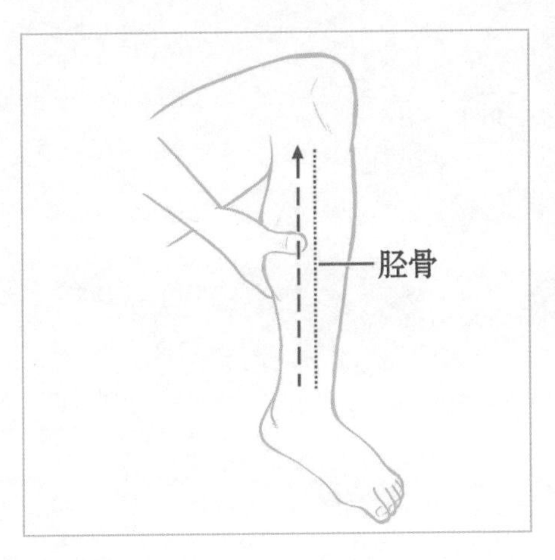

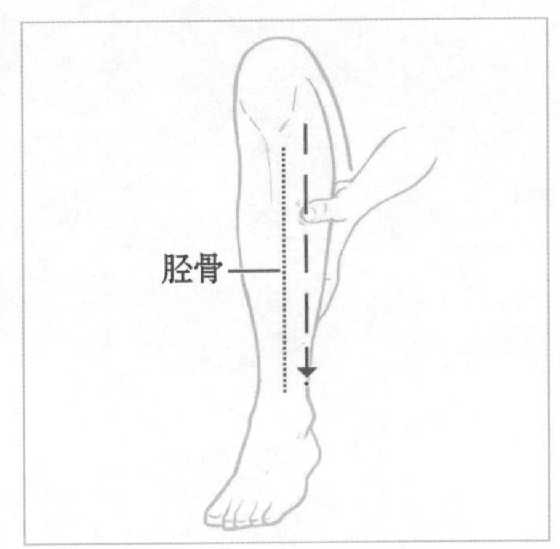

功效说明

人摄入食物后，身体要进行消化吸收，把好的东西加以吸收利用，不好的东西排泄出去，在这个过程中有一个非常重要的环节，就是脾的转运功能。人身体中的足太阴脾经与足阳明胃经是一对表里经脉：足太阴脾经行于下肢内侧，从下向上走；足阳明胃经行于下肢外侧，从上向下走。当脾胃功能出现问题时，机体的代谢功能就会发生障碍，代谢产物排不出去就会堆积在体内导致肥胖。所以在肥胖的治疗中，通过疏通足太阴脾经与足阳明胃经这两条经脉，可以使脾的转运能力更加旺盛，胃的通腑排泄的能力更加地通畅。

注意事项

点揉上述两条经脉时，发现有特别疼痛、酸胀的点，要重点点揉数次。

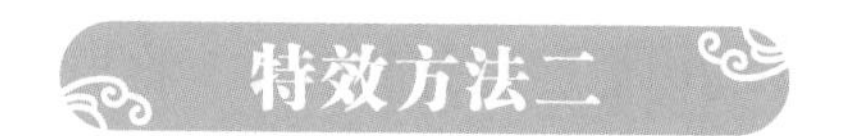

特效方法二

逆腹式呼吸

操作方法

站立位，吸气的时候收腹，坚持 5 ~ 10 秒，然后呼气，呼气的时候鼓肚子。

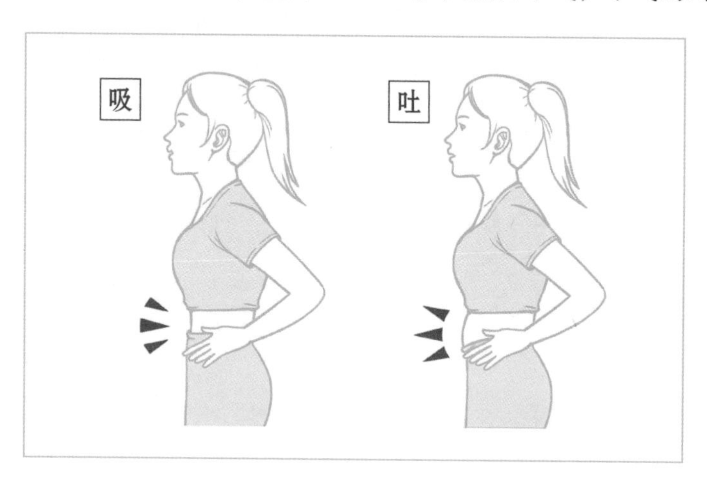

功效说明

逆腹式呼吸通过调节腹壁张力，调整腹腔内压，改善腹腔内环境，促进人体的基础代谢。

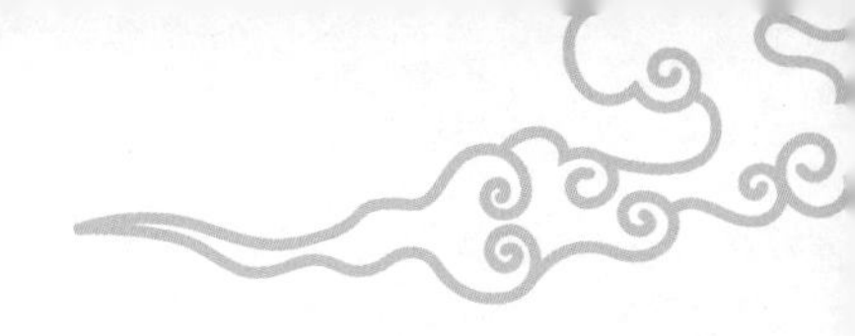

注意事项

做逆腹式呼吸时一定要缓慢进行，做完以后会有打嗝或排气的现象，肚胀的感觉会明显减轻，比较敏感的人甚至会有便意。

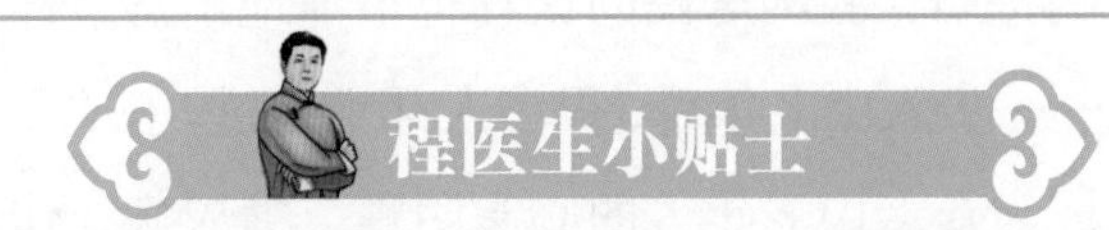

1. 肥胖分为生理性肥胖和病理性肥胖，对于生理性的肥胖，不应该多加干预。比如年轻女性会经历生育的过程，这一时期她们的大腿、臀部会相对比较丰满，这个年龄段的女性朋友无须过度注重减肥。再如青春期存在生理性肥胖阶段，这个时期由于性激素分泌水平变化，导致轻度的内分泌紊乱，青少年体内脂肪过多蓄积而出现青春期肥胖，这种情况也不宜过度地干预。

2. 多吃少运动是引起病理性肥胖的主要原因，所以要注意通过饮食和运动控制体重。

饮食方面：改善饮食结构，减少垃圾食品的摄入，应以高纤维、低糖食物代替高热量、高糖食物，如番茄、黄瓜、丝瓜等食物，可提高饱腹感，促进肠胃蠕动，帮助身体有效地减脂。还要注意戒烟戒酒，吸烟喝酒不仅损害健康，还会加快长胖的速度。

运动方面：养成每天运动 40 ~ 60 分钟的习惯，每天坚持快步走、慢跑或跳绳 40 分钟以上，不仅能够强身健体，还可以有效地帮助身体消耗热量、控制体重。

糖尿病——多饮、多尿、多食

随着经济水平的提高，我国居民的饮食也空前地丰富多样，但物质充裕也带来了另一个问题——步入中老年后，很多人都难迈过“三高”这道坎，血糖高、血压高、血脂高，成为众多中老年人的心头阴霾。糖尿病，作为中老年的常见慢性病，相信大家都不陌生，在自己的亲戚朋友中，少不了几个糖尿病患者。

在现代医学中，糖尿病基本上分为三大阶段，即糖耐量受损阶段、确诊阶段和并发症阶段。糖尿病属于中医病候中“消渴”的范畴，那中医是如何解释这三个阶段的呢？第一个阶段：糖耐量受损阶段，中医学认为这个阶段以脾虚为主，此时人体会出现比较困重、疲劳、不愿意活动、身体的代谢能力轻度下降等症状。第二个阶段：确诊为糖尿病的阶段，中医学认为这是脾虚生湿、湿邪日久转化为痰邪的阶段，这时就要增加药物或是物理性治疗干预了。那痰邪能不能再发生变化呢？这就到了第三个阶段，是痰邪聚集生热，把人体内的津液进一步蒸干了以后，转变成痰瘀，痰瘀日久又发展成血瘀的阶段，即容易出现并发症的阶段。

中医可贵在其治未病思想，大家在关注如何降糖的同时，更应该重视糖尿病第一个阶段即糖耐量受损阶段，除了很重要的“管住嘴，迈开腿”的饮食和运动疗法，有没有一些穴位也能帮助我们及早干预糖尿病的演变进程呢？

下面就向大家介绍糖尿病的快速自诊方法和 2 个特效穴位按摩法。

快速自诊

出现明显的饮水增多、排尿总量增加、饮食增多、体重减轻症状，同时伴有乏力、头晕等症状时，我们就要警惕起来，应注意查看血糖变化，积极预防治疗。

快速自疗

特效穴位一

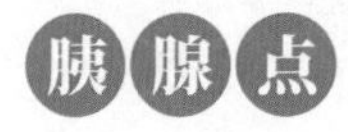

简便取穴

在小腿内侧，大约中上 1/3 的位置，也就是地机穴和漏谷穴之间，胫骨的后缘，能摸到一个筋结或痛点，这个位置就是胰腺点。

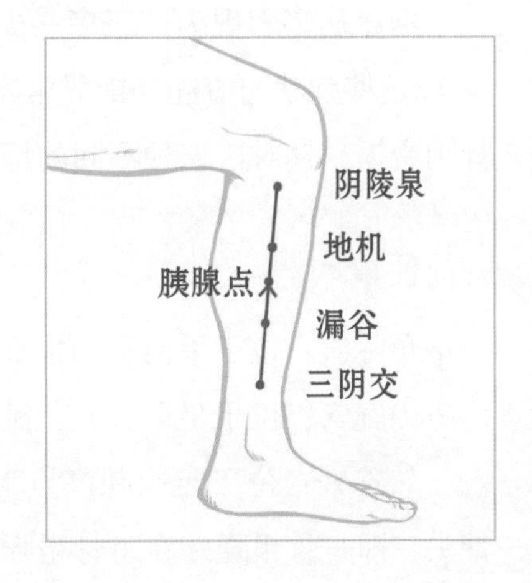

操作方法

弹拨胰腺点

将拇指指端立起置于寻找到的胰腺点上，并轻轻向下点按，待胰腺点局部出现轻微的酸胀感后，用上臂的力量带动拇指左右匀速地缓慢拨动，每次拨动此痛点 30 ~ 50 下，直到疼痛减轻，筋结松开，每天操作 2 ~ 4 次。

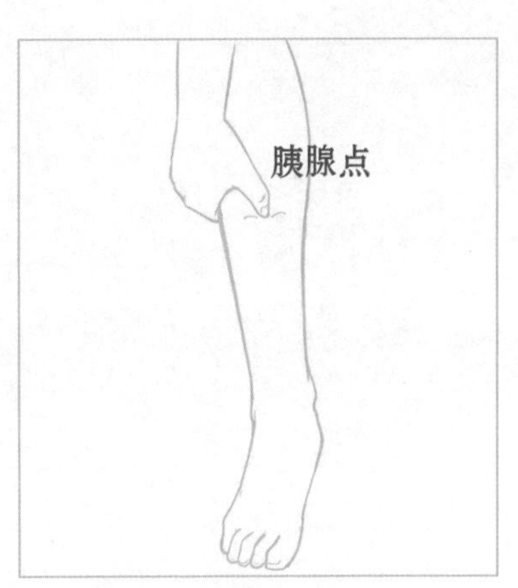

功效说明

经常点揉、弹拨胰腺点，可改善血液循环，促进下肢血液回流，调节代谢。

注意事项

胰腺点不是一个位置固定的穴位，以触诊到筋结或痛点等阳性反应点为准确位置。

特效穴位二

鱼际穴、内庭穴和然谷穴

糖尿病多表现为“三多一少”，即多饮、多食、多尿、身体消瘦（体重减少），这些症状与脏腑功能异常密切相关，其主要病机在于肺阴不足、胃阴亏虚、肾阴受损。针对这三种不同的情况，可以选择三个穴位“对症施治”。

简便取穴

鱼际穴：位于手拇指的根部，赤白肉际上，第一掌骨的中点处。

内庭穴：位于足第二、三趾的趾缝纹端处。

然谷穴：位于足内踝高点下缘斜前 45 度角处，此处可以摸到一个圆形的骨头，即舟骨粗隆，在舟骨粗隆下方的凹陷处就是然谷穴。

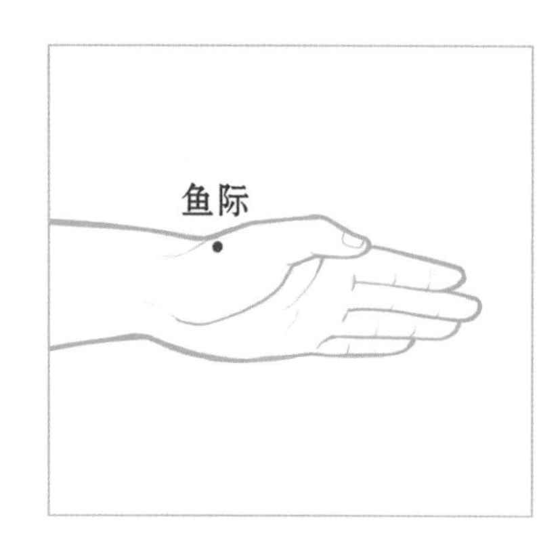

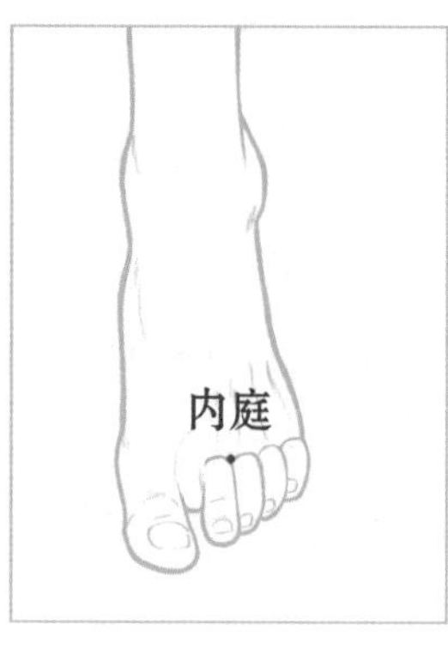

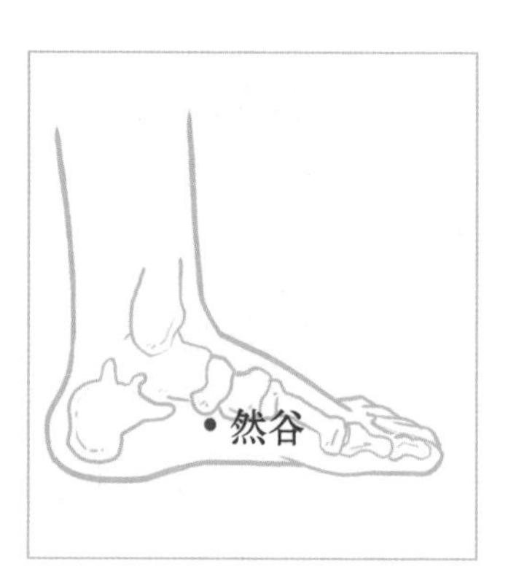

操作方法

1. 将一手拇指立起，掐点另一手的鱼际穴，记住一定要点到骨头边，这时会感觉到有明显的酸胀感，甚至会出现上下前后的放射感。

2. 将拇指放在内庭穴上，食指、中指放到对侧，掐点内庭穴。

3. 将拇指立起来，掐点然谷穴。

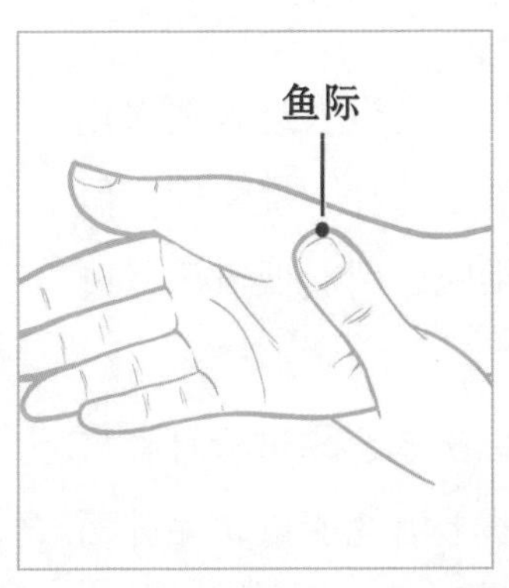

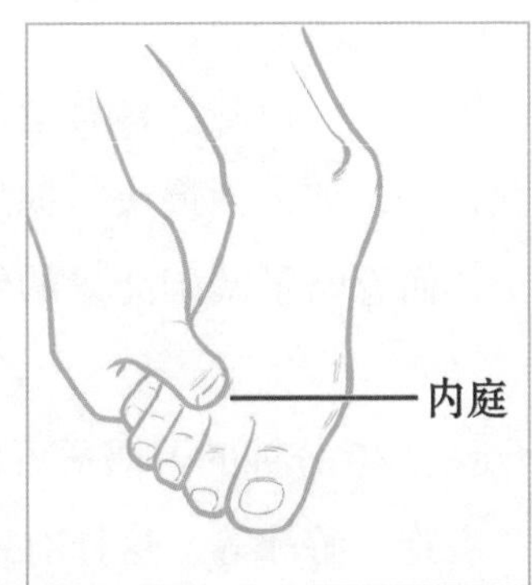

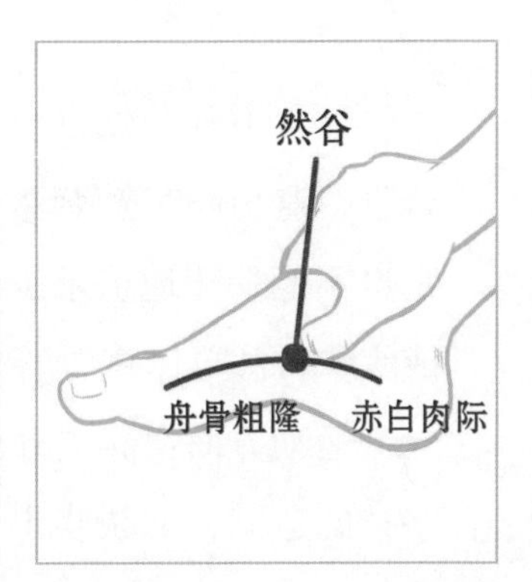

功效说明

这三个穴位有一个共同的特点：它们都是荥穴，位置表浅，当给予掐、刺这样的刺激时，疼痛感、酸痛感、放射感比较强，有很好的泻热作用。鱼际穴具有泻肺热的作用，可以减轻口渴症状；内庭穴具有泻胃热的作用，对食欲亢进有所帮助；然谷穴可泻肾中之虚热，对改善阴虚火旺效果非常明显。这三个穴位结合，可快速缓解肺阴、胃阴和肾阴受损所导致的虚热症状。

注意事项

穴位点揉时以出现酸胀感或放射感为宜。因为对这些穴位进行掐点刺激不会引起穴位疲劳，所以每天只要有时间就可以操作。

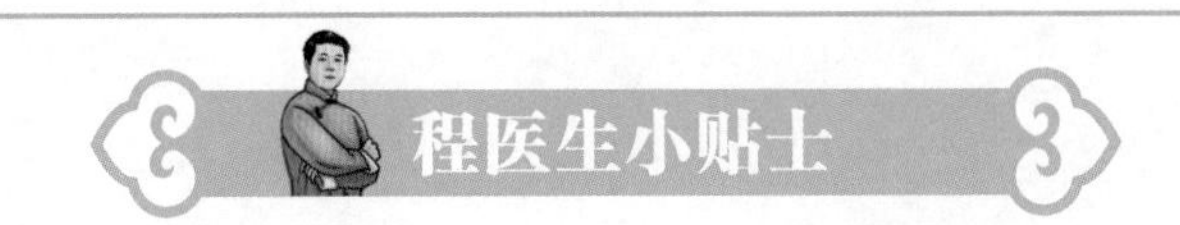

糖尿病是一种以高血糖为特征的代谢性疾病，多与不良的饮食习惯和久坐不动的生活方式有关。高热量及结构不合理的膳食会导致肥胖，而体重增加及缺乏体育运动，也会促使糖尿病发生。因此对于糖尿病的预防和治疗要从改善生活方式、调整饮食结构开始。

饮食方面：饮食要定餐定量，控制饮食总量，避免摄入过多碳水化合物，避免吃辛辣刺激性食物，如白面馒头、糖果、薯片、烧烤等。但是也不能一味地追求少吃，而忽略了基础能量的供应，引起低血压，造成头晕，甚至休克。

运动方面：养成每天运动 30 分钟的习惯，可以选择容易进行且容易坚持的运动，如快步走、慢跑、游泳等，这样有助于消耗能量，促进葡萄糖分解，降低血糖，但同时也要注意不能做强度太大的运动，以免能量消耗过多，引起急性低血糖，影响健康。

在日常生活中，还要养成血糖监测的好习惯。注意每日检测的次数、时间，并做好标记，定期去医院复诊。

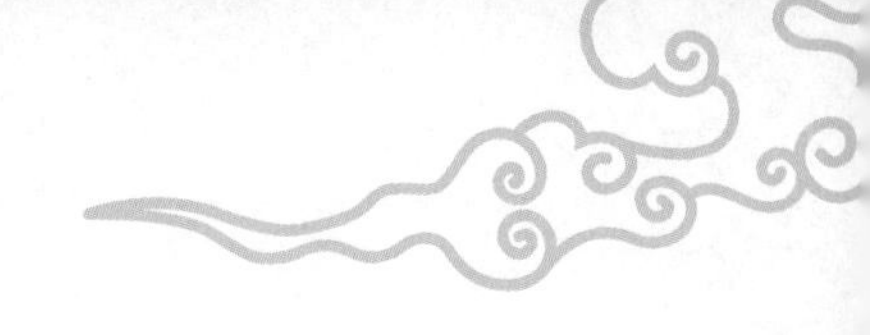

湿疹

夏天一到，天气闷热潮湿，再加上出汗多，很多人都会出现湿疹。湿疹是一种炎症性皮肤病，主要表现为对称分布的丘疹、水疱，皮疹界限清楚，常伴明显的瘙痒。湿疹可见于身体的各个部位，如耳周、阴部、肛周等皮肤的表面，其发病人群可见于各个年龄段，以儿童最为常见。

中医认为湿疹是外感风、湿、热邪，以及身体内环境改变，如饮食不当，情志、脏腑功能失调等因素共同作用的结果。同时周围的环境及生活状态的改变、心理压力的增大、情绪的波动等也是加重湿疹的因素。

在生活中有哪些保健方法可以防治湿疹呢？下面向大家介绍湿疹的快速自诊方法与 2 个特效自疗方法。

快速自诊

1. 发病前经常处于炎热潮湿的环境；经常紧张、焦虑、压力大；食用了引起过敏的食物等。

2. 皮肤出现红斑、丘疹、水疱等表现，可伴有瘙痒。皮肤表面可有异常分泌物，局部发红，触摸可有疼痛感。

3. 湿疹的局部皮疹、瘙痒需要与接触性皮炎相鉴别。接触性皮炎与局部接触某种物质有关，皮疹局限于接触部位，当去除接触物质时，症状可消失。

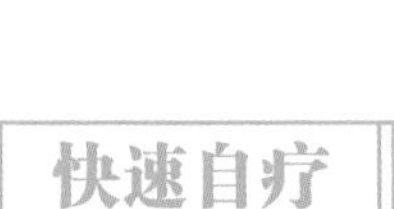

特效方法一

拍击肘窝、腘窝

简便取穴

肘窝：肘关节微屈曲，在肘关节内侧凹陷内。

腘窝：在膝关节的背侧，大腿和小腿移行中间的凹陷区。

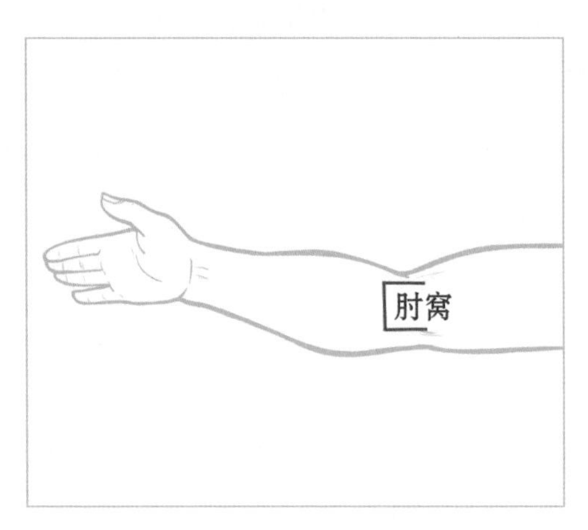

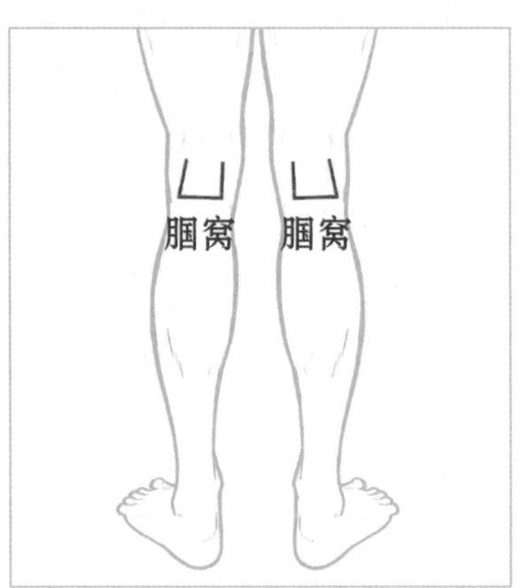

操作方法

将一手除拇指外的四指并拢，置于另一手的肘窝处，施加较重的力度拍击，每次拍击 20 ~ 30 下，以肘窝处泛红、微微出痧为度。左右交替进行，1 周操作 1 ~ 2 次，如果正处于湿疹发作期，建议 1 天做 1 次。

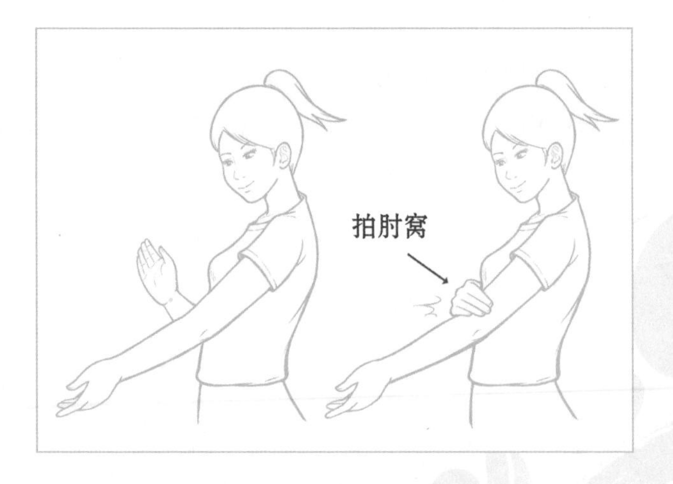

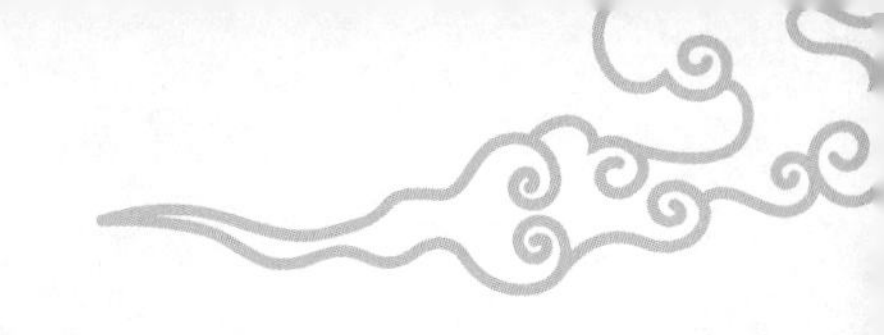

功效说明

肘窝和腘窝有一个共同的特点：上肢、下肢供血的血管各穿行于这两个部位。在肘窝和腘窝之内分布的穴位叫合穴，“合治内腑”，提示合穴在治疗脏腑疾病、机体代谢疾病中发挥着重要作用，如肘窝内的尺泽穴、曲泽穴，腘窝处的委中穴均具有较好的调节气血的作用。采用拍击的方法，可引起局部血管扩张，并引起血管壁有轻微的扩张渗血，从而有效促进血液循环，增强机体代谢能力，排出体内代谢产物，以达到祛湿、止痒、防治湿疹的作用。

注意事项

拍击肘窝、腘窝的次数因人而异，对于皮肤比较薄的人，拍击次数可以适当减少，对于皮肤比较厚的人，拍击次数可以略微增加。

特效方法二

肘窝、腘窝刮痧

操作方法

充分暴露肘窝、腘窝，在皮肤表面均匀涂抹刮痧油，手握刮痧板，先以轻、慢手法在局部刮拭，待适应后，手法逐渐加重、加快，刮痧方向一般自上而下，刮痧力度以患者耐受为度，刮痧时间以微微出痧为度。

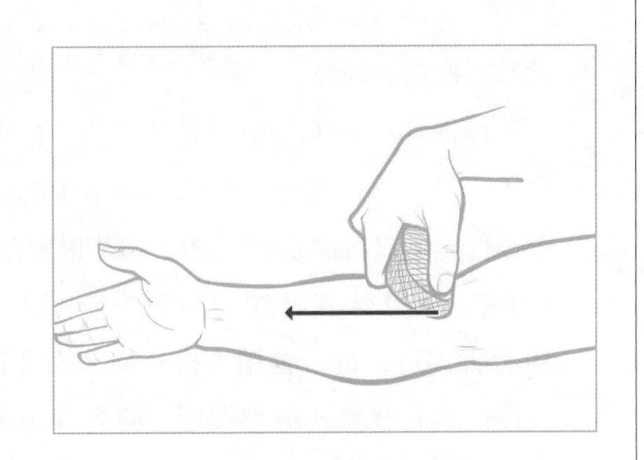

功效说明

同上文拍击法。

注意事项

刮痧后 1 ~ 2 天局部出现轻微疼痛感、痒感等属正常现象。出痧后 30 分钟忌洗凉水澡。夏季出痧部位忌风扇或空调直吹。冬季刮痧时应注意保暖。

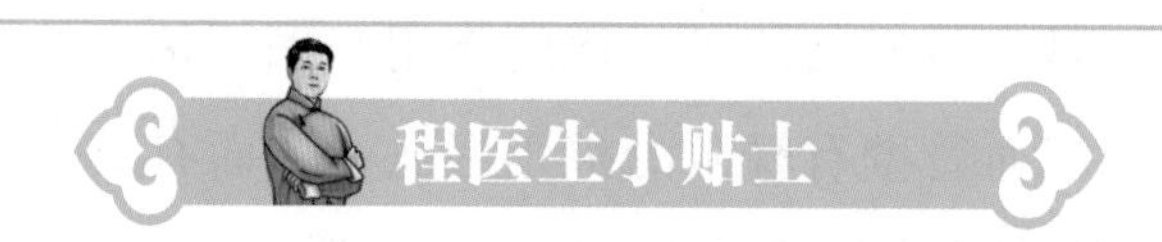

湿疹在生活中很常见，引起湿疹的原因也有很多，患上湿疹后首先要找到病因，如果是由食物、药物及其他因素所致过敏，要排除过敏原。湿疹与身体免疫力下降、饮食习惯、心情都有密切关系，日常生活中，还可从以下几个方面防治湿疹。

1. 运动：养成良好的运动习惯，每天坚持运动 40 ~ 60 分钟，可以选择慢跑、快步走、跳绳、打太极拳、做瑜伽等，最好运动到身体微微出汗，可促进体内的湿气从汗液排出。轻缓的运动还可以促进全身血液循环，加强身体代谢，增强身体素质，促进身体健康。

2. 调理情绪：长期处于高压、紧张、焦虑状态会影响湿疹的恢复，要有意识地调整自己的情绪，向家人诉说压力，分享快乐。约几个好友聊天，讨论有趣的事情，转移注意力，保持心情舒畅，避免心理压力过大影响疾病的恢复。

3. 饮食：避免食用刺激性食物，如葱、姜、蒜、浓茶、咖啡等；少食用容易引起过敏的海产品。可适量吃一些利水祛湿的食物，如冬瓜、薏苡仁。可以自制食疗药膳，如茅根薏苡粥。准备鲜茅根 30 克、薏苡仁 200 克，先煮鲜茅根 20 分钟后去渣留汁，再用茅根汁煮薏苡仁，熬煮约 30 分钟即可，每日食用 1 次。鲜茅根具有清热凉血、利尿消肿的作用，薏苡仁具有健脾祛湿的作用，两者合用可通过其利尿除湿的功能防治湿疹。还可在茅根薏苡粥中加适量的绿豆，绿豆具有清热利湿、生津止渴的作用，可加强此粥的利尿除湿作用，同时还可增加香味，改善口感。

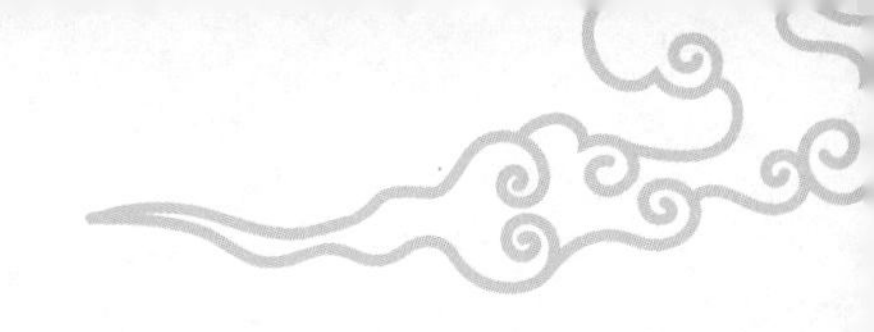

胃痛

胃痛通常指上腹部胃脘部两侧肋骨下缘连线以上至剑突下，近心窝处疼痛。在日常生活中，这是一个常见的症状，不管是吃了凉的东西、暴饮暴食、进食了过于辛辣的食物，还是精神受到刺激，都可能导致胃痛。

在中医学上，胃痛发生的常见原因包含以下几个方面：寒邪客胃、饮食伤胃、肝气犯胃和脾胃虚弱。胃的主要功能是接受和初步消化饮食物，如果胃内有寒邪，凝聚不散，会导致胃气不和引起疼痛；如果饮食不节，一顿饥饿，一顿暴饮暴食，或者吃了过多肥甘厚腻的食物，容易导致胃功能受损、消化能力减弱，饮食物堆积在胃中引起疼痛。中医学中的肝具有调畅人体气机运动的功能，如果过度恼怒抑郁，则气郁伤肝，肝调畅气的功能减弱，进而影响脾胃，导致胃痛。如果过度劳累或久病导致脾胃虚弱，或先天脾胃亏虚，消化饮食物的能力较弱，饮食物堆积在胃中，也会导致疼痛。总之，在中医学中，胃痛基本病机通常是胃气阻滞，不通则痛；胃失所养，不荣则痛。

所以，胃痛在治疗上要以理气、和胃、止痛为基本原则。说到用穴位防治与胃相关的症状，很多人都会想到一个常用的穴位——足三里穴。实际上，在治疗胃痛方面，还有更有效的穴位。

下面就向大家介绍胃痛的快速自诊方法和 2 个治疗胃痛的特效穴位。

快速自诊

1. 上腹胃脘部突然疼痛、疼痛剧烈、疼痛处拒绝按压的多为胃痛实证。喝温水可缓解，喝凉水加重疼痛，多是由寒邪引起的胃痛；如果伴随胃胀满不舒服、呕吐、大便不畅，多是由于饮食物停留在胃中；若是伴随心烦易怒、喜欢叹息，多是由于肝气犯胃。

2. 如果上腹胃脘部隐隐作痛，疼痛处喜按多为胃痛虚证，兼见神疲乏力、手足冰凉的多为脾胃虚寒。

快速自疗

特效穴位一

梁丘穴

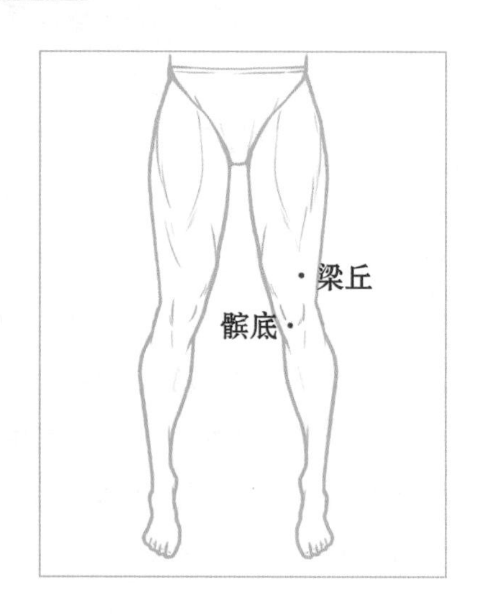

简便取穴

取坐位或站位，可摸到覆盖在膝盖上的一片骨头，叫髌骨，其靠近大腿方向的一面叫髌底。梁丘穴位于髌底上 2 寸。（将食指、中指、无名指并拢，以中指中节横纹处为准，三指横量为 2 寸。）

操作方法

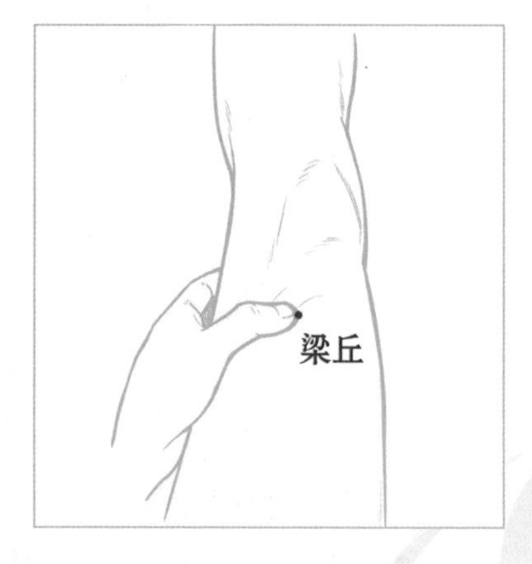

1. 将拇指立起放在梁丘穴上，用力向下按，直至出现酸胀感，持续 5 ~ 10 秒。

2. 缓慢抬起拇指，然后再次点按下去，如此反复 30 ~ 50 次，每天操作 2 ~ 4 次。

功效说明

梁丘穴是足阳明胃经郄穴，“郄有孔隙义，气血深藏聚”，人体的郄穴是气血深深聚集的地方，而阳经的郄穴更是治疗急性疼痛的特效穴位，所以梁丘穴可用于治疗急性胃痛。梁丘穴正好位于股直肌和股外侧肌之间的缝中，

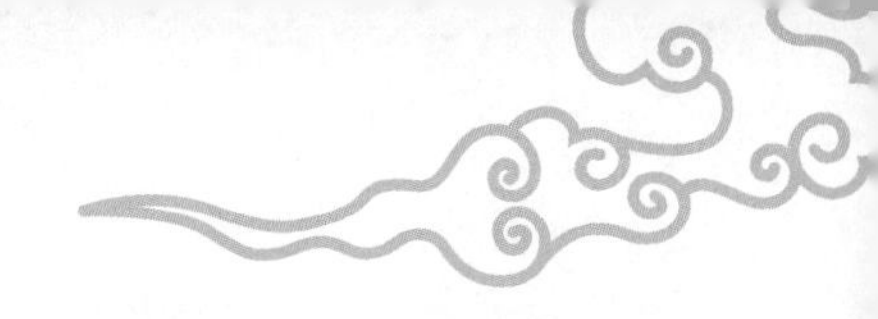

人体的前力线上，点按梁丘穴时，可以使股外侧肌、股直肌松弛，缓解胃脘急性疼痛造成的前力线肌群紧张对股动脉的压迫，促进血液回流到腹部，进而缓解胃部痉挛疼痛。

注意事项

点按时力度一定要大，以出现明显的酸胀感、痛感为宜，力度过轻则达不到治疗效果。

特效穴位二

中脘穴

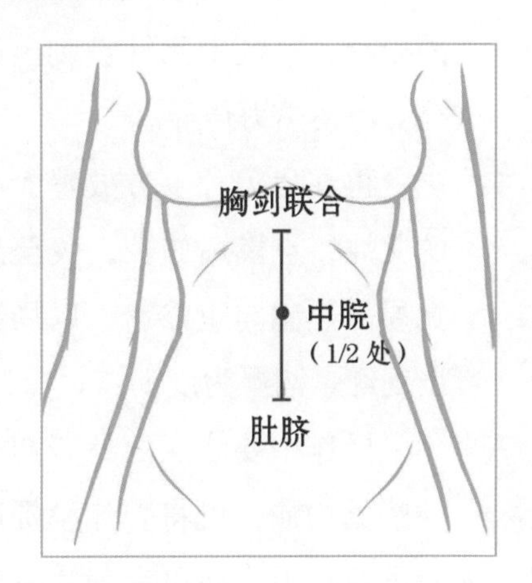

简便取穴

中脘穴位于上腹部前正中线上，胸骨下端和肚脐连接线的中点(肚脐向上 4 寸)，即老百姓口中的“心口窝”到“肚脐眼”的中点处。

操作方法

将双掌重叠或单掌按压在中脘穴上，沿顺时针或逆时针方向缓慢进行圆周运动，每次操作 50 ~ 100 下，每天 3 ~ 5 次。

功效说明

中脘穴下面对应着胃，环揉中脘穴所在部位可以促进胃肠蠕动，缓解疼痛。

注意事项

1. 按揉中脘穴时掌部与皮肤之间不要出现摩擦，即手掌始终紧贴着皮肤，带着皮下的脂肪肌肉等组织做小范围的环旋运动，使腹腔内产生热感为佳。

2. 按摩宜在饭后半小时进行，力度不要太大。

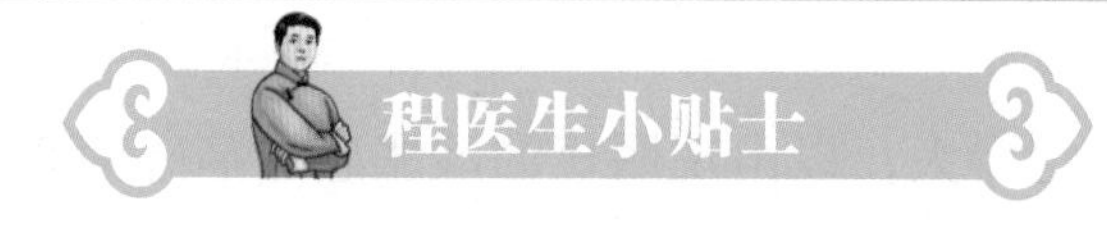

除了上述方法，我们还可以采用隔姜灸中脘穴的方法缓解胃痛，具体操作如下。

先将鲜生姜切成3 ~ 4毫米厚的姜片，在其上用针点刺出许多小孔，以便热力传导。

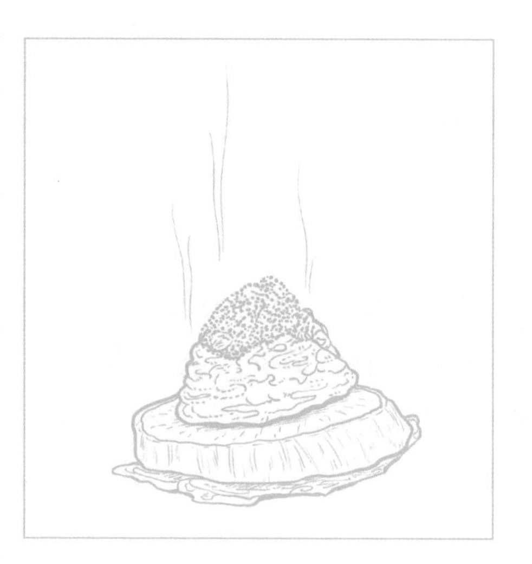

再在生姜片上方放置大小适量的艾炷，点燃后施灸，灸至患者自觉局部热感向里渗透，以局部皮肤出现红晕潮湿为度。

操作中要注意的是若初灸一两炷感觉灼痛，可将姜片稍提起，然后重新放上，亦可在姜片下垫上卫生纸再灸，以防烫伤。

在饮食方面，要纠正不良的饮食习惯，注意饮食营养的平衡，多吃清淡的食物，少吃刺激性强的食物，如麻辣烫、烧烤等；饮食要定时定量，不可一顿饥饿，一顿暴饮暴食；多吃温暖、软糯的食物，少吃坚硬的食物，以免增加胃的负担；进食时不要急躁，多咀嚼，慢吞咽。如果出现胃痛剧烈又伴随呕吐的症状应禁止饮食，或在呕吐的间隙吃清淡的食物，如小米粥等。

胃痛严重者需要及时到医院专科就诊，查明具体病因后，在医生的指导下服用药物治疗。

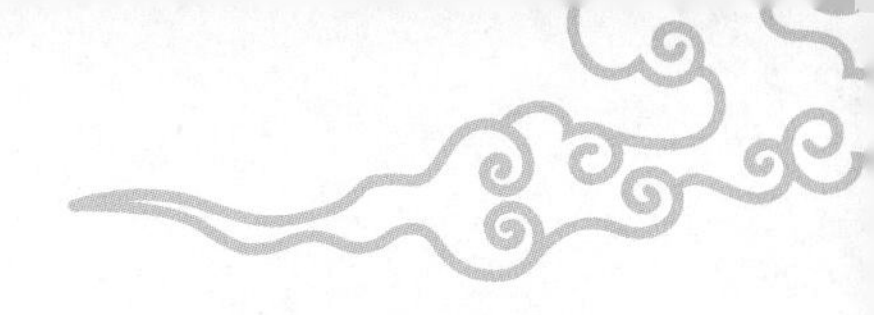

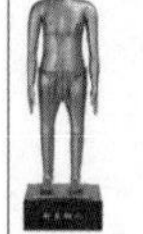

便秘

随着生活水平的提高，人们的日常饮食中，粗粮蔬菜的占比越来越少，肉类的占比越来越多，再加上生活节奏加快导致的无规律饮食，便秘的人也日渐增多。现在不光是中老年人患有便秘，很多年轻人也都有经常性便秘的问题，同时伴有皮肤暗沉、脸上痘疹不断等症状。便秘已成为一种常见却让很多人难以启齿的健康问题。

便秘主要表现为大肠传导功能失常，粪便在肠道内停留过久，水液被吸收，以致便质干燥难以排出。在中医学中，便秘包括实证便秘和虚证便秘。实证便秘多因为吃了过多辛辣刺激性的食物，导致胃肠的津液耗损，引起肠道干燥，导致大便干结难以排出；情志不畅，忧愁思虑过度，肠道气机郁滞，传导能力减弱也会导致大便排出不畅。虚证便秘多是由于久病、生育之后气血不足，气虚使大肠传导能力减弱，血虚则肠道失去濡养导致。

所以，便秘是一个比较复杂的疾病，临床上需要辨证论治，根据不同的病因进行针对性治疗。那有没有一种通用的治疗便秘的方法，不管哪种便秘都能适用呢？下面我们就介绍便秘的快速自诊方法和 2 个可促进排便的特效穴位。

快速自诊

1. 大便秘结不通，排便艰涩难解，兼有腹胀腹痛拒按，多为便秘实证。

2. 有排便的想法， 但是无力排便，平时容易劳累、汗出气短、神疲气怯，多为便秘虚证。

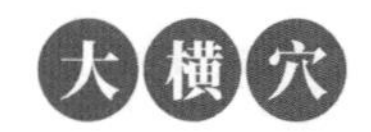

快速自疗

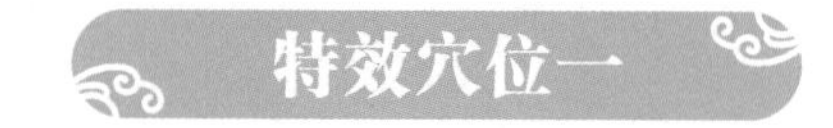

特效穴位一

大横穴

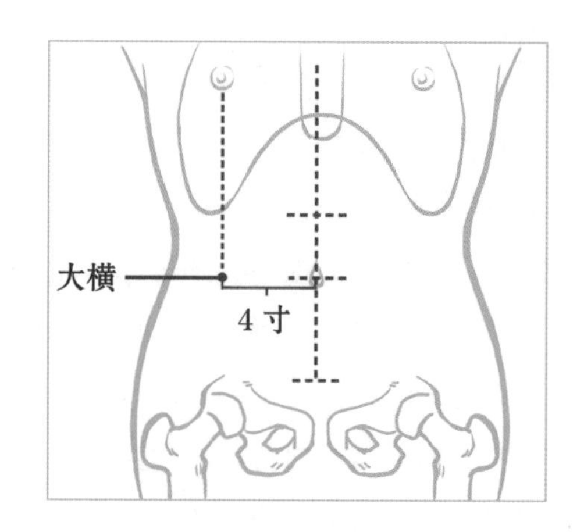

简便取穴

大横平脐，位于前正中线旁开 4 寸。乳头到前正中线的距离为 4 寸，沿着乳头作垂线，肚脐作水平线，两条线的交点处，即大横穴。

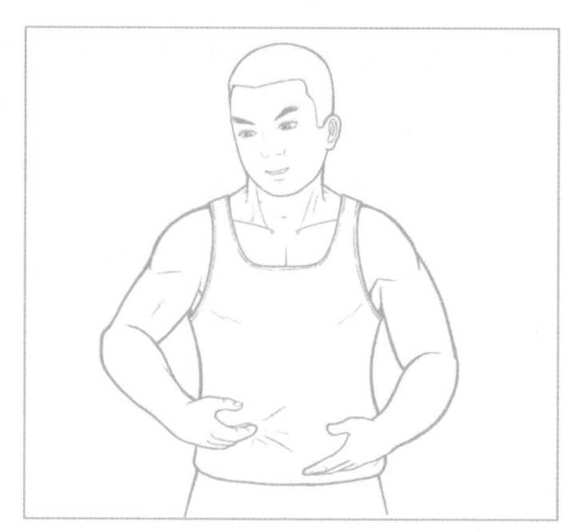

操作方法

将手指对准大横穴用力点下去，点到最深的位置后坚持 10 ～ 15 秒，然后开始快速地震颤，持续 30 秒左右，反复操作几次，刺激该穴的累积时间以 2 ～ 3 分钟为宜。

功效说明

大横穴为足太阴脾经上的穴位。大，指穴位内气血作用的区域范围大；横，指穴内气血运动方式为横向传输，且此穴下正好为升结肠转换为横结肠的关键点。大横穴具有除湿散结、理气健脾、通调肠胃的作用，能增强脾胃运化能力，促进肠道蠕动。

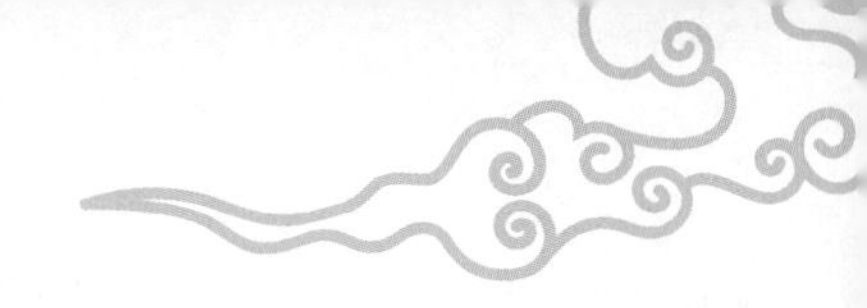

注意事项

行震颤法之前，穴位按压的深度要够，震颤时速度要快而均匀。

特效穴位二

水道穴

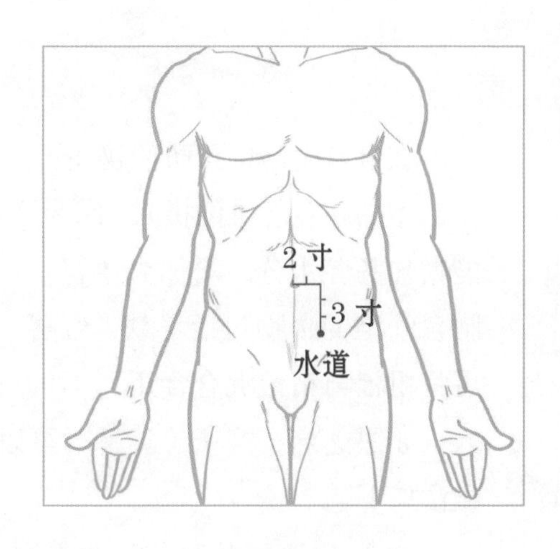

简便取穴

仰卧位，在下腹部，当脐中下3寸，前正中线旁开2寸处，即水道穴。（食指、中指、无名指与小指四指并拢，以中指中节横纹处为准，四指横量为3寸；将食指、中指、无名指并拢，以中指中节横纹处为准，三指横量为2寸。）

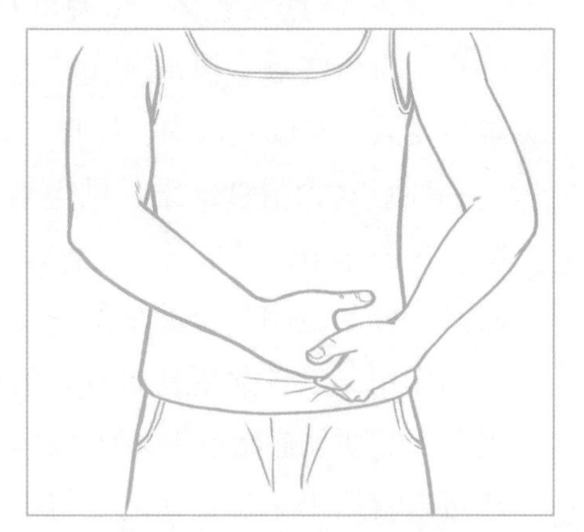

操作方法

将手指对准水道穴用力点下去，点到最深的地方坚持15 ~ 20秒，然后开始快速地震颤，持续30秒左右，反复操作几次，刺激该穴的累积时间以2 ~ 3分钟为宜。

功效说明

水道穴为足阳明胃经穴位，“水道”意为水液通行的道路。如果三四天没有排便，此时用手触摸左侧下腹部乙状结肠的位置，往往可以触诊到硬硬的肠形，左侧水道穴的位置恰恰是人体乙状结肠的下端，刺激这个位置可以促进肠道蠕动，有助于大便的排出。

注意事项

行震颤法之前，穴位按压的深度要够。另外，注意重点刺激左侧的水道穴。

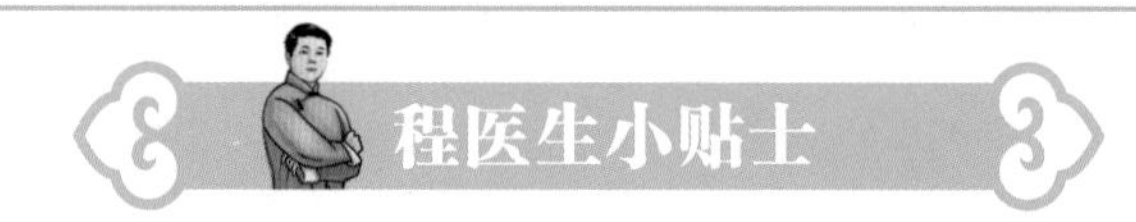

在日常生活中预防便秘还可从饮食上进行调理。

增加膳食纤维的摄入，因为膳食纤维本身不被吸收，而且有亲水性，能增加肠腔水分，增加粪便容量，刺激肠道蠕动，增强排便能力。富含膳食纤维的食物包括麦麸、红薯、南瓜、香蕉、芹菜等。多吃粗粮，也可将粗粮与精粮混合食用，不可只吃精粮。适当增加润肠通便食物的摄入，如黑芝麻、蜂蜜等。平时可以在家中熬煮黑芝麻红豆黑米粥。具体做法如下。

准备 30 克黑芝麻、50 克红豆、100 克黑米，提前将红豆与黑米浸泡一夜，再将红豆、黑米一起放入锅中，加入适量清水，小火煮至熟透，最后将黑芝麻放入锅中，搅拌均匀即可食用。

红豆富含膳食纤维、维生素 E、微量元素钾、镁等，具有较好的健脾益肾的作用；黑米富含花青素、维生素 B、维生素 E、钾等营养元素，具有较好的滋阴补肾健脾的作用；黑芝麻具有较好的润肠通便、滋养肝肾的作用，三者共用具有较好的补肾健脾、润肠通便的作用，对于改善老年人的便秘症状效果尤佳。如果觉得熬煮黑芝麻红豆黑米粥操作烦琐，还可以食用黑芝麻粥代之。将黑芝麻打成粉末，早餐时，取一勺黑芝麻粉放入碗中，搅拌均匀后即可食用。

此外，还要养成每天运动的习惯，如进行跑步、打太极拳等运动。适当的运动可加强胃肠活动，提高排便动力，从而有效预防便秘。

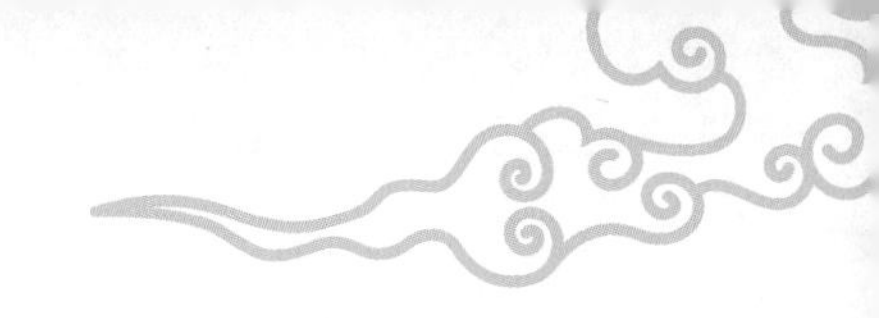

腹泻

我们俗称的腹泻、拉肚子，在中医学中称为“泄泻”。相信每个人都有过腹泻的经历，一天排便几次到十几次，甚至排便到虚脱。腹泻是以排便次数增多，粪便稀薄或泻出如水样等为主要临床表现的疾病。长期腹泻会影响身体对营养物质的吸收，造成身体维生素、微量元素、水等必需物质丢失，导致营养不良，儿童长期腹泻还会影响生长发育。

诱发腹泻的原因有很多，如吃了不干净的食物、过食冷饮、情绪紧张等。腹泻通常还会伴有其他的症状，如腹痛、发热、呕吐等。中医学认为与腹泻密切相关的脏腑主要是脾、胃、大肠和小肠。脾胃虚弱和湿气过盛是引起腹泻的主要原因。还有一种疾病——细菌性痢疾大家一定也不陌生，其临床表现主要有发热、腹痛、腹泻、里急后重、排黏液脓血样大便，此病虽然也伴发腹泻症状，但是主要表现为里急后重和黏液脓血便，是由志贺菌属（痢疾杆菌）引起的肠道传染病，应与一般腹泻相鉴别。

有没有方法能暂时缓解腹泻呢？下面向大家介绍腹泻的快速自诊方法和2个特效穴位操作方法。

快速自诊

1. 腹泻分为急性腹泻和慢性腹泻。急性腹泻发病急，病程短，大便次数显著增多，小便减少；慢性腹泻发病势缓，病程较长。

2. 急性腹泻兼有大便清稀、身体怕冷、喜欢喝温水，多为胃肠受寒引起；若兼有排便肛门灼热、大便臭且有未消化的食物，多为胃肠受湿热之邪气引起。

3. 若是慢性腹泻兼有面色萎黄、神疲肢软、大便稀薄，多是由脾胃虚弱引起；若是伴有胸胁胀闷，多是由情志引起；若是腹泻时间在清晨5点左右，并伴有腹中微痛、腰膝酸软等症状多是由肾虚引起。

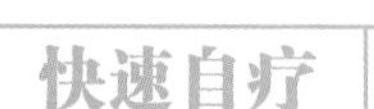

快速自疗

特效穴位一

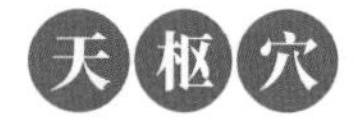

天枢穴

简便取穴

取穴时，采用仰卧位，天枢穴位于腹部，横平脐中，前正中线旁开 2 寸处。（食指、中指、无名指三指并拢即为 2 寸。）

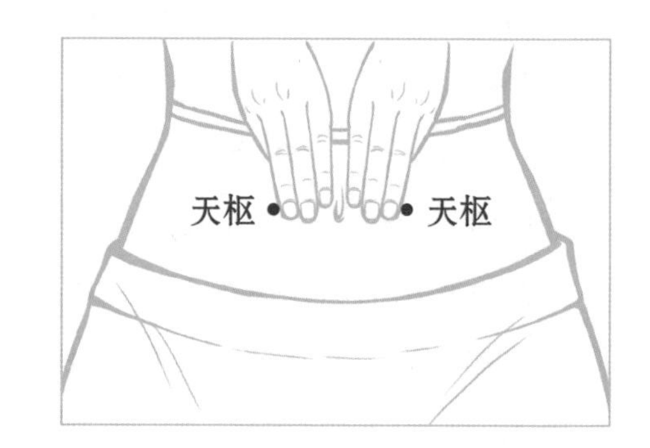

操作方法

将食指、中指、无名指并拢置于天枢穴上，由轻到重向下按压，维持一定力度保持 10 ~ 15 秒，然后顺时针或逆时针揉 20 ~ 30 秒，反复操作 5 ~ 10 次，每天 2 ~ 4 次。

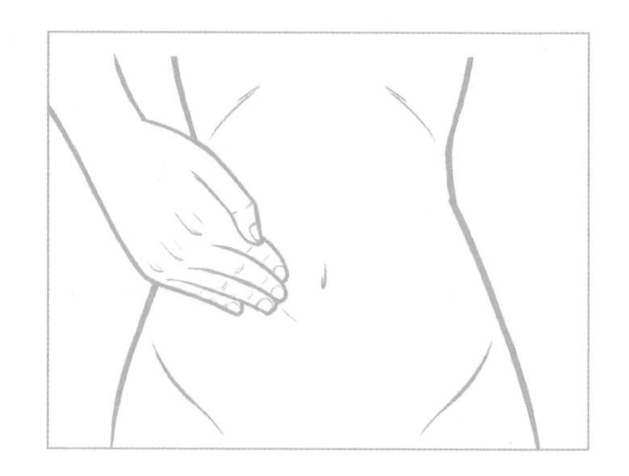

功效说明

天枢穴为足阳明胃经上的穴位，具有双向调节作用，既可以止泻又可以通便，具有很好的调节胃肠功能的作用。

注意事项

点揉时要注意向穴位深处按压，渗透而有力，不能仅在穴位的皮肤表面进行操作，以免造成表皮损伤。

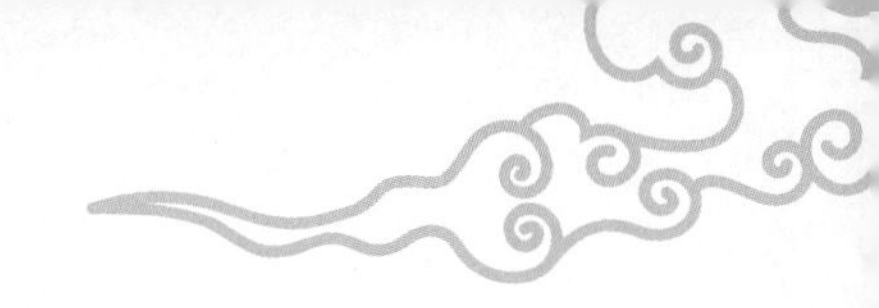

特效穴位二

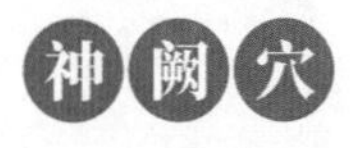

神阙穴

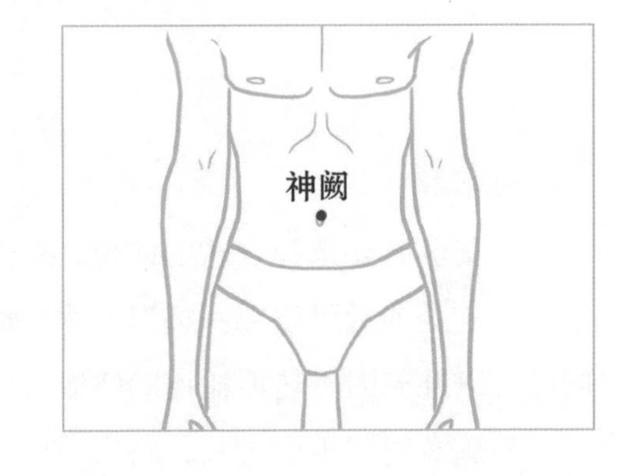

简便取穴

神阙穴位于肚脐正中。

操作方法

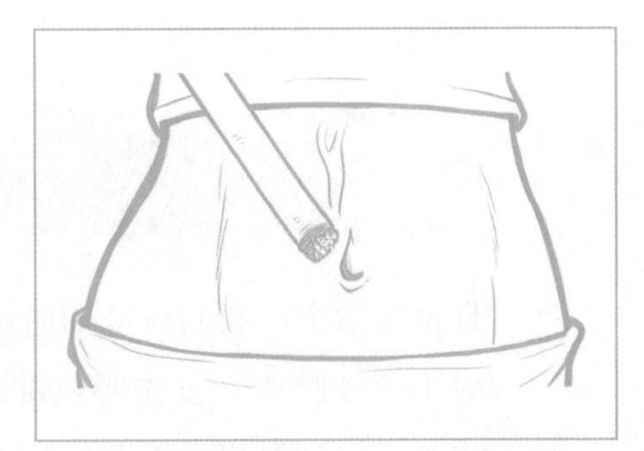

1. 将艾条置于神阙穴上方 2 ~ 3 厘米处，待穴位处有透热感时，将艾条在穴位上方做回旋环转，保持透热度，每次艾灸 10 ~ 15 分钟。

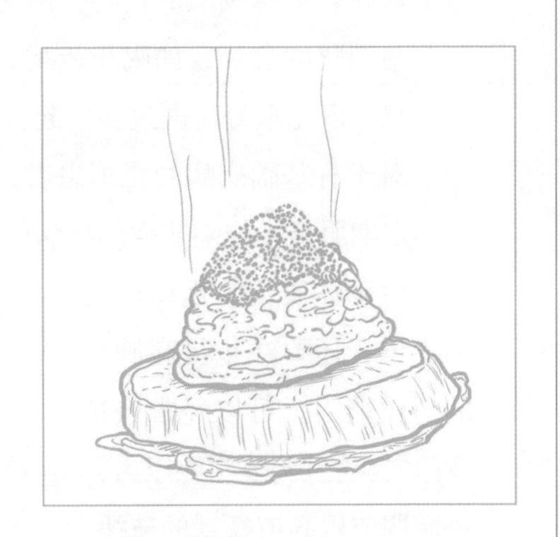

2. 还可以在脐上做“隔姜灸”。取硬币大小、约 1 厘米厚的生姜片，用针扎若干孔，以助艾灸时热力渗透，再于姜片上加艾炷，每次灸 20 ~ 30 分钟，每天 1 次。

功效说明

脐部表皮角质层最薄，与皮肤筋膜、腹壁直接相连。腹部有丰富的动、静脉网，深部为小肠，加之脐周平坦，脐部凹陷的特殊结构，有较强而迅速的吸收能力，以及良好的感受功能和传导功能。艾灸神阙穴有益气补阳、温肾健脾等作用，隔姜灸还可借助生姜温中散寒入脾胃之性，加强温补脾阳的功效。

注意事项

1. 艾灸时要选择合适的体位，施灸者须保持注意力集中，以免造成烫伤。

2. 施灸前后可以喝一杯温开水（水温高于人体体温），有助于浊气的代谢，同时可以补充因灸热消耗掉的津液。

3. 施灸时间不宜过长，每次 10 ~ 30 分钟为佳。

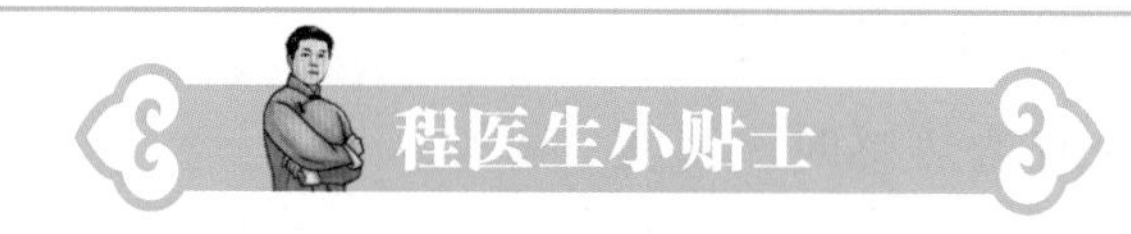

日常生活中，我们应该如何预防腹泻呢？

对于急性腹泻，首先要规避诱因，养成良好的饮食习惯，避免食用过于寒凉、辛辣刺激的食物，同时保证饮食规律。在腹泻期间可以多吃一些易消化的食物，如喝小米粥、吃面食等。腹泻时，还要多喝温水、淡盐水，以免水分流失过多引起身体虚脱晕倒。

对于有基础疾病的腹泻患者，需要到医院寻找专业医生治疗，遵循医嘱定期服药，排除非胃肠疾病引起的腹泻。

对于体质比较虚弱的腹泻患者，还要注重提高脾胃的消化能力。可以经常点按章门穴，通过调节腹腔压力，进而调节胃肠道蠕动的节律，调整机体代谢功能。

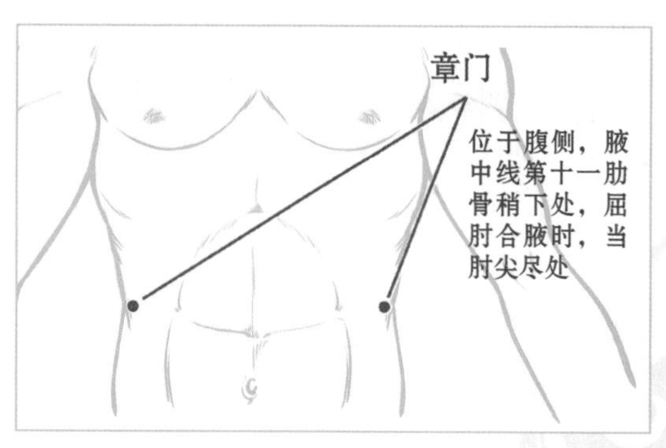

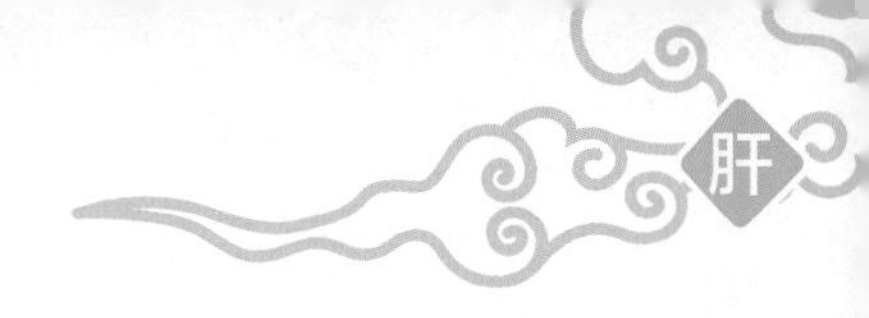

抑郁

随着现代社会生活日益紧张、工作压力增大，抑郁症患者随之逐年增多，处于抑郁、焦虑状态的人更多。某种程度上，这种亚健康状态已成为一种社会性疾病。

目前抑郁症的病因并不非常明确，但可以肯定的是，生理、心理与社会环境诸多方面因素参与了抑郁症的发病过程。在中医学中，抑郁、焦虑、狂躁都属于足阳明胃经经络病候的范畴，通过中医穴位刺激有相应的治疗效果，但必须提前说明的是，虽然穴位按摩方法对防治抑郁症有一定的作用，但取代不了医生的专业诊治，尤其是中、重度的抑郁症患者需要及时寻求医生的专业帮助。下面介绍的这些自我操作方法对轻症或初期抑郁症患者有帮助，特别是对处于抑郁状态的人群效果尤其明显。

下面就向大家具体介绍抑郁症的快速自诊方法和 2 个可以缓解抑郁状态的特效穴位。

快速自诊

1. 主要表现为显著而持久的情绪低落、抑郁悲观。轻者闷闷不乐、无愉快感、兴趣减退，重者痛不欲生、悲观绝望、度日如年、生不如死。

2. 思维联想速度缓慢、反应迟钝、思路闭塞；意志活动呈显著持久的抑制，临床表现行为缓慢，不愿和周围人接触交往；存在认知功能损害，主要表现为对刚刚发生的事情记忆模糊、记忆力下降等。

3. 主要有睡眠障碍、乏力、食欲减退、体重下降、便秘、身体任何部位的疼痛、性欲减退、勃起功能障碍（阳痿）、闭经等症状。躯体不适的症状可涉及各脏器，表现为恶心、呕吐、心慌、胸闷、出汗等症状。

快速自疗

特效穴位一

滑肉门穴

简便取穴

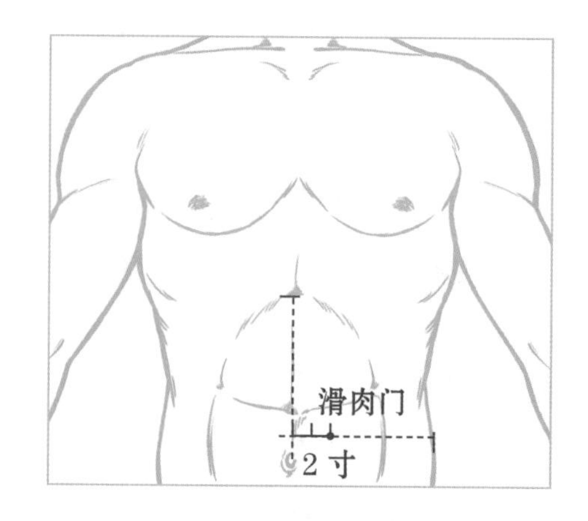

取站立位，肚脐的中央为神阙穴，左侧旁开 2 寸，然后再向上 1 寸，即滑肉门穴。（食指、中指、无名指三指并拢，以中指中节横纹处为准，三指横量为 2 寸；衡量 1 寸时以拇指指间关节的宽度为标准。）

操作方法

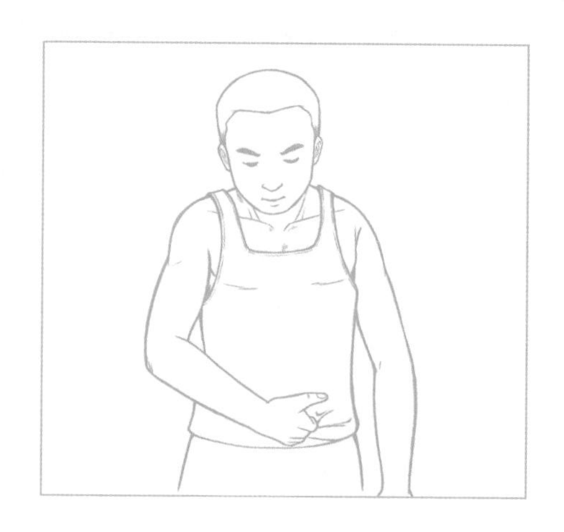

震颤滑肉门穴

将一手除拇指以外的四指并拢，对准滑肉门穴并施加由轻到重的力度点按下去，点到最深的地方坚持 3 秒，然后开始快速地震颤，持续 30 秒左右，反复操作数次，对该穴位的累积刺激时间以 2 ~ 3 分钟为宜。

功效说明

此方法可以刺激到滑肉门穴下的交感神经节和自主神经丛，促使其放电，对整个胃肠道、腹腔之内的脏器功能产生快速的刺激作用，有利于调节紊乱的自主神经系统。

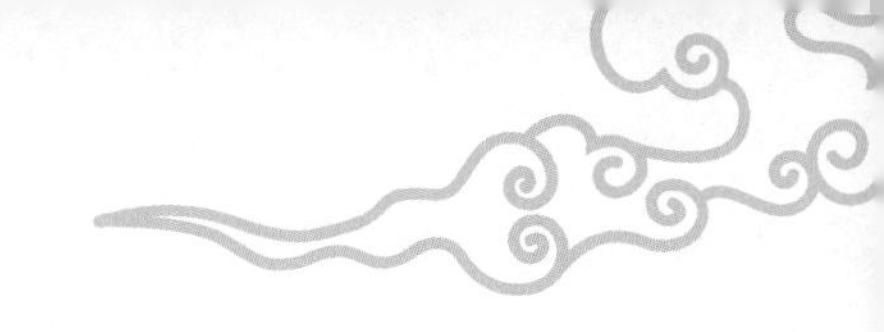

注意事项

处于抑郁、焦虑状态，或是抑郁症同时伴有胃肠道症状的患者，在滑肉门穴的位置会出现很明显的结聚现象。轻症患者在此处可触摸到一个结节，按压坚硬，中、重度的患者会觉得疼痛难忍。这个穴位是抑郁症患者表现在外的一个强阳性点，可以作为判断穴位找准与否的一个标准，如果根据简便取穴方法找到了滑肉门穴，且在此触摸、按压有以上阳性表现，说明找准了穴位。

特效穴位二

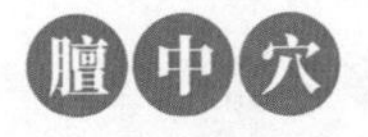

膻中穴

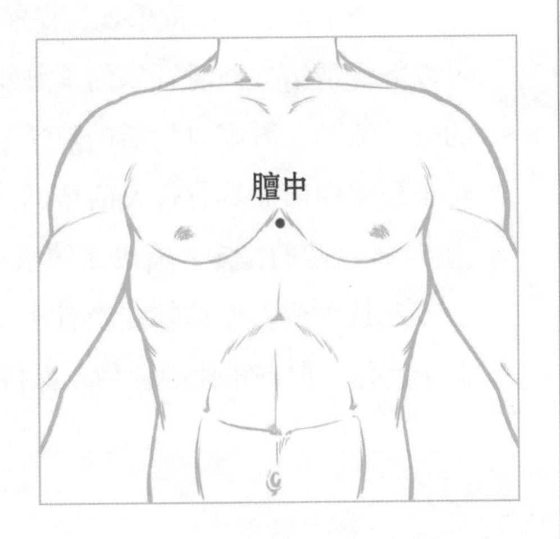

简便取穴

膻中穴位于胸前区两乳头连线的中点处。

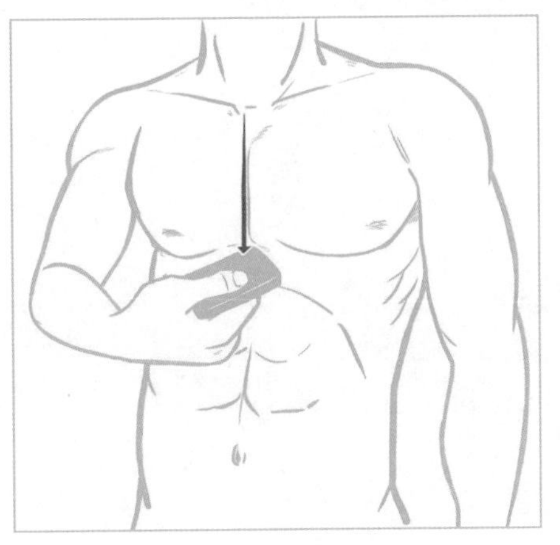

操作方法

用刮痧板在膻中穴处从上到下刮痧，以局部微微出痧为度，待痧点消失时，再进行下一次刮痧。

功效说明

膻中穴刮痧具有促进气机调达，舒畅气机，缓解心中不畅的功效。

注意事项

膻中穴下是胸骨，刮痧时要先在对应部位薄薄地涂一层面霜或精油等介质，再进行刮痧，以润泽和保护皮肤。

程医生小贴士

1. 情绪调控。保持乐观，节喜制怒以调整自己的心态。多听听音乐，可以舒缓情绪，同时音乐的美妙旋律还能为生活添加乐趣。多参加户外的娱乐活动，激起对生活的热情和向往。听音乐、运动，可调节情绪，对于预防抑郁症具有较大的帮助。此外有研究表明多晒太阳可以保持脑内 5- 羟色胺的稳定，有助于缓解忧愁消极的情绪和轻度抑郁症。

2. 饮食调养。抑郁症患者多伴有便秘症状，建议多吃绿色蔬菜及有助于消化、促进排便的食物，保持胃肠道的通畅，有助于改善抑郁症。

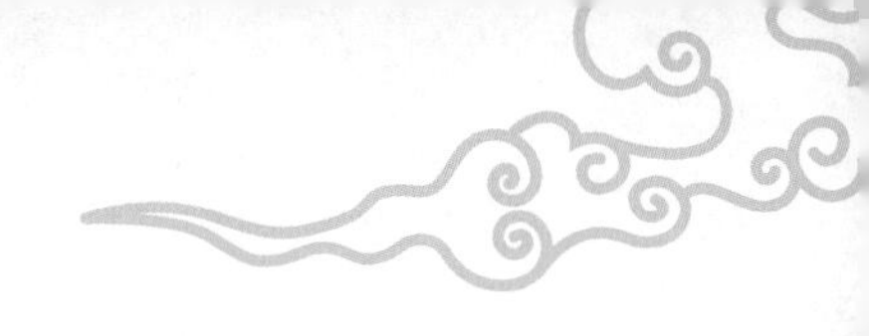

焦虑

现代社会，生活节奏紧张，人们的情绪也多处于紧张的状态。适当的紧张焦虑可以兴奋交感神经，使心跳加快、血管收缩、大脑兴奋性增高、意识清晰度提高、注意力集中等，但是长期过度的紧张焦虑会转变成焦虑症。

焦虑症是一种以焦虑情绪为主，并伴有明显自主神经功能紊乱的神经症。自主神经由交感神经和副交感神经两大系统组成，如果自主神经系统的平衡被打破，身体便会出现各种各样的功能障碍，如胸闷、心慌、焦虑、失眠、健忘等，统称为自主神经功能紊乱综合征。焦虑症包含精神性焦虑与躯体性焦虑，精神性焦虑指伴有不安、恐惧等焦虑情绪，而躯体性焦虑指身体有自主神经功能紊乱而表现出身体不适的相关症状。

有什么方法可以改善焦虑情绪，以及因自主神经功能紊乱而出现的身体不适等相关症状呢？下面为大家介绍该症的快速自诊方法和2个特效穴位按摩法。

快速自诊

1. 坐立不安、烦躁、很难静下心来，感觉自己一直处于一种紧张不安、恐惧、害怕、忧虑的内心体验中，且这种紧张害怕常常没有明确的对象和内容。

2. 会有头晕、胸闷、心慌、呼吸急促、口干、尿频、尿急、出汗、震颤等躯体方面的症状。

正常的紧张与病理性焦虑不同，前者与现实相适应，可以自我调节，且诱因明显。而焦虑症的焦虑症状突出，呈发作性，无明显原因的紧张不安、焦虑、烦躁等，在临床中应注意鉴别，正确区分正常的紧张和焦虑症。

快速自疗

特效穴位一

内关穴、劳宫穴

简便取穴

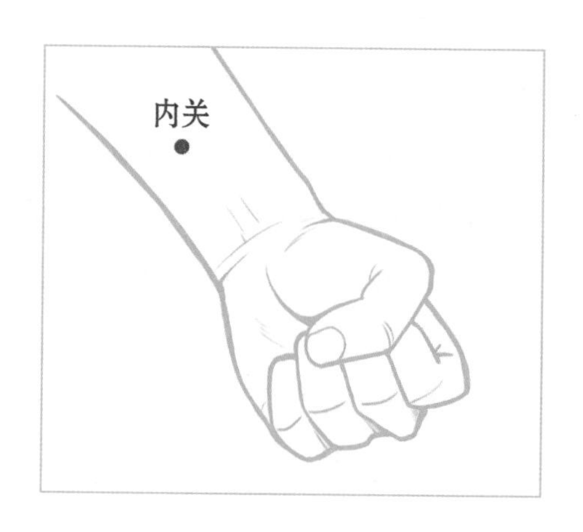

内关穴：伸直手臂，掌心向上，握拳并屈曲手腕，可以看到手臂当中有两条筋，腕横纹上 2 寸，两筋之间，即内关穴。（食指、中指、无名指三指并拢，以中指中节横纹处为准，三指横量为 2 寸。）

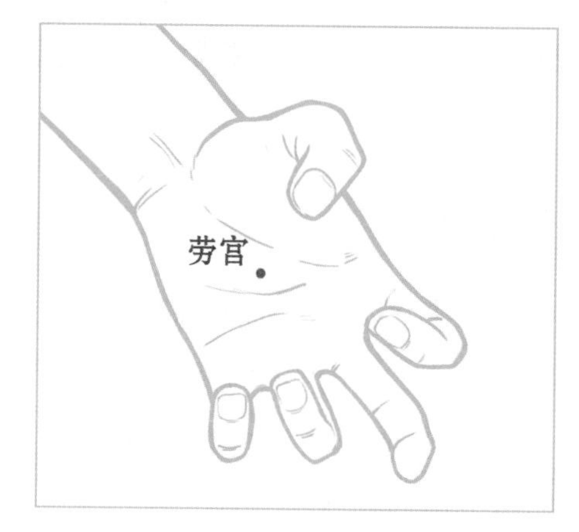

劳宫穴：中指自然弯曲，指尖与掌心相交处，即劳宫穴。

操作方法

点按内关穴、劳宫穴

1. 张开手掌，一手的拇指立起置于另一手内关穴，将其余四指放在前臂背侧与拇指相对，起固定作用。

2. 施以由轻到重的力度由浅入深点按 5 ~ 10 秒，至产生轻微的酸胀感，

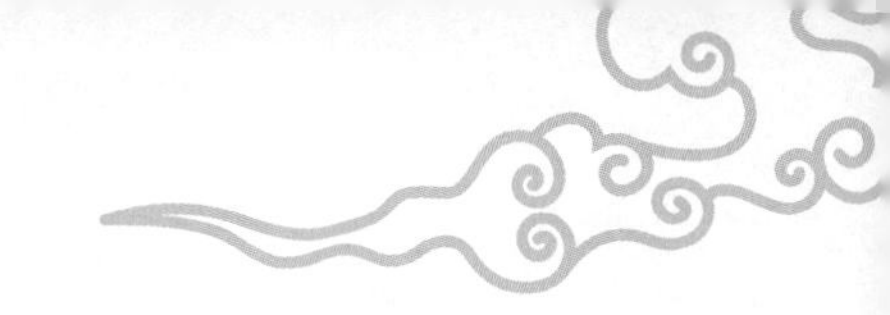

重复操作 30 ~ 50 次，左右手交替进行，每天 3 ~ 5 次。

3. 以同样的方法点按劳宫穴，两个穴位交替进行。

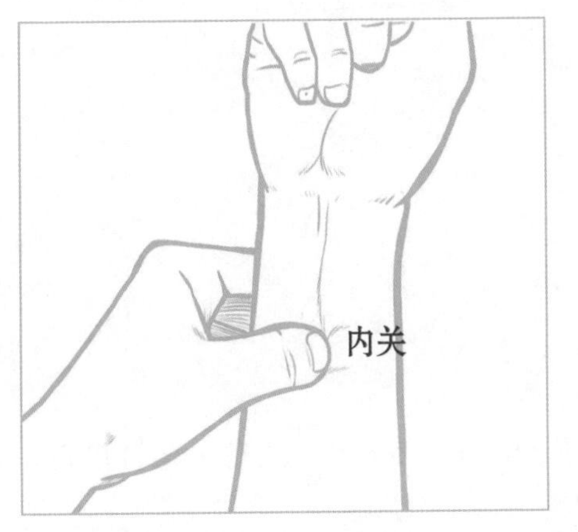

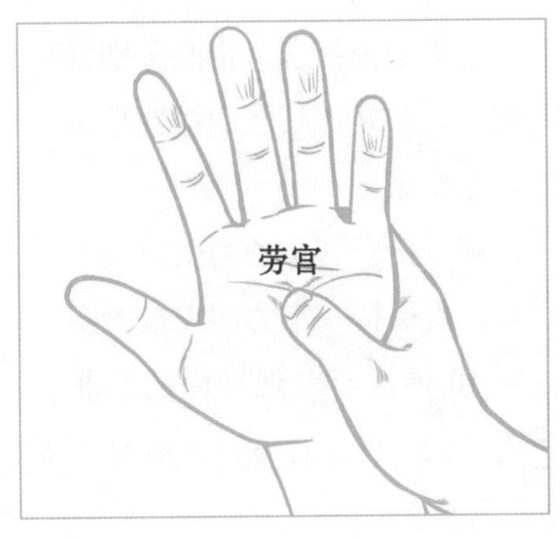

功效说明

内关穴是手厥阴心包经的络穴，具有宁心安神的功效，擅长治疗心系疾病；劳宫穴为手厥阴心包经的荥穴，具有降心火、滋心阴、安神定志的作用。

注意事项

点按时力度要由轻到重，持续且渗透，不要突然用力，以免引起不适。

特效穴位二

太阳穴

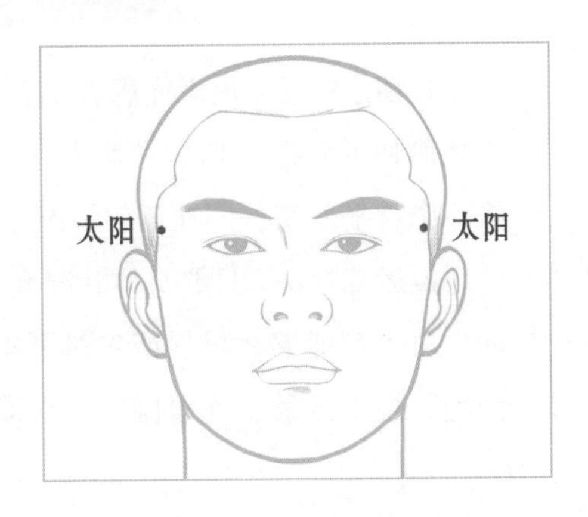

简便取穴

太阳穴在眉梢与外眼角之间向外一横指凹陷处。

操作方法

点揉太阳穴

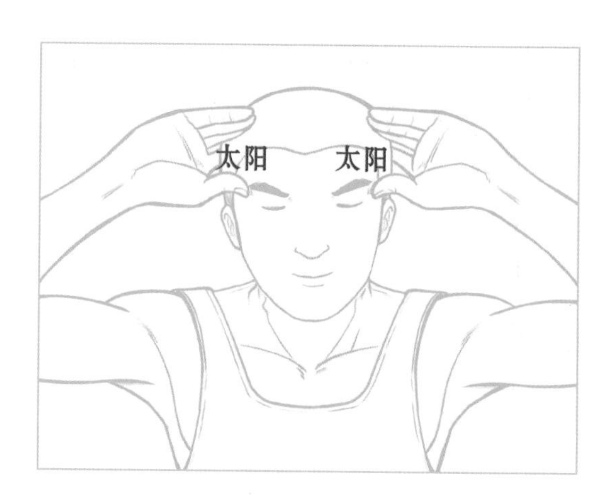

1. 两手的拇指末节指端分别置于两侧太阳穴处，其余四指置于头顶起固定作用。

2. 施以由轻到重的力度由浅入深点按，再保持一定力度点按太阳穴 5 ~ 10 秒，至出现轻微的酸胀感之后，顺时针环揉 20 ~ 30 秒，重复操作 30 ~ 50 次，左右手交替进行，每天 3 ~ 5 次。

功效说明

太阳穴是经外奇穴，具有较好的安神醒脑的作用。

注意事项

点揉时力度要柔和、持续、渗透。

程医生小贴士

1. 情志疗法。焦虑症患者要有意识地进行精神调养，保持神清气和、心情愉快的状态，切忌大悲大喜，以免伤心、伤身、伤神。中医养生主张一个“平”字，即在任何情况之下不可有过激之处。

2. 运动疗法。只要身体状况允许，适度的锻炼对人体是有益无害的，如果每天都能够在早晨或者是下午坚持 1 个小时左右的适度锻炼，比如慢跑、打太极拳、练瑜伽等，在锻炼的时候尽情地发泄自己所有的烦闷

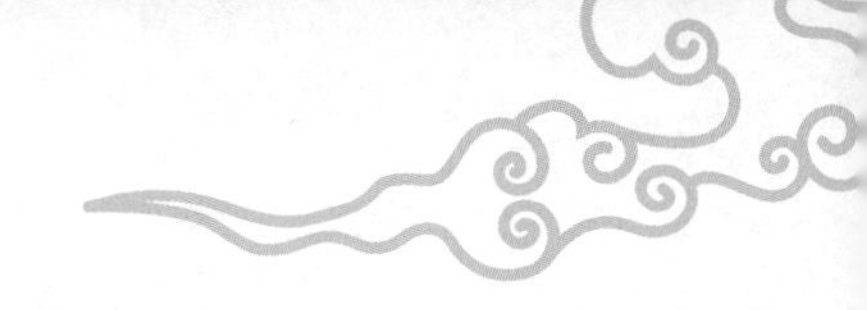

和不满，不要去想烦心事，能有效地缓解和控制焦虑。

3. 认知疗法。这是心理治疗中常用的方法。许多患者对焦虑症不了解或有不正确的认识，在患病后情绪更加不稳定，认知疗法可以对患者的情感体验和躯体感受进行合理的解释，消除或减少其对疾病的过度担心和紧张，从而调动患者的能动作用。若同时联合药物治疗，会有更好的疗效。

4. 放松疗法。这种疗法是按照从上到下一定的顺序，依次进行收缩和放松头面部、上肢、胸腹部、下肢各组肌肉的训练，坚持每天进行能够减轻焦虑。

酒后头晕

如果你有过大量饮酒的体验，那么也一定经历过酒后头脑胀闷、晕乎乎的不适感，即使不喝酒的人，也总能听到周围人念叨："昨天酒喝多了，今天头可不舒服了。"没错，酒后头晕是饮酒后出现的一种常见症状。这是因为在短时间内摄入大量酒精导致机体无法迅速代谢，引起代谢产物（如乙醛、乙酸）在体内堆积，引起血管扩张、血压升高，从而导致头晕。

下面就给大家介绍 2 种在饮酒前操作可以预防头晕的方法。这些方法可以增强人体代谢的能力，加速人体内酒精的代谢排除，减少乙醛、乙酸在体内的堆积，从而减轻酒后头晕目眩、恶心欲吐，甚至神志昏蒙等症状的发生。

快速自诊

1. 轻症患者饮酒后出现精神异常状态，如话多、易怒、面色潮红或苍白、眼部充血、心率加快、头昏、头痛等。

2. 随着病情进展，患者出现步态不稳、动作笨拙、言语含糊、语无伦次、视物模糊及重影，并可有恶心、呕吐等症状。

3. 重症酒精中毒患者会出现昏睡、面色苍白、口唇青紫、皮肤湿冷、体温下降、呼吸浅表、瞳孔扩大等临床表现，这种情况不属于此节提及的自我诊疗范畴，需要及时就医。

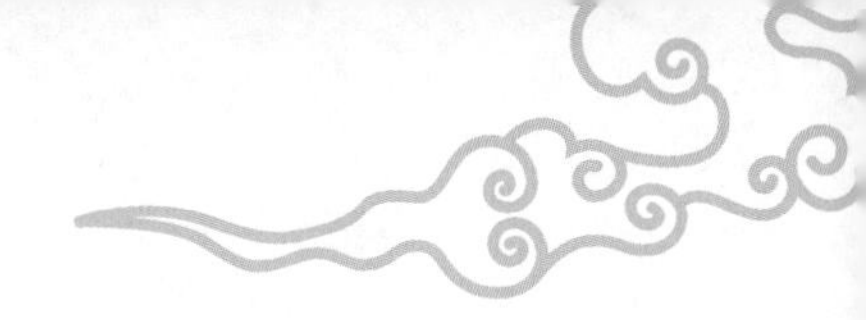

快速自疗

特效穴位一

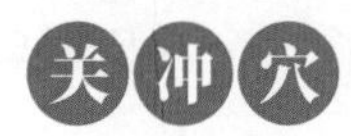

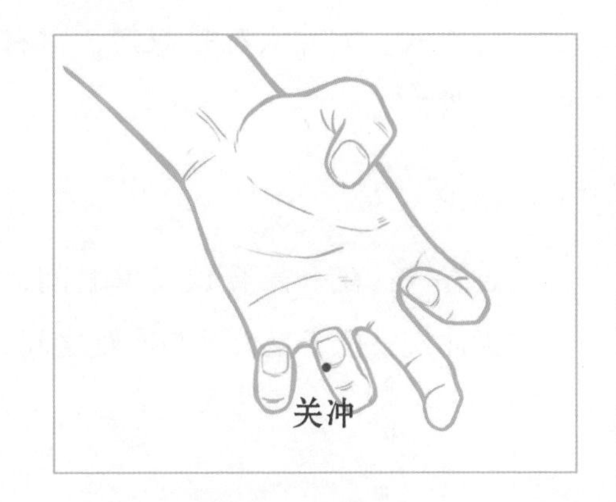

简便取穴

关冲穴位于无名指靠近小指一侧，距指甲根角 0.1 寸处。

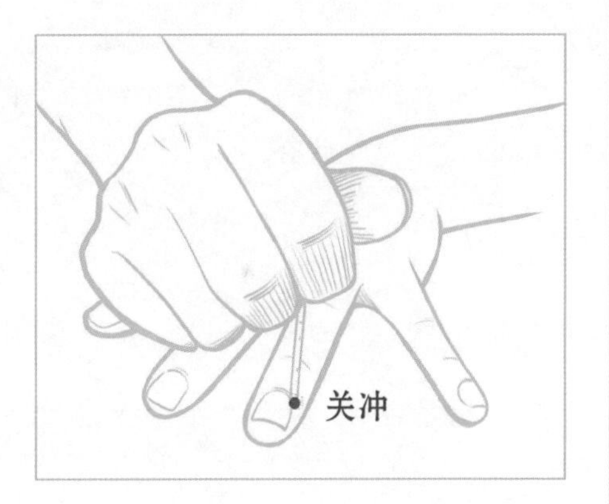

操作方法

在喝酒之前，可用牙签较钝的一端点按在关冲穴上，以出现不能忍受的酸胀感为度，每次坚持 10 ~ 12 秒，反复操作 10 ~ 15 次。如果手边没有牙签等工具，可利用指甲掐按此穴，操作方法同前。

功效说明

关冲穴为手少阳三焦经上的穴位，三焦为水液代谢的通道。刺激关冲穴，可促进三焦运行水液的作用，增强人体短时代谢能力。选择在饮酒前操作，可促进酒入胃肠后在身体的代谢过程，并促进代谢产物从尿液排出。

注意事项

点按时，力度要重而渗透，点按以酸痛难忍为度。

特效穴位二

四关穴

合谷穴、太冲穴都是双穴，左右各一，于是合在一起就有了一个特别称谓——四关穴。

简便取穴

合谷穴：在手背第 1、2 掌骨间，第 2 掌骨桡侧的中点处。

太冲穴：位于足大趾与次趾之间，跖趾关节后方凹陷处。

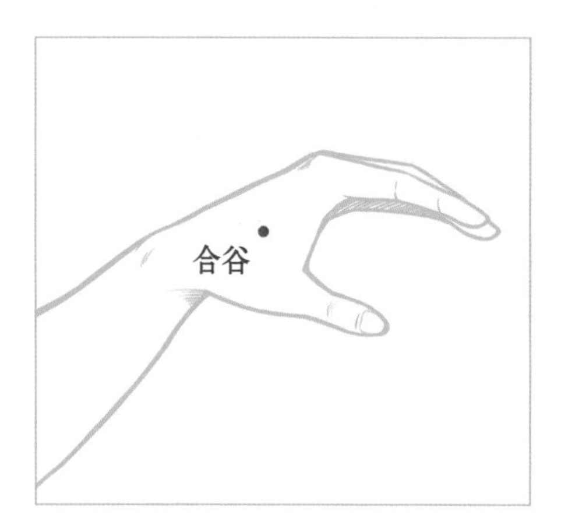

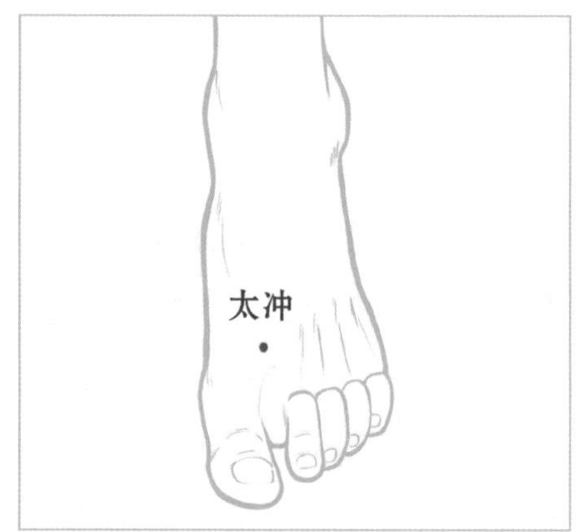

操作方法

点按合谷穴

将一手拇指立起置于另一侧合谷穴处，其余四指直接放在手掌背侧与拇指相对，起固定作用。拇指端施以由轻到重的力度由浅入深点按，然后以一定力度点按合谷穴 5 ～ 10 秒，待出现明显的酸胀感之后，再顺时针揉 20 ～ 30 秒，重复 30 ～ 50 次，左右手交替进行，每天 3 ～ 5 次。

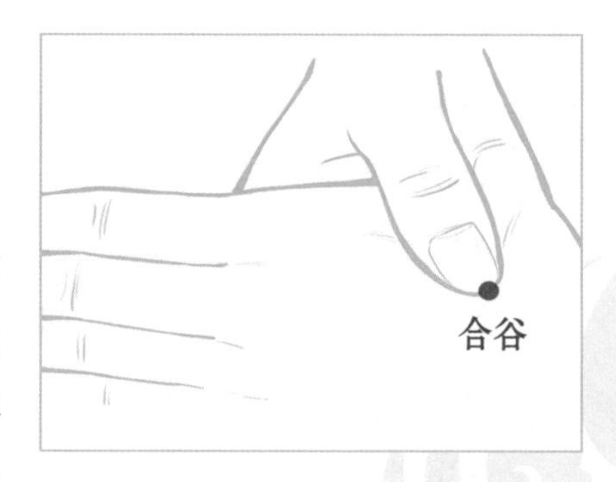

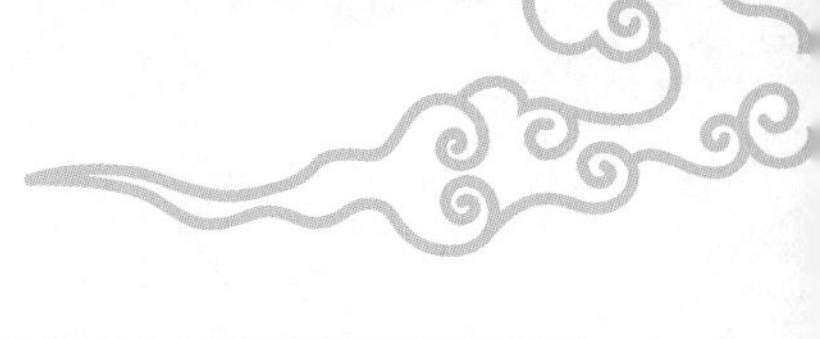

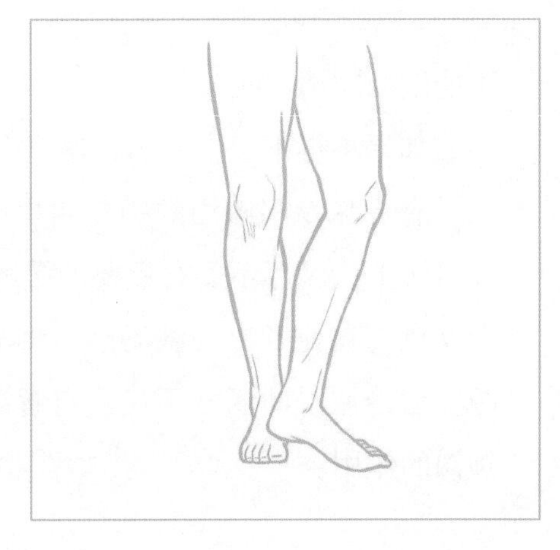

摩擦太冲穴

脱掉鞋袜，赤脚站立，一只脚踏在另一只脚的脚背中间，摩擦 20 ~ 30 下，左右脚交替进行，共操作 3 ~ 5 分钟，每天 1 ~ 2 次。

功效说明

四关穴由合谷穴与太冲穴组成。合谷穴是手阳明大肠经的原穴，太冲穴是足厥阴肝经的原穴，大肠经多气多血，肝经理气活血，两穴联用，有很好的通畅人体经络气血、平衡阴阳的作用。通过点按、摩擦四关穴，可调动人体代谢的能力，加快酒入身体的代谢过程，从而快速地将代谢产物排出体外。

注意事项

要在喝酒之前，或因饮酒稍微过量出现头晕症状但神志清醒时，点按合谷穴、摩擦太冲穴。

程医生小贴士

未成年人、孕妇，以及高血压、高血脂、冠心病、胃炎、溃疡病、胰腺炎、脂肪肝、肥胖、痛风等患者均不宜饮酒，此类人群应该提高警惕。即使是对于健康的成年人来说，酒也对身体有损伤，喝酒要适度，适度的喝酒才是防治酒后头晕的最佳妙药。如果一定要喝酒，切忌空腹喝酒，不能烟酒同用。

如果不得不经常喝酒，这里介绍一个代茶饮。

有一味专门解酒的中药叫枳椇子，对于酒后出现烦渴（感觉又烦躁又口渴）、燥热不安有重要的缓解作用。取 12 克枳椇子，将其捣碎，配上 9 克葛花炖煮出一碗汤后，将汤放置于冰箱中冷却，或是置于常温下晾凉后冷服，此汤饮不仅具有解酒的作用，还可以起到醒神、止呕、止烦渴的作用。

打嗝、反酸

打嗝、反酸这些症状几乎每个人都有过，偶尔的一次打嗝、反酸没有什么大问题，可能是由于吃进去的食物对胃造成刺激产生的，但如果是经常性的打嗝、反酸，就要引起重视了，这很可能是因为胃肠消化系统出现了问题。

比如平时经常有消化不良，或者有慢性胃炎、消化性溃疡、食管性反流症等病症的人群，就很容易出现胃部反酸打嗝的症状。反酸不仅仅是胃的问题，其根本原因在胆囊。因为胆囊具有帮助胃进行消化吸收的功能，所以当胆汁释放到十二指肠中会出现一个反射，幽门（胃下口）接收到反射便会关闭。如果这时候胃还没有排空，那么就会造成胃内容物滞留，这时不仅会出现胃胀的症状，随着胃里面的酸性物质过度堆积产生气体和胃内压力的变化，时间长了便会产生向上的刺激，刺激到横膈上方的贲门（胃上口）时，就非常容易引起横膈的紧张，从而出现打嗝、呕逆等症状。因此，治疗长期打嗝、反酸，不仅要治胃，更重要的是要治胆，以抑酸、止嗝。

中医学中，有没有快速缓解打嗝、反酸的方法呢？在这里向大家介绍关于打嗝、反酸的快速自诊方法和 2 个止嗝、抑酸的特效穴位操作方法。

快速自诊

1. 打嗝、反酸的发生概率比较高，是生活中比较常见的一种症状，一旦饮食不规律或者吃了一些酸性食物，都可能引起不同程度的打嗝和反酸。

2. 如果经常性出现打嗝和反酸，且通过食疗的方法来改善病情不明显，就要引起重视，注意排查消化系统的器质性病变。

快速自疗

特效穴位一

耳中穴

简便取穴

在耳朵正中间，耳轮脚的末端，用火柴或牙签钝头在耳轮脚处按压，触探到最疼痛、酸胀或麻痛的点，即耳中穴。

操作方法

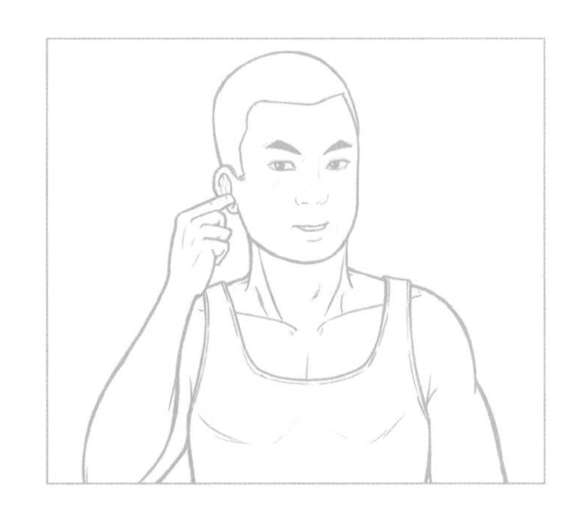

捣耳法

将手指放入耳甲艇和耳甲腔之内，用指腹上下来回地在耳朵内打转，转20 ~ 30次，使耳郭及耳朵深部有发热的感觉，左右耳交替进行。

功效说明

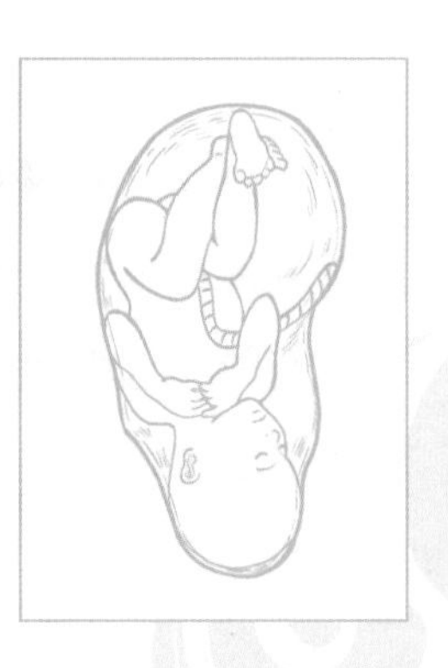

耳朵就像一个倒置的胎儿,可以将耳中与上面是胸腔，下面是腹腔的横膈类比，耳甲艇对应胸腔，耳甲腔对应腹腔，而耳轮脚就像横膈一样，将上下两个腔体分开，耳中穴就位于耳轮脚的末尾处。

耳中穴所处的位置是十二对脑神经之一——迷走神经在耳部浅出的部位。迷走神经是副交感神经的代表神经，其分布非常广泛，具有调控心率、调控血管收缩、缓解肌肉紧张的作用，尤其可以缓解因平滑肌痉挛引起的疼痛。

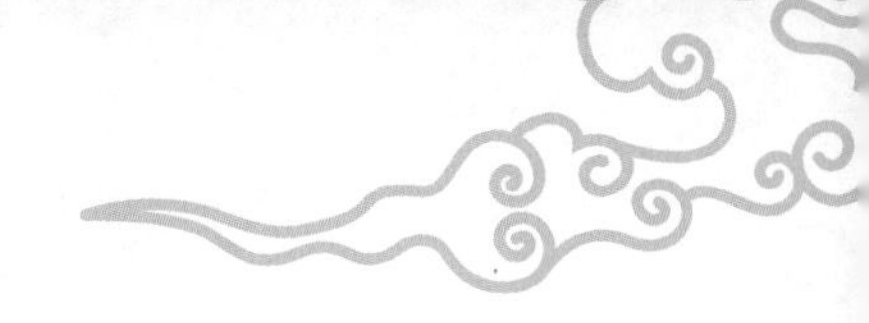

注意事项

做捣耳法之前清洗双手，操作力度要有渗透感，不可仅在表皮上反复摩擦。

特效穴位二

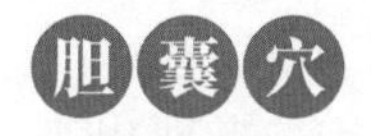

胆囊穴

简便取穴

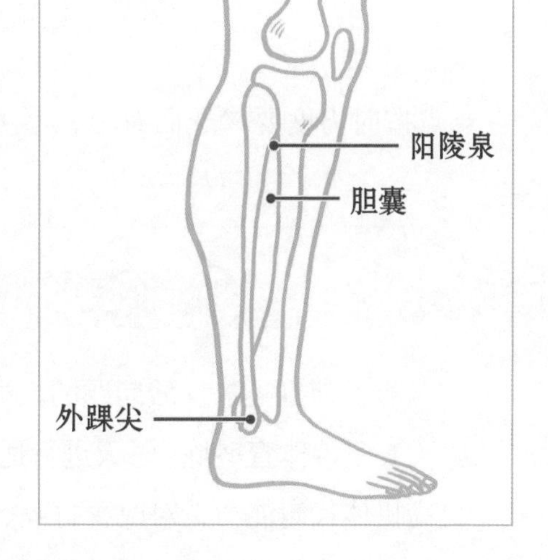

胆囊穴在小腿外侧上部，阳陵泉穴直下2寸处。在外踝上方，小腿外侧，可摸到一个骨头叫腓骨，沿着腓骨外侧向膝盖的方向捋，碰到一个挡手的骨头，叫腓骨小头。在腓骨小头前下方与腓骨之间形成的凹陷处，即阳陵泉穴，阳陵泉穴直下2寸是胆囊穴。（将食指、中指、无名指并拢，以中指中节横纹处为准，三指横量为2寸。）

操作方法

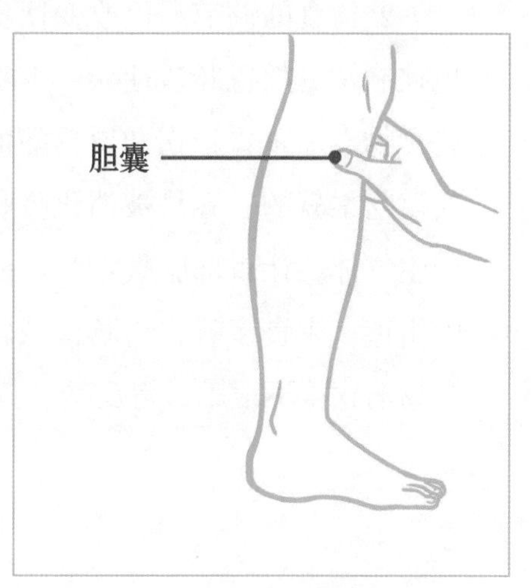

如在胆囊穴区触到明显的结节条索或静脉怒张，则在此部位进行按揉。

1. 张开手掌，一手拇指立起放在胆囊穴处，其余四指并拢放在拇指对侧，用力对应按压。

2. 用力按压下去之后维持5～10秒，接着沿顺时针方向揉胆囊穴10～20秒，以局部出现明显酸胀感为度，反复操作

30 ~ 50 次，左右手交替按揉，每天 3 ~ 5 次。

3. 如果按揉力度不够，还可以用胆囊穴刮痧法。刮痧时，刮痧板在胆囊穴上方的位置从上往下刮，刮痧时间以局部微微出痧为度，待痧点消失时，再进行下一次刮痧。

功效说明

胆囊穴为经外奇穴，具有疏肝利胆的功效，也可改善气机上逆表现出来的打嗝症状。

注意事项

点按时力度要渗透而有力，不可过于轻柔，否则达不到治疗的效果。

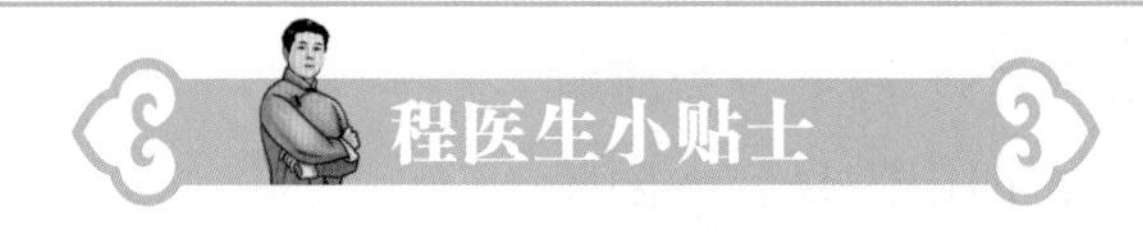

有长期打嗝、反酸问题的人群，可以通过以下两方面进行调节。

1. 坚持体育锻炼。每天进行适度的体育锻炼，可增强体魄，调畅气机，提高机体代谢能力，对改善打嗝、反酸症状有一定帮助。

2. 饮食的调节。仅改变饮食和生活方式，在许多情况下就可以很好地控制常见的胃肠道症状。少吃含有粗纤维的食物或重口味的食物，这些食物会加重胃损伤和胃反酸的情况。不要喝浓茶、少饮酒、少吸烟。建议吃柔软的、容易被消化吸收的食物，但要少吃淀粉类食物，因为会产生气体，让胃部胀气难受。还要养成良好的饮食习惯，坚持每顿饭只吃半饱，少食多餐，给肠胃减轻负担，有助于胃慢慢变好。吃得少了，食物消化得不艰难，胃反酸、打嗝和烧心的症状也会得到改善。

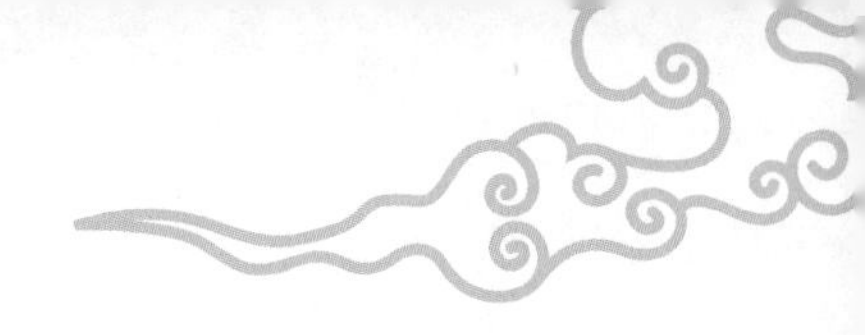

梅核气

“梅核气”这个词可能很多朋友没有听过，但凡是被医生告知得了梅核气的患者，都觉得这个名字太贴切了。什么是梅核气？其实，这个病症是形容咽喉这个地方似有梅核堵塞，咯之不出、咽之不下、时发时止的症状，患梅核气时，虽然咽中有异物感，但是不影响进食。

为什么咽喉没有实体的异物但会有如鲠在喉的感觉呢？这要先从胆讲起，胆囊的功能是帮助胃进行消化吸收，如果这个环节出现问题，胃内容物滞留，反流刺激到横膈上面的食道口时，会引起食道黏膜神经丛的兴奋，而控制食道黏膜的神经丛和控制气道黏膜的神经丛是同一个神经丛，当这个神经丛兴奋的时候，这个位置的黏膜就会分泌很多的黏液，于是咽喉便产生了异物感。因此，梅核气的症状虽然表现在咽喉，但是引起疾病的根本原因还是和胆汁异常分泌有关。

中医学认为，梅核气是一种气结的现象，因情志不遂，肝火过亢，灼伤肺津，肝气瘀滞，痰气互结停聚于咽所致。所以治疗梅核气以疏肝解郁、平肝清火为原则，那么有没有穴位能缓解这个症状呢？

在这里向大家介绍梅核气的快速自诊方法和 2 个特效穴位操作方法。

快速自诊

1. 以咽内异物感为主要症状，但不碍饮食。症状的轻重与情志的变化有关。

2. 检查咽喉各部所见均属基本正常，也可见慢性咽喉炎。

3. 在咽喉外部用揉摩方法可直接观察到病灶状况，这是诊断要点。揉摩时异物感同时消失，这是肯定性诊断。

梅核气应注意与虚火喉痹、咽喉及食道肿瘤相鉴别。觉有异物刺痛感，并觉咽喉干燥，症状与情志变化关系不大；检查时可见咽喉黏膜呈微暗红色，喉底有淋巴滤泡增生，为虚火喉痹。咽喉及食道肿瘤出现吞咽困难，有碍饮食，肉眼检查或 X 光钡剂透视可发现肿瘤。

快速自疗

特效穴位一

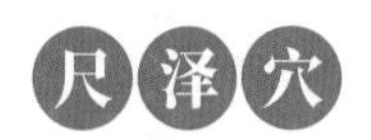

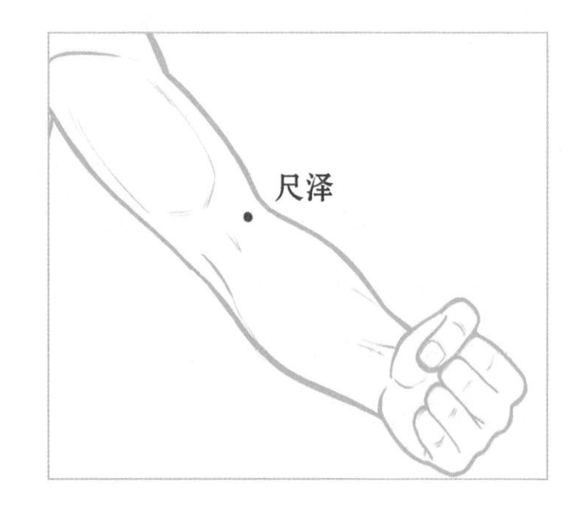

简便取穴

正坐，仰掌握拳并微屈肘，在手肘部内侧中央出现一条粗腱，即肱二头肌腱，其外侧即尺泽穴。

操作方法

肘窝拍痧法

一手除拇指外的四指并拢，力度由轻到重拍击另外一侧肘窝至微微出痧，左右交替进行，每天操作 1 次。第 2 天痧退后，再重复操作。若出痧过多，可隔天左右交替进行。

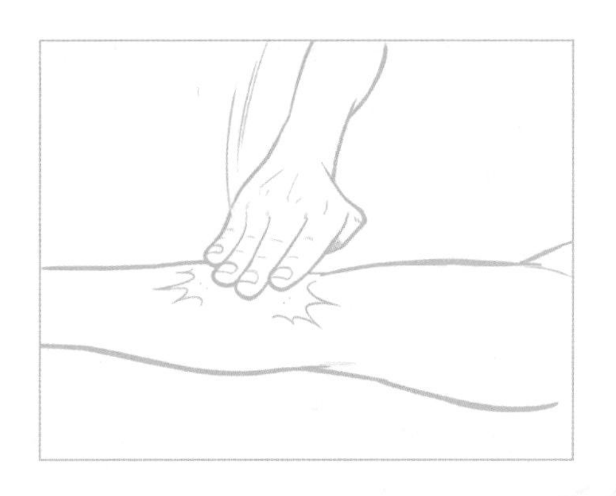

功效说明

尺泽穴位于肘窝中，是手太阴肺经合穴，“合治内腑”，通过拍痧的方式，可达到泻热、清利咽喉的作用，咽喉有异物感的症状也会明显减轻。

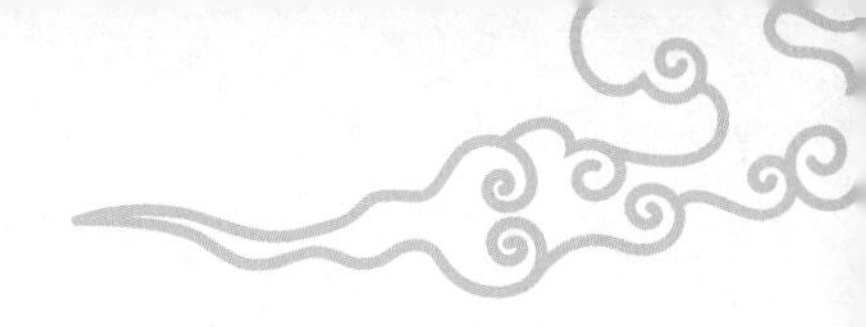

注意事项

拍痧时力度要先由轻而重，然后保持均匀且可耐受的力度。切不可过重，难以耐受，以免损伤局部皮肤，亦不可过轻，否则达不到清泻火热的作用。

特效穴位二

丰隆穴

简便取穴

在找到丰隆穴之前，要先找到犊鼻穴（外膝眼），然后再找与外踝高点水平的解溪穴，将这2个穴位连成一条直线，这条直线的中点，距离胫骨外侧骨边两中指宽处，即丰隆穴，此处也是胫骨前肌肌肉最丰厚的边缘处。

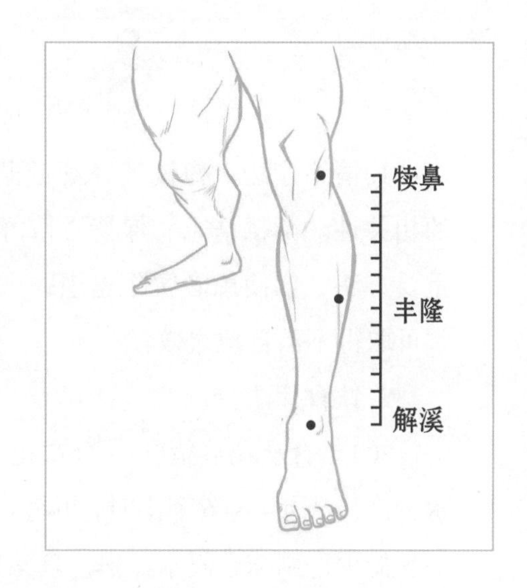

操作方法

点揉丰隆穴

一手拇指放在丰隆穴处，食指、中指放在胫骨对侧，足太阴脾经的路线上，两侧手指用力点下去并揉动，让这股力量能够在腿的深部相互汇聚，持续操作3～5分钟，左右腿交替操作。

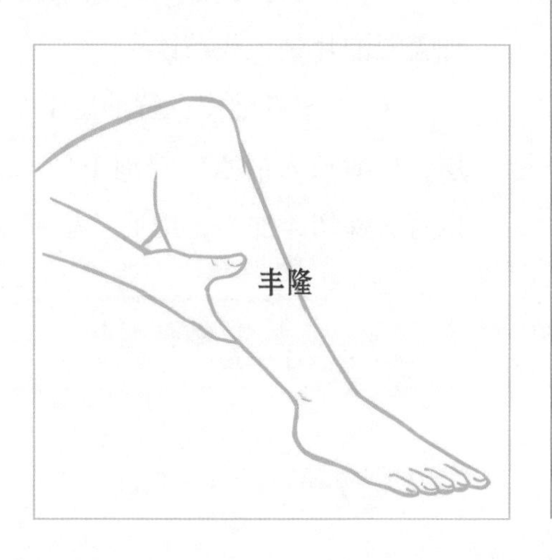

功效说明

梅核气为痰气互结所致，而丰隆穴是足阳明胃经络穴，善调脾胃之气，脾为生痰之源，因此丰隆穴具有健脾祛痰的功效。

注意事项

点揉丰隆穴以出现酸胀感为度。

程医生小贴士

1. 情绪疗法。梅核气好发于青中年女性，其产生与情志不畅有很强的相关性。调畅情志、保持心情舒畅很重要，是不容忽视、提高疗效的重要方法，如使患者解除思想顾虑，保持心情舒畅，或使其移情易性，常可取得不治自愈之效。

2. 饮食疗法。

（1）合欢花蒸猪肝：合欢花（干品）10 ~ 12 克，放入碟中，加清水少许，浸泡 4 ~ 6 个小时，再将猪肝 100 ~ 150 克切片，一起放入碟中，加食盐少许调味，隔水蒸熟，食猪肝。

（2）玫瑰花茶：玫瑰花瓣（干品）6 ~ 10 克，放茶盅内，冲入沸水，加盖浸泡片刻，代茶饮。

（3）葱煮柚皮：鲜柚皮 1 个，在炭火上将外层黄棕色烧焦，刮去表层，然后放入清水中浸泡 1 日，使其苦味析出；再切块加水煮，将熟时以葱 2 棵切碎加入，用油、盐调味，佐膳。

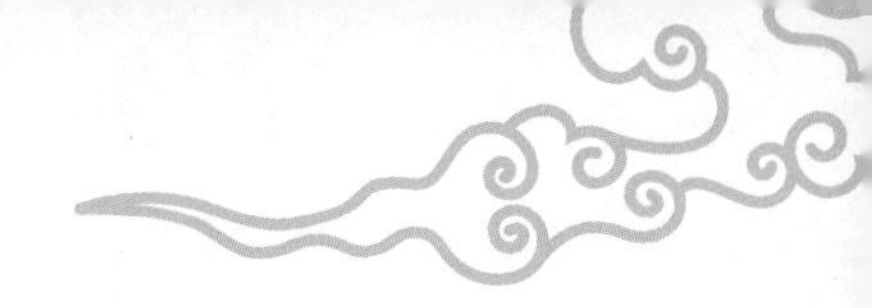

阴痒

阴痒是中医病症名，主要表现为妇女外阴瘙痒，甚则痒痛难忍，坐卧不宁，多伴有白带增多等症状。中医认为阴痒多是湿热下注的表现，现代医学认为阴痒主要是由阴道炎、外阴炎等炎症疾病导致。阴痒对于大多数患者来说都是一个难言之隐，痒的症状容易让人心情焦虑、烦躁，严重影响日常学习、工作。

对于难言之隐的阴痒症状有什么方法可以防治吗？确实有，如果仅是出现阴痒、疼痛的症状而没有严重的皮肤问题，我们可以通过刺激特效穴位的方法缓解症状。

下面给大家介绍阴痒的快速自诊方法和 2 个特效穴位按摩方法。

快速自诊

1. 有日常疏于养护，不节史，或有外阴、阴道炎病史。

2. 阴部瘙痒，或如虫行状，奇痒难忍，坐卧不宁，甚至灼热、疼痛，波及肛门周围，兼带下量多、臭秽。

在临床中阴痒应注意与股癣和湿疹相鉴别。股癣是发生于股内侧及会阴部皮肤真菌感染所致的体癣，病灶呈堤状，清晰可见，表面有鳞屑，有明显的炎症改变，阴痒则无明显的堤状皮损。湿疹的皮肤病变分布呈对称性，易复发，水洗或食鱼腥虾蟹，可能使病情加重，且可以发生在全身任何部位，阴痒无以上特点。

快速自疗

特效穴位一

大敦穴

简便取穴

取坐位，足大趾末节外侧，距趾甲角 0.1 寸处，即在足大趾趾甲缘的内侧缘和下缘分别画一垂直线和水平线，两线的交点处，即大敦穴。

准备材料

75% 酒精棉球、测血糖用的采血针、干棉球。

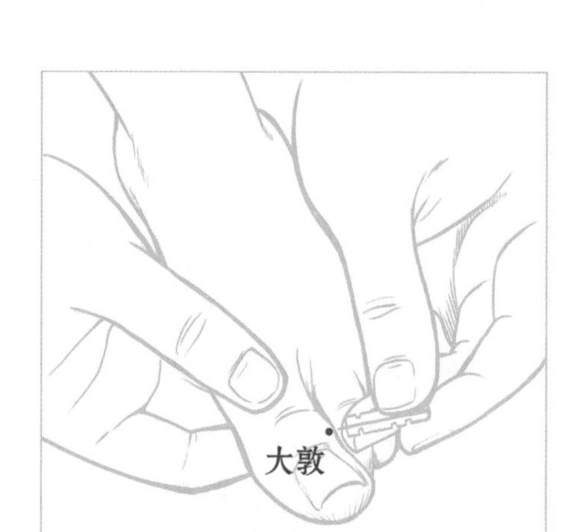

操作方法

大敦穴刺血

1. 点刺前用推、揉、挤、捋等方法，使大敦穴局部充血，再用 75% 酒精棉球消毒穴位。

2. 一手固定被刺部位，另一手持采血针，对准大敦穴快速刺入并迅速出针，挤出适量血液或黏液，用酒精棉球擦拭，再用干棉球按压 3 ～ 5 秒。

功效说明

大敦穴为足厥阴肝经的井穴，足厥阴肝经循行过程中联系阴器，其主治病候包括阴道瘙痒，大敦穴刺血可通过清泻肝经湿热，达到止痒的目的。

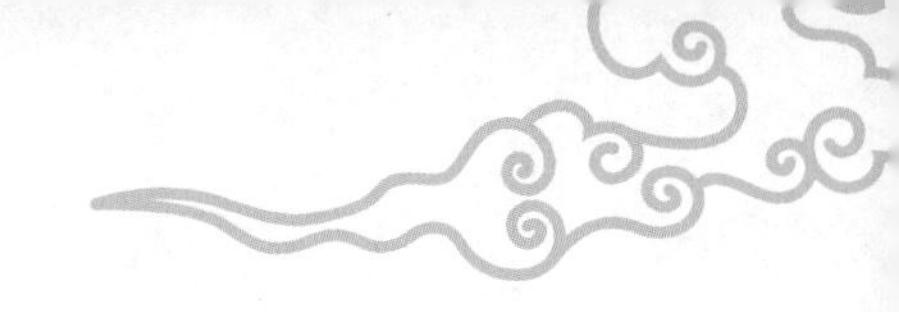

注意事项

点刺大敦穴出血手法宜轻，不宜过重，以免过度损伤皮肤。点刺后，2个小时之内不可碰水，以免引起点刺部位不适。

特效穴位二

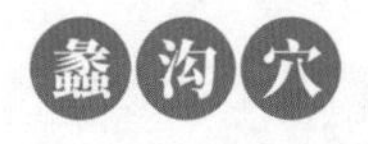

蠡沟穴

简便取穴

取坐位，将一手拇指置于同一侧的内踝尖，并在小腿内侧触摸，可摸到一个骨头，即胫骨，沿着胫骨向上推，在胫骨内侧髁后下方可触及一凹陷，即阴陵泉穴。横指同身寸法，食指、中指、无名指、小指四指并拢，以中指中节横纹处为准，宽度为3寸；食指、中指、无名指三指并拢，宽度为2寸，在阴陵泉穴与内踝尖的连线上，于内踝尖上放四指与三指即5寸，是为蠡沟穴。

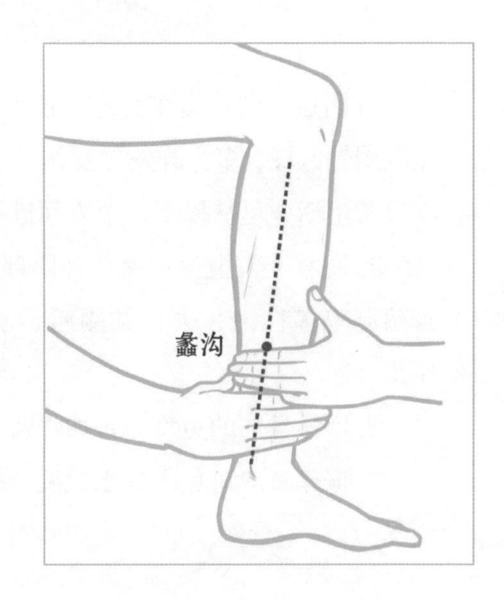

操作方法

蠡沟穴区刮痧

取砭石或水牛角作为刮痧器具，利用指力与腕力使刮痧器具与皮肤之间呈约45度夹角，在蠡沟穴区自上而下轻刮，以皮肤微红，出现少量瘀斑为度。

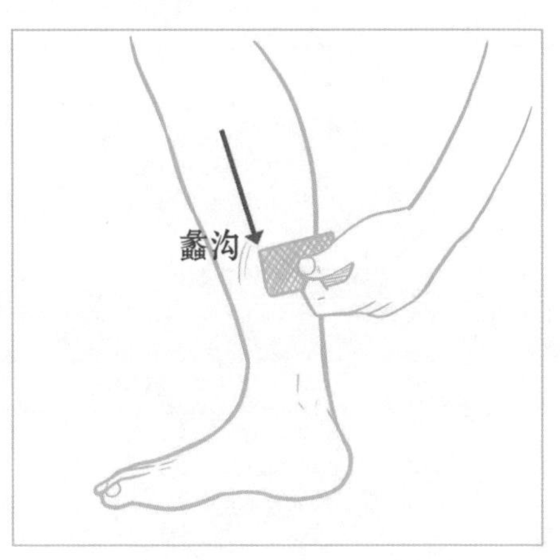

功效说明

蠡沟穴为足厥阴肝经穴位，可通过清泻肝经湿热，达到止痒的作用。

注意事项

蠡沟穴在胫骨面上，刮痧时轻轻刮拭即可，切勿过重。

程医生小贴士

外阴瘙痒的位置多分布在阴蒂、小阴唇，也可波及大阴唇、会阴甚至肛周等区域，多为阵发性发作，也可为持续性的发作，一般夜间加剧，在日常生活中可从以下几个方面进行预防调护。

1. 注意个人卫生：保持外阴部清洁，穿过的内裤、用过的毛巾要用抑菌肥皂多搓洗，去公共厕所、游泳池、浴室等场所要注意预防交叉感染。

2. 增强身体的免疫力：加强营养，锻炼身体。

3. 瘙痒者应避免肥皂水烫洗和搔抓等强刺激损伤。

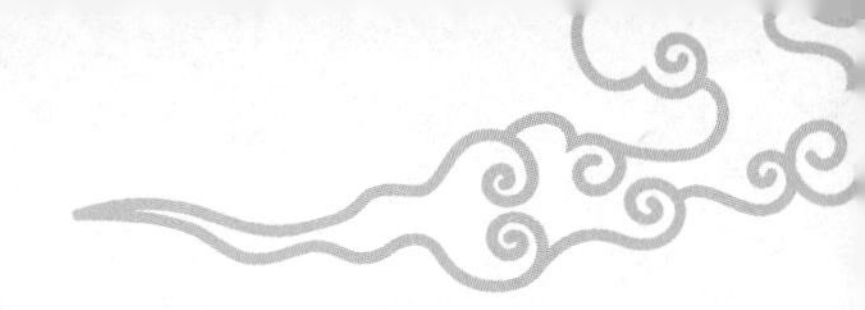

乳腺增生

乳腺增生是乳腺正常发育和退化过程失常导致的一种在临床上常见的良性乳腺疾病。乳腺增生既不是肿瘤也不是炎症，而是由内分泌系统紊乱，也就是雌激素、孕激素分泌失衡而导致的乳腺腺体增生。乳腺增生多发生于 25 ～ 50 岁女性，主要表现为乳房有肿块、疼痛。

中医认为，乳腺增生是有形之痰与无形之气结聚的结果。如果乳房能摸到有形的结节，那多为有形之痰所致；如果只是乳房周期性胀痛，多是气郁引起，两者往往同时出现，痰气互结是乳腺增生的基本病机，所以在治疗上往往采用化痰、理气、散结等方法来缓解症状。

下面向大家介绍乳腺增生的快速自诊方法和 2 个特效穴位按摩方法。

快速自诊

1. 好发于 25 ～ 50 岁的女性，因为这个年龄段是女性性机能最旺盛的时期。其主要症状为乳腺胀痛，可同时累及双侧，但以一侧偏重为多。

2. 月经前乳腺胀痛明显，月经过后即见减轻并逐渐停止，下次月经来前疼痛再度出现，可触及肿块或结节，伴有触痛。

3. 由于病因是身体内分泌功能紊乱，故除乳房方面的症状，还可出现月经不规律、脾气暴躁、易出汗等症状。

乳腺癌和乳腺增生不是同一种疾病，可是在现实当中有很多女性得了乳腺增生之后，马上就联想到乳腺癌，整日魂不守舍，担惊受怕。乳腺癌形成的肿块，质地一般较为坚硬，而且肿块大多数是单侧出现，还会导致皮肤出现变化，比如乳房皮肤呈橘皮样改变。乳腺癌的症状表现比乳腺增生严重，一旦发现异常，建议专科检查诊断。

快速自疗

特效穴位一

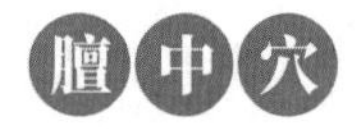

膻中穴

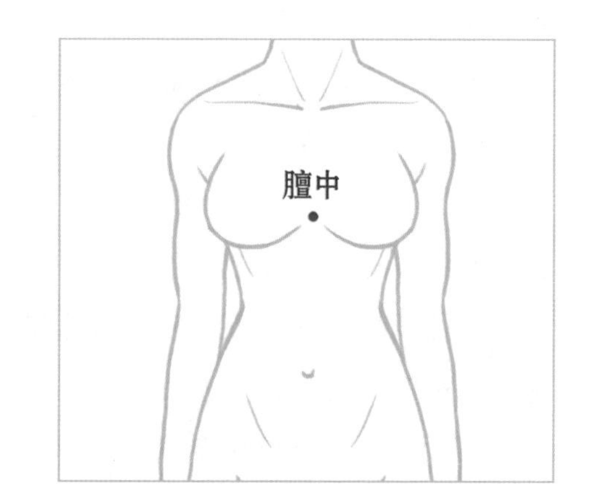

简便取穴

膻中穴位于胸部正中，两乳头连线中点处。

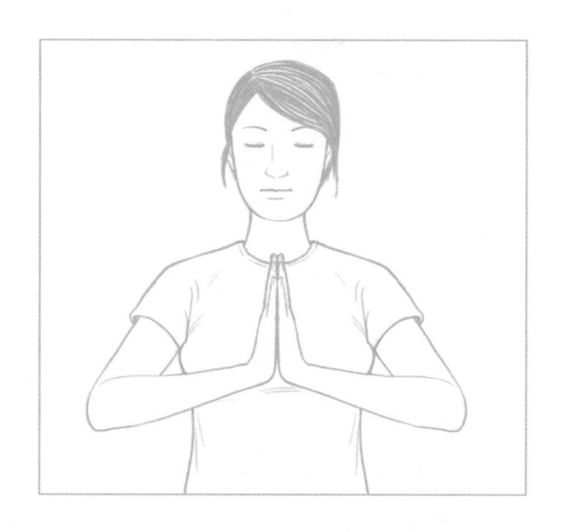

操作方法

取站立位，双手合十，将双掌大鱼际侧面顶在胸口膻中穴上，然后上下摩擦，速度由慢到快，持续 10 ~ 15 分钟，以局部微微发红发热为度。

功效说明

膻中穴在乳腺局部，具有较好的疏理局部气机、调畅气血的作用。

注意事项

双掌在胸前做摩擦时，力度要持续有力、具有渗透感。

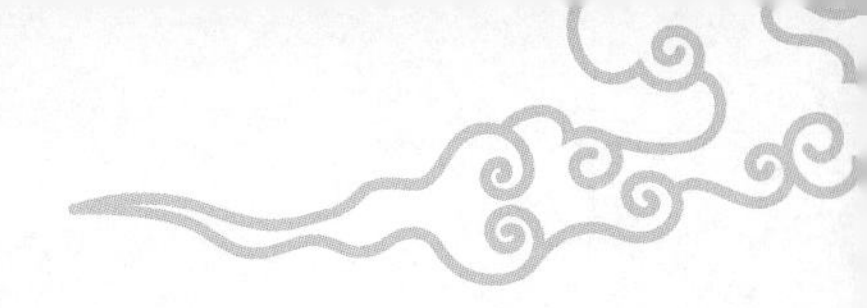

特效穴位二

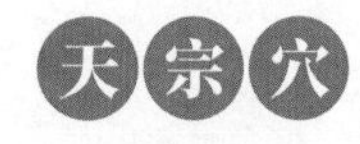

天宗穴

简便取穴

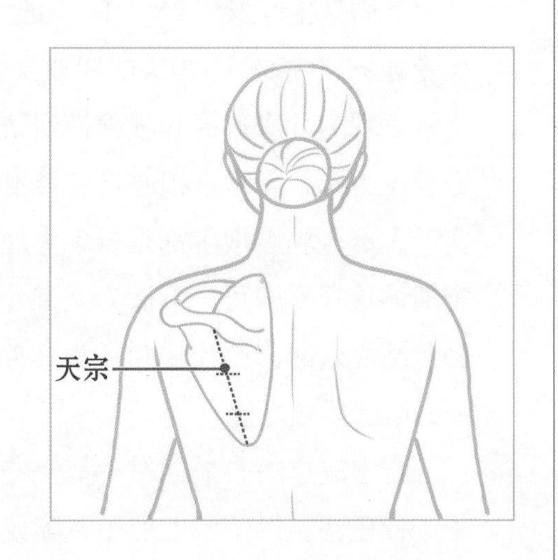

取坐位，以一手触摸肩胛骨区，可触摸到一个左右走行的骨头，即肩胛冈。肩胛骨的底端可摸到一个钝角，即肩胛骨下角。从肩胛骨下角引一条垂线到肩胛冈，两者之间连线的上 1/3 与下 2/3 的交点处，即天宗穴。

操作方法

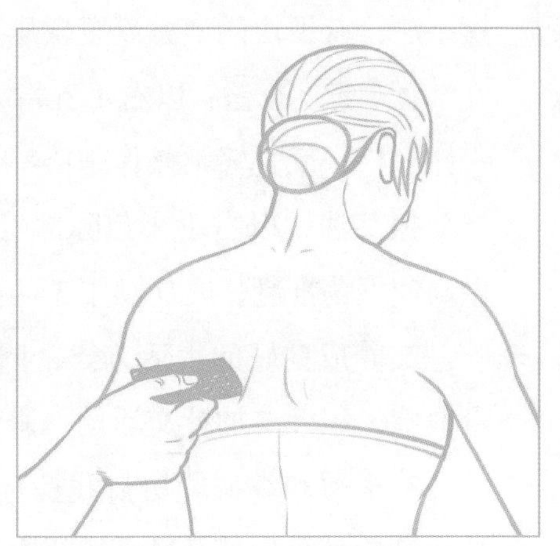

天宗穴区刮痧

在天宗穴到肩胛冈的区域涂抹适量的刮痧油，用刮痧板由上到下、自内向外，从肩胛冈刮到肩胛骨下角，以出现红色痧点为度，左右肩交替操作。每次刮痧的时间间隔以痧点消失为度。

功效说明

天宗穴具有较好的活血通络、消肿止痛的作用。其位于乳腺在背部的投影区内，有助于乳腺增生肿块的消散。

注意事项

天宗穴下为片状的肩胛骨，刮痧时宜轻轻刮拭，以免造成局部疼痛不适。

程医生小贴士

乳腺增生好发于 25 ～ 50 岁的女性，青春期和绝经后女性也有发生，当今大城市 50% ～ 70% 的职业女性都有不同程度的乳腺增生。乳腺增生常表现为乳房疼痛和乳腺摸到结节，其危害并不在于疾病本身，而是心理压力，患者常常担心自己会不会患了乳腺癌或以后会变成癌。但事实上大部分乳腺增生都是属于生理性增生，不会癌变，不用过于担心，定期体检观察即可。下面为大家介绍 3 种具有疏通经络、调和气血、消肿散结之效的家庭疗法和一些日常调护建议，以帮助女性朋友们驱走疼痛，解除后顾之忧。

1. 家庭疗法。

揉压法：以手掌上的小鱼际或大鱼际着力于患部，在胀痛处施以轻揉手法，有硬块的地方反复揉压数次，直至肿块柔软为止。

揉、捏、拿法：以右手五指着力，抓起患侧乳房部，施以揉捏手法，一抓一松，反复轻柔操作 10 ～ 15 次。

振荡法：以右手小鱼际部着力，从乳房肿结处，沿乳根向乳头方向做高速振荡推赶，反复操作 3 ～ 5 遍，至局部有微热感出现，效果更佳。

2. 养成良好的生活方式，调整好生活节奏，保持心情舒畅。坚持体育锻炼，积极参加社交活动，避免和减少精神、心理紧张因素。

3. 学习和掌握乳房自我检查方法，养成每月 1 次的乳房自查习惯。自查最佳时间为月经过后或两次月经中间，此时乳房比较松软，无胀痛，容易发现异常；已绝经的妇女可选择每月固定的时间进行乳房自查。自查中如发现异常或与以往不同的体征，应及时到医院就诊。

4. 积极参加乳腺癌筛查或每年进行 1 次乳腺体检。

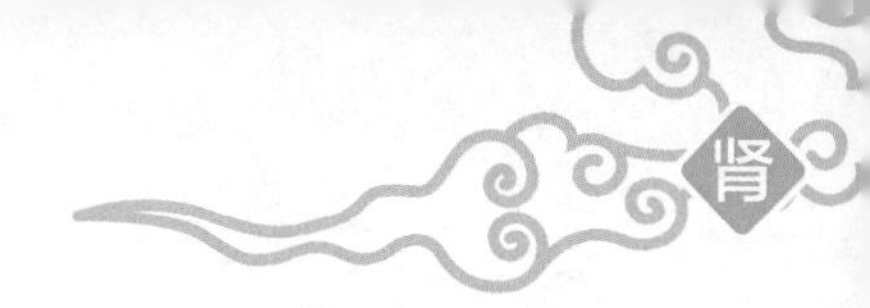

肾虚腰痛

腰为肾之府，腰膝酸软、腰痛是肾虚的典型表现。但肾虚腰痛与腰椎间盘突出、坐骨神经痛、梨状肌损伤等引起的腰痛不同，肾虚腰痛不以骨骼、肌肉、神经的病变为主要发病症状，肾虚腰痛可归纳为腰肌劳损的范畴。肾虚腰痛作为一种较为常见的病症，特别好发于中老年人。随着年龄的增长，人体后背部纵行的竖脊肌群和横行起到固定约束作用的下后锯肌肌肉附着力量变得相对不足，于是在腰部用力时易出现腰肌劳损。还有很多人是因为过度使用腰部力量而造成腰肌劳损，比如久站、久坐造成的腰部肌肉劳损。

我们理解了为何将肾虚腰痛的性质归纳为腰肌劳损的范畴后，有什么方法能帮助改善此类腰部疼痛问题呢?

在这里教给大家肾虚腰痛的快速自诊方法和 2 个特效操作方法。

快速自诊

1. 腰部酸痛或胀痛，部分刺痛或灼痛。

2. 劳累时疼痛加重，休息时减轻；适当活动和经常改变体位时疼痛减轻，活动过度又加重。

3. 不能坚持弯腰工作。常被迫以不时伸腰或拳头击腰缓解疼痛。

4. 腰部有压痛点，多在骶棘肌处、髂嵴后部、骶骨后骶棘肌止点处或腰椎横突处。

5. 腰部外形及活动多无异常，也无明显腰肌痉挛，少数患者腰部活动稍受限。

腰肌劳损是局部软组织的损伤，而腰椎间盘突出症是腰椎间盘突出压迫神经导致的病症，临床中应该注意鉴别。腰肌劳损的疼痛局限在腰部，而腰椎间盘突出症会有疼痛放射到臀部、大腿、小腿或是脚的症状；轻微的腰椎间盘突出症可能疼痛只会放射至臀部，通过卧床休息、睡硬板床、理疗热敷或者牵引可以缓解，而腰肌劳损仅通过休息就可以缓解。

快速自疗

特效方法一

腰骶部摩擦法

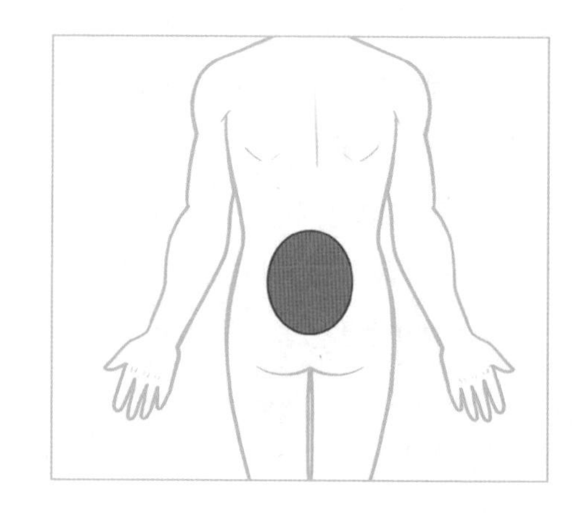

施术部位

直立体位，双手摸到自己的肋骨，水平向后置于与脊柱相交的位置，从此处往下到骶骨之间的区域就是施术部位——腰骶部。

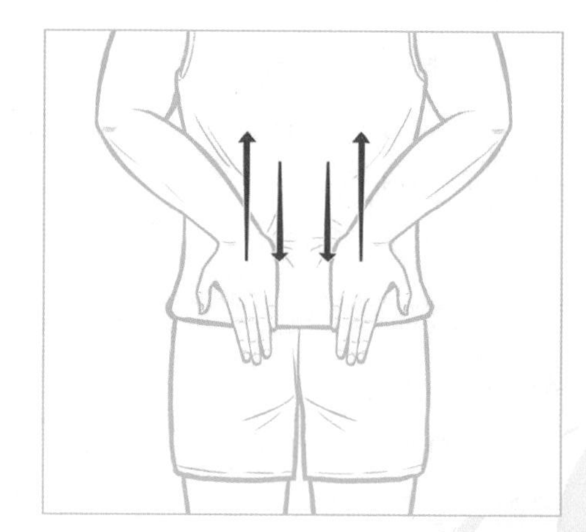

操作方法

操作时保持直立体位，找到腰骶部后，将双手纵行放在腰骶部区域，沿着腰到骶骨进行上下摩擦。

功效说明

该方法通过顺着纵行的肌肉上下摩擦，产生温热刺激，达到松解纵行肌群的效果。

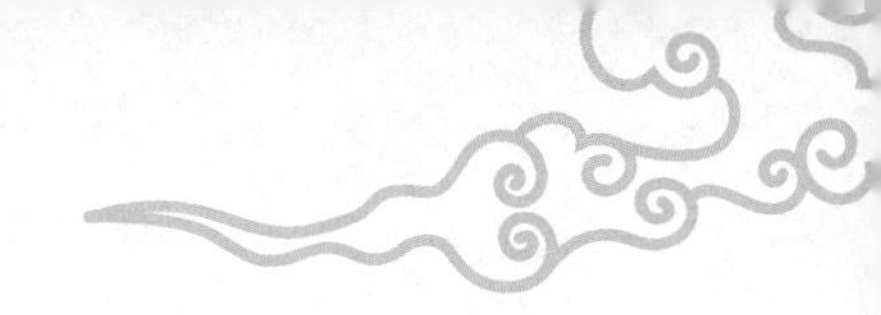

注意事项

摩擦时力度要持久、有渗透感，以产生温热刺激作用。

特效方法二

腰部摩擦法

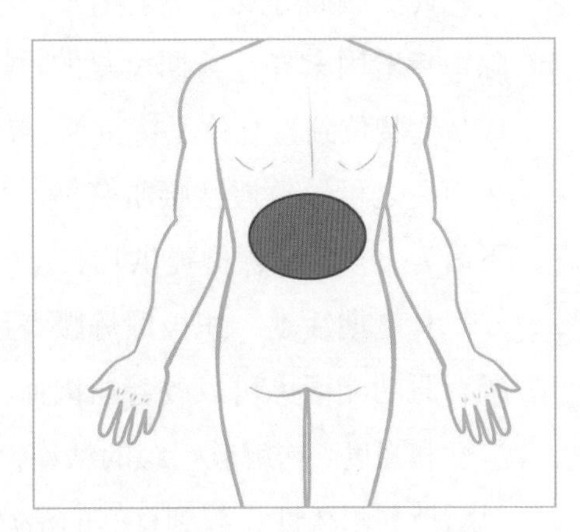

施术部位

直立体位，吸气，在系腰带处的上方可以摸到弹动的软骨头，将拇指置于其上按住，其余四指平行放在腰两侧，四指下便是施术部位——下后锯肌。

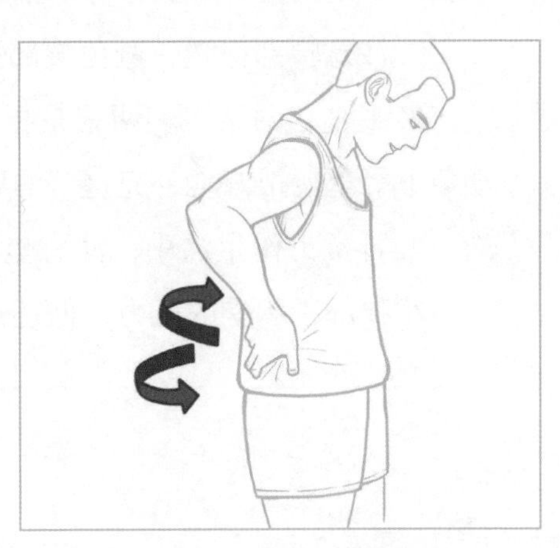

操作方法

按上述方法找到下后锯肌后，将温热的手掌放在这两块肌肉上，在腰的侧面进行快速持续的横向摩擦，以出现温热感为宜，反复操作数次。

功效说明

下后锯肌像两块胶布附着在后背部的纵行肌群上，对纵行肌群起到了稳定和加固的作用，并且这两块肌肉的内侧正好对应人体的肾脏，因此对肾也起到了较好的保护作用。对这两块肌肉施以柔和、持久、温热的刺激，能起到较好的补益作用。

注意事项

摩擦时力度要持久、有渗透感，以产生温热刺激作用。

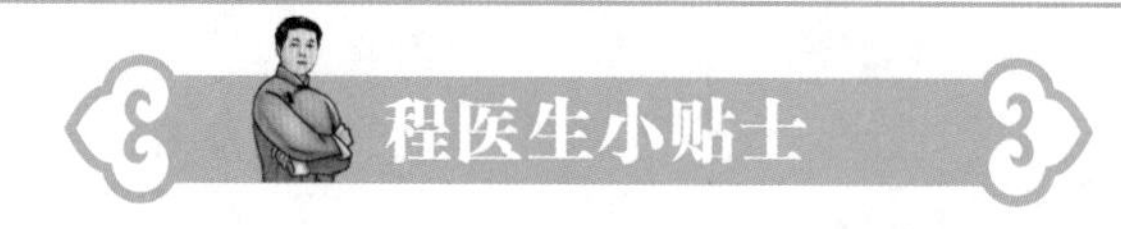

此类腰痛好发于中老年人、体力劳动者、运动员和久坐、久站人群。除了年龄因素外，长期反复的过度腰部运动及过度负荷，如久坐、久站或从弯腰位到直立位手持重物、抬物，均可使腰肌长期处于高张力状态，久而久之可导致慢性腰肌劳损。预防腰肌劳损，注重日常调护很重要，下面为大家日常保健提供几点建议。

1. 定期活动，积极锻炼腰背肌，以减少腰椎的慢性损伤。适当进行腰背肌功能锻炼可以改善肌肉血液循环，促进新陈代谢，增加肌肉的反应性和强度，松解软组织的粘连，纠正脊柱内失衡，提高腰椎的稳定性、灵活性和耐久性，起到良好的治疗与预防腰肌劳损的作用。

2. 注意腰部保暖，避免腰部受凉，不宜用电扇或空调直吹腰部。

3. 多食“两素”。两素是指维生素和纤维素。牛奶、米糠、麸皮、胡萝卜等都能很好地补充这“两素”，可多食用此类食物。

4. 日常工作生活中，注意坐姿。坐的时候在腰部放一个靠垫，可适当减小腰部所承受的压力，但还是应尽量避免久坐不动。

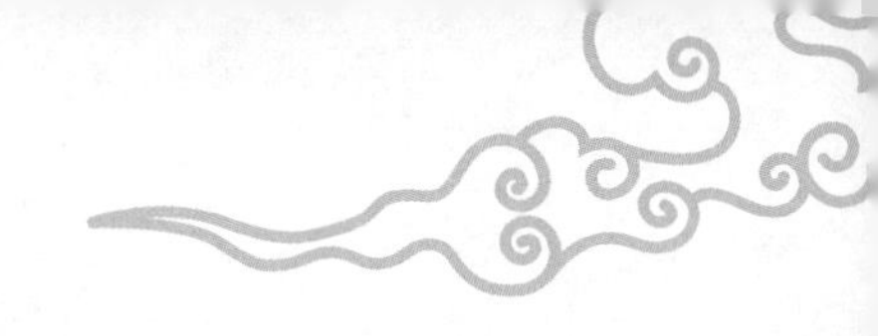

漏尿

漏尿是指膀胱内的尿不能控制而自行流出，可发生于各年龄组的人群，以老年人及产后妇女最为多见。漏尿的产生与身体中一组肌肉群的松弛有关，这组肌肉群位于骨盆下。当我们直立时，骨盆下面无骨骼支撑，只能依靠骨盆下的八块肌肉像网兜一样兜住盆腔底部及腹腔内的脏器，起着稳定、固定作用。这组肌肉称为“盆底肌”。在某些特殊情况下，比如女性的生产过程中，如果胎儿过大对盆腔造成了挤压，就会导致盆底肌过度牵拉而松弛。胎儿分娩以后，这些肌肉还处于松弛状态的话便不能起到稳定脏器组织的作用，可能会出现脏器下坠的情况，也就容易出现漏尿的现象，同时还会导致便秘的发生。老年人的漏尿也是如此，当肌肉开始慢慢松弛，脏器便会下坠，所以也很容易出现老年性的盆底肌松弛，造成老年性漏尿。对于这种漏尿在日常生活中该如何自我诊断和进行自我穴位养生保健呢?

下面向大家介绍防治盆底肌松弛引起漏尿的 2 个特效操作方法。

快速自诊

1. 老年人及产后妇女最为多见，患者一般有分娩、生产史。
2. 由于尿道外括约肌损伤或缺陷，导致尿液持续性从尿道流出。
3. 膀胱内不能储存尿液，患者在站立时尿液全部由尿道流出。

漏尿是指尿液失去控制，不随主观意志而随意流出，通常白天和夜间无明显区别。此症应与遗尿相鉴别，遗尿通常指小儿在熟睡时不自主地排尿，也有少数患者遗尿症状持续到成年期，患者除夜间尿床外，日间常有尿频、尿急或排尿困难、尿流细等症状。

快速自疗

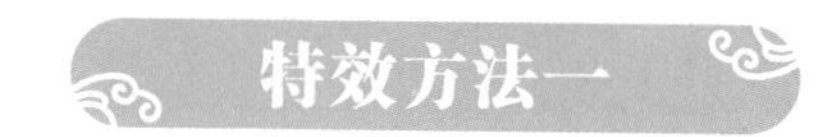

凯格尔训练法

操作方法

采取仰卧位，两脚分开与肩同宽，屈膝，试着像憋尿一样做提肛缩阴的动作，当尿道与肛门的肌肉收缩时，骨盆肌肉也会跟着紧绷。每次持续收缩3秒钟，放松3秒钟，重复10次。每天坚持做，便能够逐渐增加肌肉收缩次数及收缩强度。

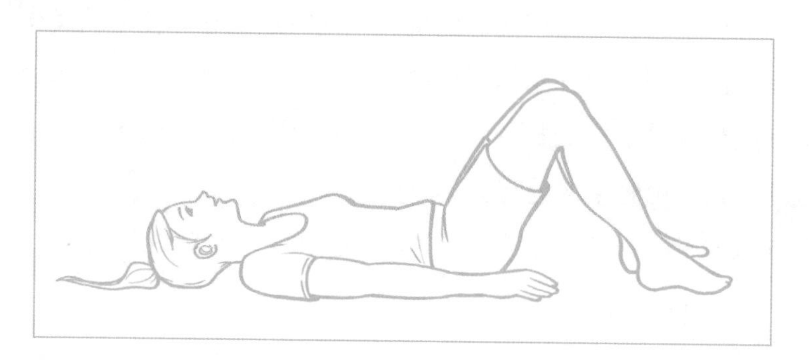

功效说明

通过提肛缩阴的训练可以提高盆底肌肉的紧张力，提高肌力，对于改善漏尿有较好的帮助。

注意事项

每次训练结束后，要休息大概30秒，让肌肉松弛下来，以免肌肉过度紧张，否则很容易引起收缩痉挛，造成不必要的损伤。

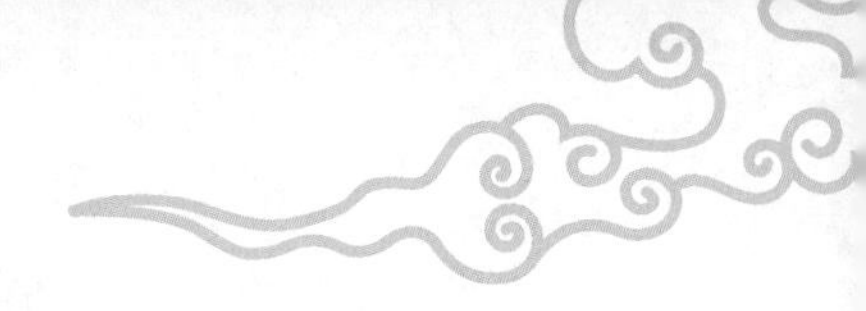

特效方法二

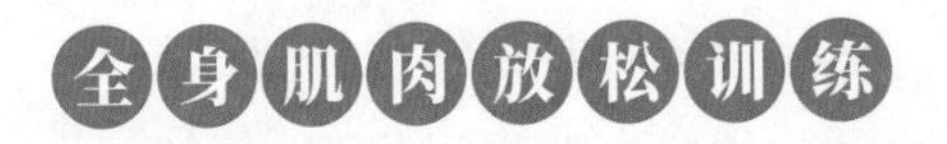

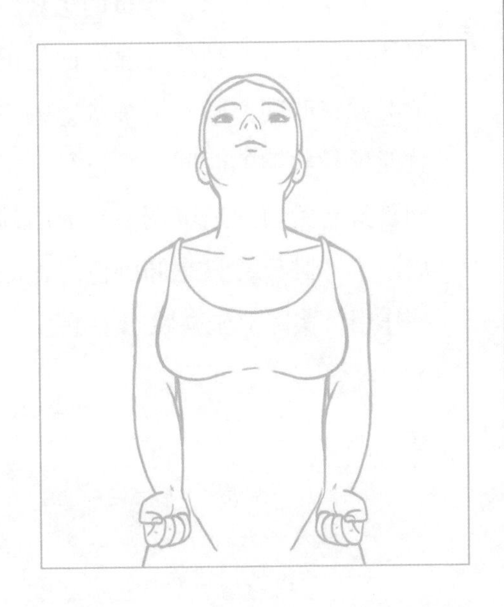

操作方法

双手握拳，双臂夹住两腋，垂直向后顶到极限，头向后仰到极限，腰部使劲，足跟微微上提，这时深吸一口气，注意吸气的过程中，要挺胸收腹，然后屏住呼吸，默默数 10 秒，同时做提肛动作。

功效说明

通过此方法可以改善头部供血，放松全身的肌肉，同时可增强骨盆肌的肌力，增强其稳定内部脏器的作用。

注意事项

此方法适合相对较年轻且身体比较健康的患者，老年患者在操作中应避免深吸气和屏住呼吸的动作。

程医生小贴士

由于盆底肌松弛引起的漏尿，可发生于各年龄段的人群。针对此原因引起的漏尿，最主要的两点是控制体重和进行盆底肌锻炼，尤其是坚持进行前面教给大家的凯格尔训练法。

对于盆底肌松弛严重的患者，在做凯格尔训练法的时候可能会出现坚持不了 3 ~ 5 秒的情况，这是正常的，刚开始做的时候可根据自己的情况调整时间。随着训练次数的增多，盆底肌的肌力会慢慢增强，自然就能延长收缩的时间。在进行自我训练的时候，大家可根据症状的轻重和自身年龄情况适度调节每天的训练次数。理论上凯格尔训练的姿势不局限于仰卧位，只是仰卧位时盆底肌处于比较松弛状态，可以更好地发挥作用，实际上坐立状态下也可以进行此训练。

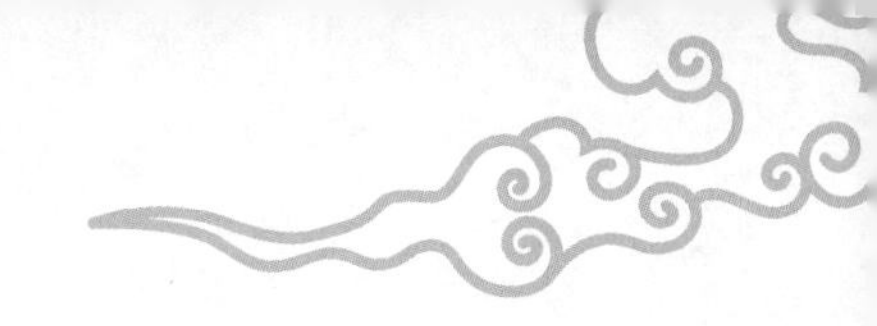

尿频

正常成人白天排尿4 ~ 6次，夜间0 ~ 2次，排尿次数明显增多则称为“尿频”。尿频既可以是生理性、神经性、精神性的，也可以是许多疾病的症状之一。导致尿频的原因较多，包括炎症、异物、精神因素、病后体虚、寄生虫病等。很多中老年朋友都有尿频的困扰，而且年纪越大这种尿频的症状越容易出现。男性尿频多因前列腺肥大、前列腺炎症引起；女性尿频则多因子宫肌瘤、盆腔积液、盆腔炎症等刺激引发；还有些患者因做过手术，损伤了盆腔底部的肌肉、神经，也会出现尿频、尿急的症状。

尿频虽然不是危重疾病，但也会严重困扰人们的日常工作，影响休息。

下面教给大家尿频的快速自诊方法和2个防治尿频的特效穴位。

快速自诊

1. 因饮水过多、精神紧张或气候寒冷引起的排尿次数增多属正常现象，其特点是每次尿量不少，也不伴随尿频、尿急等其他症状。

2. 尿频而每次尿量少，多伴有尿急和尿痛，尿液镜检可见炎性细胞，属于炎症性尿频。

3. 尿频而每次尿量少，不伴有尿急、尿痛，尿液镜检无炎性细胞，属于神经性尿频。

4. 大家在即将上火车、登机、外出或考试前习惯小便一下，可尿后很快又有了尿意，这是精神作用的结果。精神紧张或与排尿相关的神经病变均可引起神经系统的反射紊乱，出现尿频的症状，这属于心因性尿频。

若出现排尿次数增多而每次尿量不少，全日总尿量增多则属于糖尿病多尿的特点，糖尿病实验室检查表现为血糖高、尿糖高，不典型病例需做糖耐量试验方可确诊，应注意鉴别由糖尿病引起的多尿。

快速自疗

特效穴位一

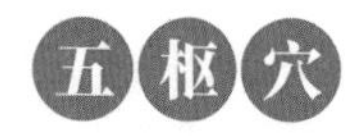

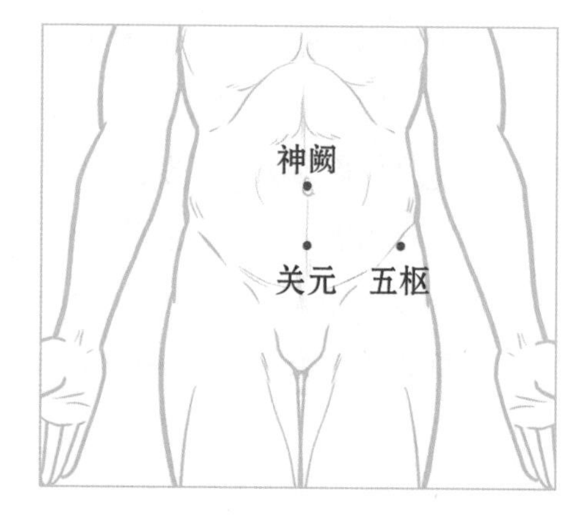

简便取穴

找到髂前上棘，即髂骨前面的骨性隆起，用手指往这个骨头内侧一抠，便是五枢穴所在位置。

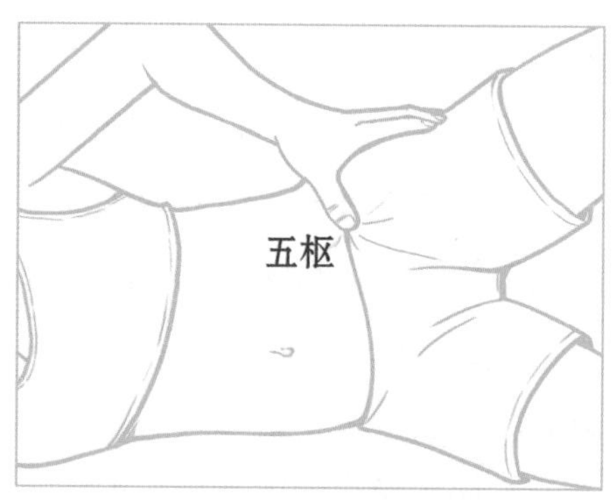

操作方法

用一手拇指指端点按五枢穴，力度由轻到重，并保持一定的力度点按5 ~ 10秒，再顺时针揉10 ~ 15秒，反复操作30 ~ 50次，每天2 ~ 4次，点揉时以五枢穴处有明显的酸胀感为宜。

功效说明

点揉或掐五枢穴，有助于缓解盆腔内的腹压，调节腹部压力的变化。

注意事项

如果腹部处于高张力状态，即触诊发现肚子很胀，皮肤很紧张，此时腹

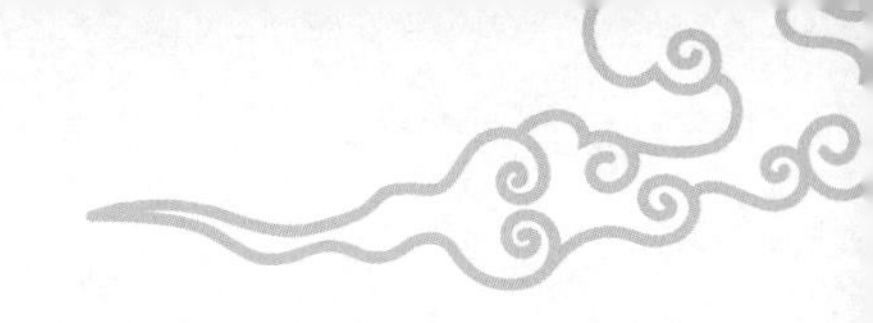

腔内压强比较大，会过度刺激盆腔内的神经和储存尿液的膀胱，从而出现尿频症状。点揉五枢穴对于改善有此种体征表现的尿频症状效果尤为明显。

特效穴位二

肾俞穴

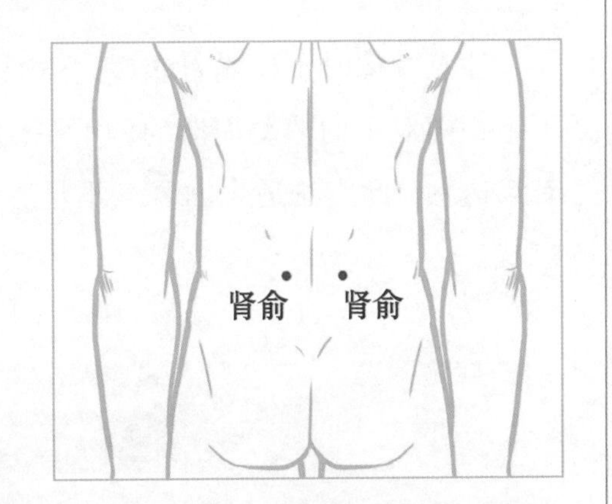

简便取穴

肾俞穴位于第 2 腰椎棘突左右旁开 1.5 寸处。

定位第 2 腰椎时，首先将双手放在系皮带位置的侧面，能摸到侧面有一个不规则形状的骨头，找到骨头的最高点，此点的平行线与背部脊柱的交叉点为第 4 腰椎棘突的位置，从第 4 腰椎棘突依次向上，可找到第 2 腰椎棘突。

定位 1.5 寸时，首先找到分布在上背部的肩胛骨的内侧缘，肩胛骨内侧缘与脊柱之间的距离为 3 寸，一半即是 1.5 寸。

操作方法

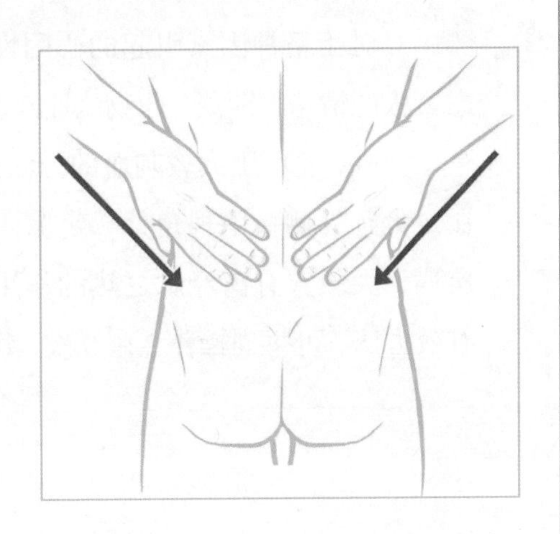

1. 先将双手手心搓热，双手相对搓动至少 1 分钟，使掌心发烫为宜。

2. 然后迅速将掌心贴在肾俞穴处，使温热的感觉瞬间放散到毛孔中。再将双手沿着脊椎和臀部之间的方向（约呈 45 度角）快速擦动，频率保持在 80 ~ 100 次 / 分，坚持 3 ~ 5 分钟。

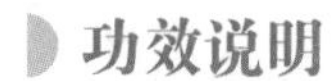

功效说明

通过在肾俞穴摩擦产生温热的刺激作用，可起到振奋人体正气的效果，从而改善尿频。

注意事项

注意摩擦时不要隔着衣服，掌心要紧贴肾俞穴，在操作中应使该处的皮下组织随双手的擦动而滑动，不要仅在皮肤表面摩擦，力度要适中、持久、有渗透感。此方法适合因肾气不足影响正常尿液的形成和排泄而导致的尿频症状。

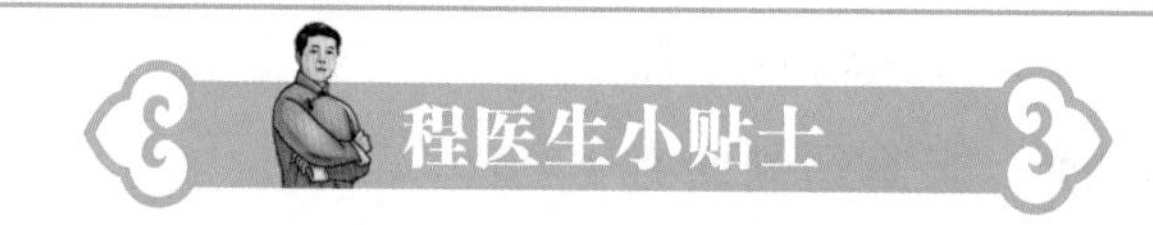

日常生活中，有尿频症状的患者，可从以下三个方面进行调理。

1. 生活方式调节。平时注意外阴清洁卫生和性生活卫生，注意休息，加强饮食调护，饮食要均衡，营养丰富，多吃鱼、肉、蛋及新鲜水果和蔬菜，忌食辛辣刺激的食物。

2. 运动调节。多参加锻炼，提高机体抵抗力。

3. 对于精神因素引起的心因性尿频，患者要疏解精神压力，缓解焦虑紧张的情绪，针灸、药物、耳穴刺激结合心理疏导对此类尿频有帮助。

此外，还可用大敦刺血的方法改善尿频。大敦为足厥阴肝经的井穴，在足大趾外侧指甲根角处。足厥阴肝经上行至前阴，治疗下焦及前阴部疾病，大敦穴有泻经脉之热的作用，因此大敦刺血也是居家改善尿频的有效方法，可每周操作 2 ～ 3 次，每次出 2 ～ 3 滴血即可，左右交替进行。

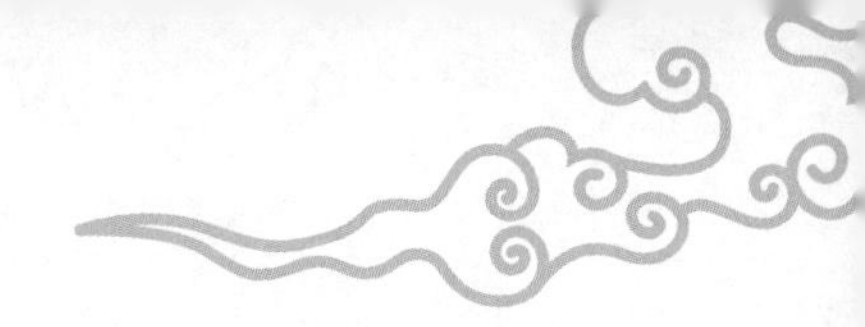

多囊卵巢综合征

卵巢是女性特有的器官，其主要功能是排卵、分泌性激素。多囊卵巢综合征是一种女性内分泌及代谢障碍疾病，其发生与卵巢内分泌功能失调，导致内分泌障碍及月经异常密切相关。多囊卵巢综合征主要的症状是月经周期紊乱、月经稀少、毛发旺盛、皮肤粗糙长有痤疮、肥胖、便秘、睡眠障碍等，青春期女性是该综合征的好发人群。若未及时发现多囊卵巢综合征并予以治疗，容易影响女性子宫和卵泡发育，甚至可能影响生育功能。

因此，及时发现多囊卵巢综合征至关重要。如果女性在青春期出现了痤疮，尤以口唇周围和下颌位置为主，以及伴有便秘、月经周期紊乱、毛孔粗大、汗毛浓密等情况，就要警惕多囊卵巢综合征，及时去医院做相关检查。

在生活中有什么防治多囊卵巢综合征方法吗？在这里给大家介绍多囊卵巢综合征的快速自诊方法和 2 个特效穴位按摩方法。

快速自诊

青春期、生育期患者多表现为月经异常、多毛、痤疮、不孕等。当出现这些症状时，应该警惕是否患有多囊卵巢综合征。

快速自疗

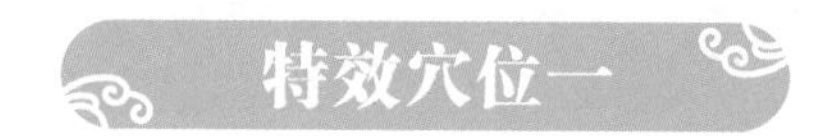

腹结穴

简便取穴

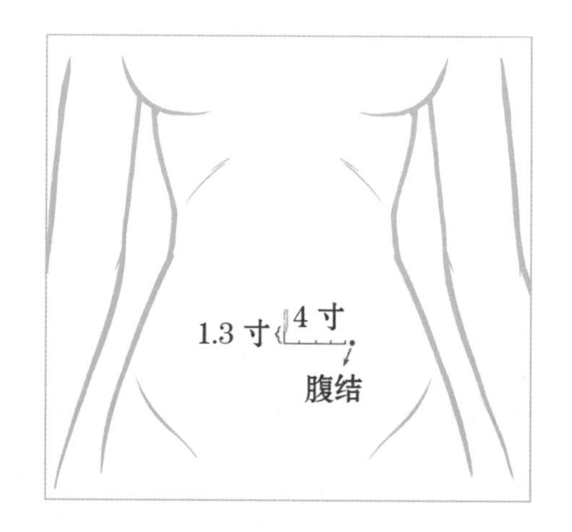

取仰卧位，找到肚脐正中，从肚脐正中向左旁开 4 寸（乳头到前正中线的距离为 4 寸）做个标记，再往下 1.3 寸（约一个半拇指指间关节的宽度），用一手食指、中指仔细触摸，能感觉到一个明显的结节，略加按压会出现明显的疼痛感，此处即腹结穴。

操作方法

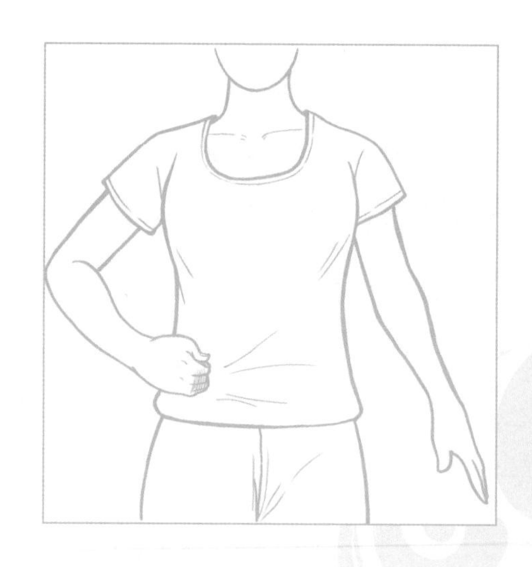

震颤腹结穴

1. 将一手食指、中指、无名指、小指四指并拢，对准腹结穴由浅入深，施加由轻到重的力度，点到最深处保持 15 ~ 20 秒，至出现明显的酸胀疼痛感。

2. 然后快速地震颤 30 ~ 50 秒，反复操作 10 ~ 15 次，左右交替进行，每天 2 ~ 4 次。

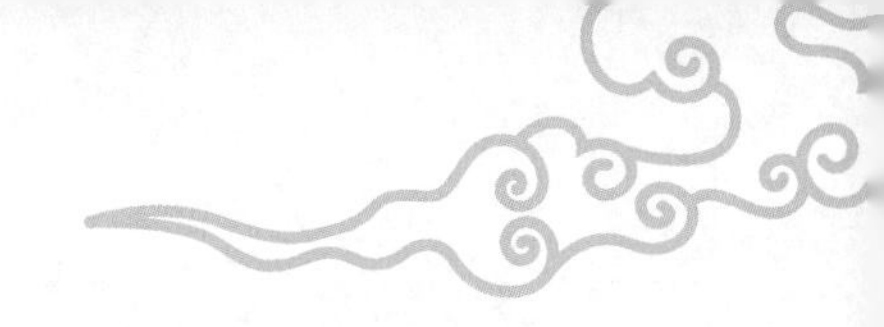

功效说明

从解剖角度来说，卵巢区容易受肠道的压迫，其环境的改变也会引起内分泌功能异常。通过震颤腹结穴可促进肠道蠕动，增强代谢能力，促进排便，进而减轻卵巢区的压迫，促进卵巢功能正常发挥。

注意事项

定位腹结穴时不要过度拘泥于是否与书上的定位完全相同，而是要以书中所讲的定位为基础，在腹结穴周围找到有明显的结节、酸胀、按压有疼痛感的区域。因为此区域多是未排出的代谢产物堵塞肠道之处，最有可能是肠道物理性积压刺激卵巢，引起卵巢功能异常的区域。

特效穴位二

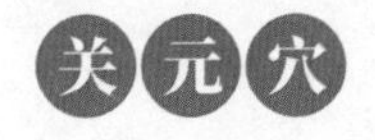

关元穴

简便取穴

取仰卧位，找到肚脐正中，脐中下 3 寸处即关元穴。（将食指、中指、无名指和小指四指并拢，以中指中节横纹处为准，四指横量为 3 寸。）

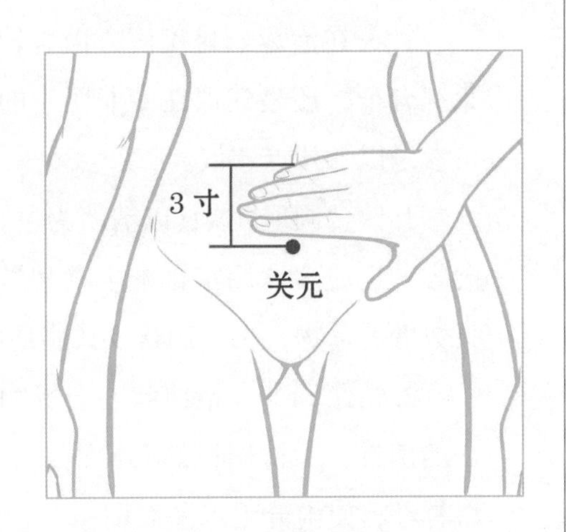

操作方法

震颤关元穴

1. 将一手食指、中指、无名指、小指并拢，对准关元穴由浅入深，施加由轻到重的力度，点到最深处保持 15 ~ 20 秒，至出现明显的酸胀疼痛感。

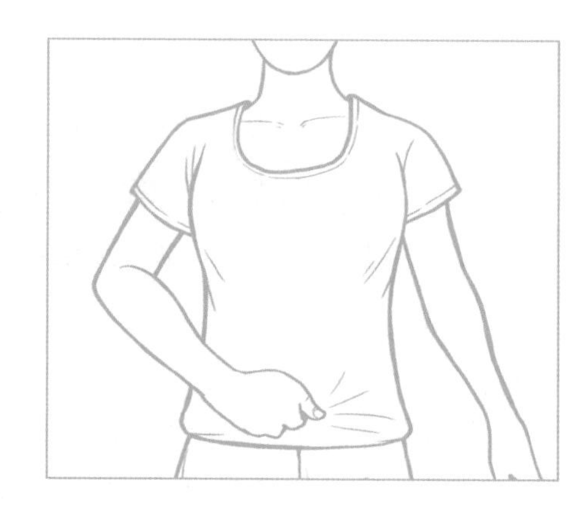

2. 然后快速地震颤 30 ~ 50 秒，反复操作 10 ~ 15 次，每天 2 ~ 4 次。

功效说明

关元穴是人体的强补穴位，对生殖系统疾病能起到较好的治疗作用。

注意事项

震颤关元穴时速度要均匀、快，力度要有渗透感。

程医生小贴士

针灸在治疗妇科疾病方面有较好的效果，但如果明确诊断为多囊卵巢综合征，还是建议在专业医生的指导下积极治疗。同时在日常调护中可参考以下几点建议。

1. 饮食调理。饮食以清淡为主，选择富有营养的食物，如蛋类、奶类、肉类，也应多食用富含维生素和蛋白质的食物，建议患者平常选择升糖指数低的食物，少食用含反式脂肪酸的食物。

2. 情绪调节。情绪状态会影响内分泌水平，要想避免多囊卵巢综合征的困扰，保持愉悦的心情很重要。抑郁、愤怒和恐惧等负面情绪会刺激神经，使内分泌水平失调。

3. 生活调理。保持作息规律，适当增加体育运动，但不能过度操劳。一般在治疗时，要注意保持充足的休息时间，注意根据天气的变化增减衣物。

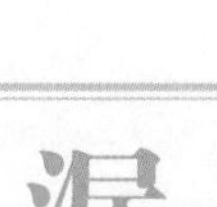

崩漏

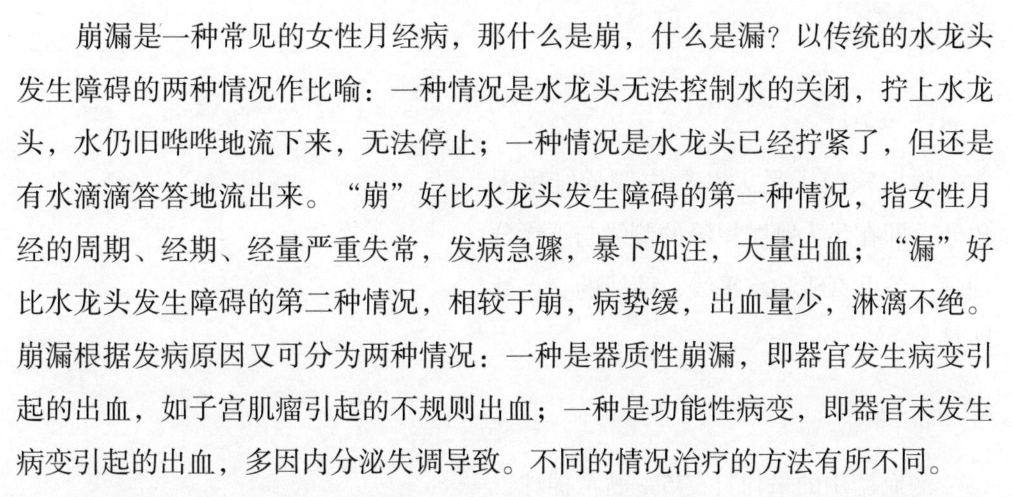

崩漏是一种常见的女性月经病，那什么是崩，什么是漏？以传统的水龙头发生障碍的两种情况作比喻：一种情况是水龙头无法控制水的关闭，拧上水龙头，水仍旧哗哗地流下来，无法停止；一种情况是水龙头已经拧紧了，但还是有水滴滴答答地流出来。“崩”好比水龙头发生障碍的第一种情况，指女性月经的周期、经期、经量严重失常，发病急骤，暴下如注，大量出血；“漏”好比水龙头发生障碍的第二种情况，相较于崩，病势缓，出血量少，淋漓不绝。崩漏根据发病原因又可分为两种情况：一种是器质性崩漏，即器官发生病变引起的出血，如子宫肌瘤引起的不规则出血；一种是功能性病变，即器官未发生病变引起的出血，多因内分泌失调导致。不同的情况治疗的方法有所不同。

崩漏是一个不容忽视的问题，长时间出血会导致贫血，严重的情况下除导致内分泌紊乱外，还会导致自主神经功能紊乱，给女性带来负面情绪，如焦虑、紧张、烦躁、痛苦等。那有什么防治崩漏的方法吗？在这里向大家介绍崩漏的快速自诊方法和 2 个针对功能性病变引起的崩漏的特效穴位按摩方法。

快速自诊

1. 崩漏病特指月经周期紊乱，阴道出血如崩似漏的疾病，包括崩中和漏下。

2. 多见于青春期、更年期妇女，检查未发现肿瘤等病变。

崩漏应该注意同月经先期、月经过多、经期延长相鉴别 。月经先期是月经周期缩短，月经过多是经量过多如崩，经期延长是行经时间长似漏。这种周期、经期、经量的分别改变与崩漏中周期、经期、经量的同时严重失调易混淆，但上述各病各自有一定的周期、经期和经量可作鉴别。

快速自疗

特效穴位一

隐白穴

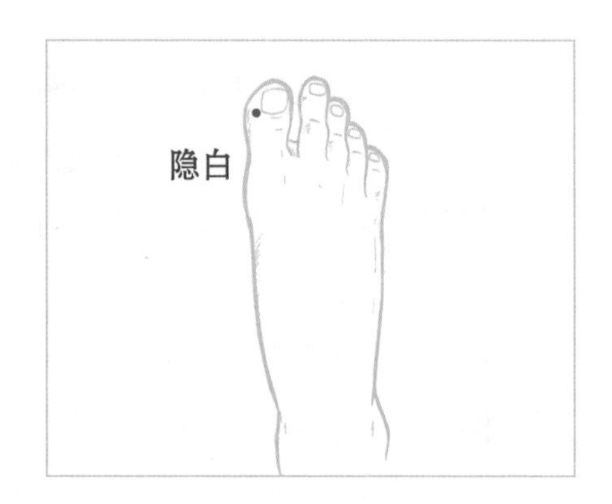

简便取穴

隐白穴位于足大趾靠内侧的趾甲根角处，即在足大趾趾甲缘的侧缘与下缘分别画一条垂直线和水平线，两线的交点处即是。

准备材料

测血糖用的采血针、75%酒精棉球、干棉球。

操作方法

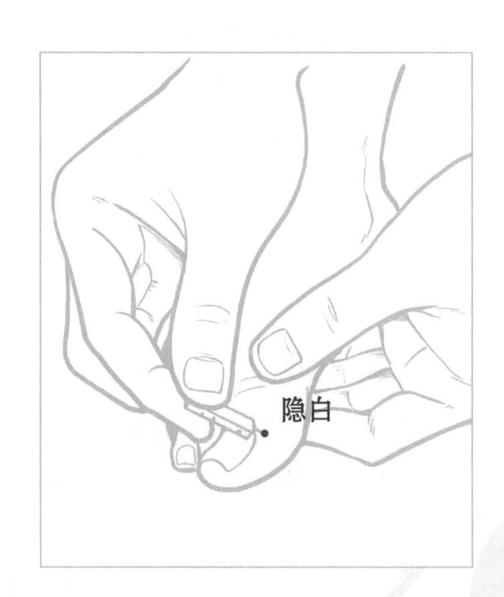

隐白穴刺血

1. 点刺前用推、揉、挤、捋等方法，使隐白穴充血，再用75%酒精棉球消毒穴位。

2. 一手固定被刺部位，另一手持采血针，对准隐白穴快速刺入并迅速出针，挤出适量血液，用酒精棉球擦拭，最后用干棉球按压3～5秒。

功效说明

隐白穴为足太阴脾经的穴位，是治疗出血的经验穴。通过点刺放血，刺激隐白穴，可以激发脾的统血功能，使气血重归平衡协调。

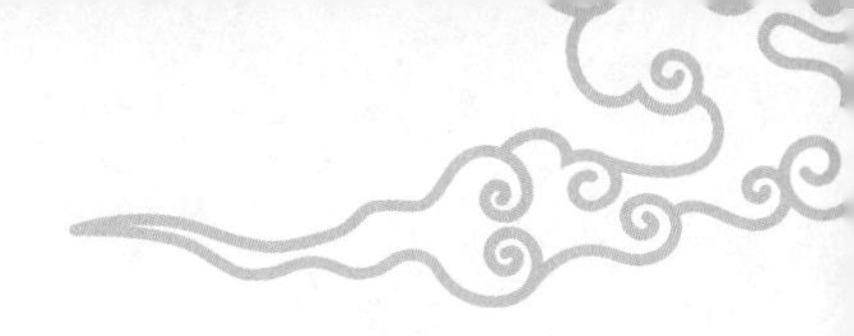

注意事项

此方法适用于血热妄行而导致的崩漏，此种崩漏血色鲜红，属热证的情况。刺血时挤出两三滴血即可。如果是患者面色苍白，身体倦怠，因虚证而发生气不摄血导致崩漏的情况，应使用在隐白穴艾灸的方法，一般艾灸 30 分钟为宜。

特效穴位二

地机穴

简便取穴

取坐位，用一手拇指置于同侧的内踝尖，并在小腿内侧触摸，可摸到一个骨头，即胫骨。拇指从胫骨的内侧缘往膝盖方向捋，遇到一个挡手的骨头，这块骨头的下方与胫骨内侧缘之间形成的凹陷处，即阴陵泉穴。

将内踝尖与阴陵泉穴连线，阴陵泉穴下 3 寸，即地机穴。（将食指、中指、无名指和小指四指并拢，以中指中节横纹处为准，四指横量宽度为 3 寸。）

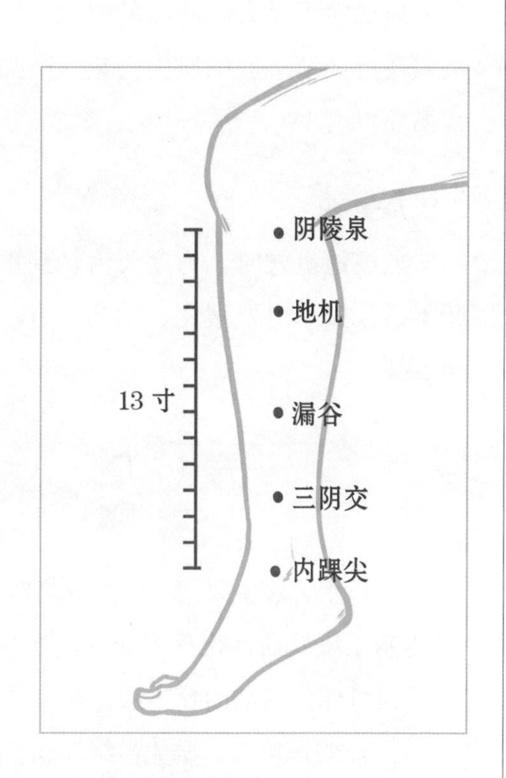

操作方法

点揉地机穴

1. 张开手掌，一手拇指立起置于同侧地机穴处，其余四指放在小腿背侧与拇指相对，起固定作用。

2. 施以由轻到重的力度，由浅入深点按地机穴，然后以一定力度保持5 ~ 10秒，待出现明显的酸胀感之后，顺时针揉20 ~ 30秒，重复操作30 ~ 50次，左右手交替进行，每天3 ~ 5次。

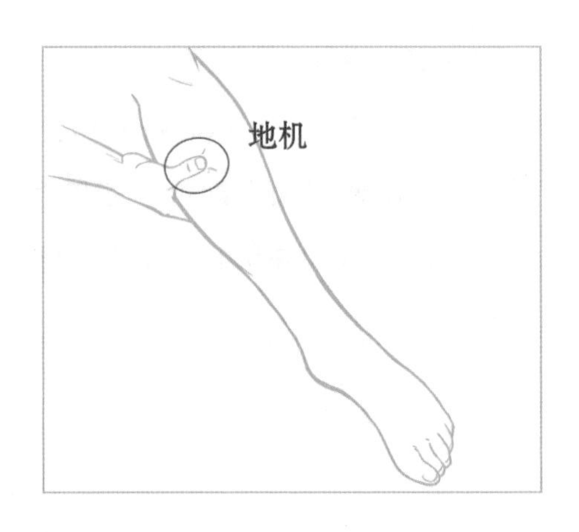

功效说明

地机穴为足太阴脾经的穴位，能疏调脾经经气，是止血的要穴。按揉地机穴还可调节下肢的肌肉力量，增强肌肉对血管的挤压作用，促进血液的正常循环。

注意事项

点按地机穴时，力度要由轻到重，切不可刚操作就用重力，否则容易引起不适；操作时要缓慢、均匀、有渗透感，切勿一味追求速度，仅在皮肤表面点揉。

程医生小贴士

以上方法主要用于由内分泌功能紊乱所导致的子宫功能性出血，对于生殖系统器质性疾病引起的经血过多，应及时找专业医生治疗，以上方法仅可作为辅助治疗方法，在日常调护中大家还可参考以下几点建议。

1. 调畅情志，避免情绪波动。

2. 不宜过食辛辣热燥之品，以防加重出血。

3. 经期注意卫生，出血期间禁止同房，避免经期宫腔内操作。

4. 不宜参加剧烈运动和重体力劳动。

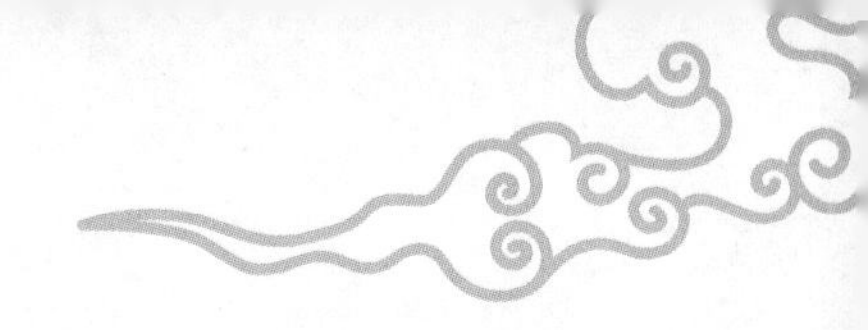

更年期综合征

更年期综合征，即围绝经期综合征，是指妇女绝经前后出现因性激素波动或减少所致的一系列躯体及精神心理症状，发病年龄多在 45 ~ 55 岁，其最主要的表现是潮热盗汗。潮热，是指像潮水一样按时到来的发热；盗汗，是指睡时出汗，醒了汗止。这些症状通常在晚上加重，还可伴有心悸、头晕、头痛、记忆力下降、情绪波动大等症状。更年期综合征病程长短不一，短者数月，长者可达数年。在中医看来，该病的发生与更年期的生理特点密切相关，病本在肾，常累及心、肝、脾等多脏。

更年期综合征严重影响女性的身心健康，在生活中是否有方法防治更年期综合征呢？下面就给大家介绍更年期综合征的快速自诊方法和 2 个特效穴位操作方法。

快速自诊

1. 多发生于 45 岁以上的女性，伴有月经不规则、闭经、潮热、出汗、心悸、易激动、失眠或抑郁等症状。

2. 生殖器官及第二性征有不同程度的萎缩。

3. 血液中性激素检查：雌激素降低，促卵泡激素及黄体生成素明显升高。

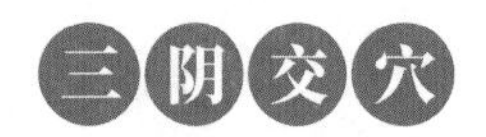

快速自疗

特效穴位一

三阴交穴

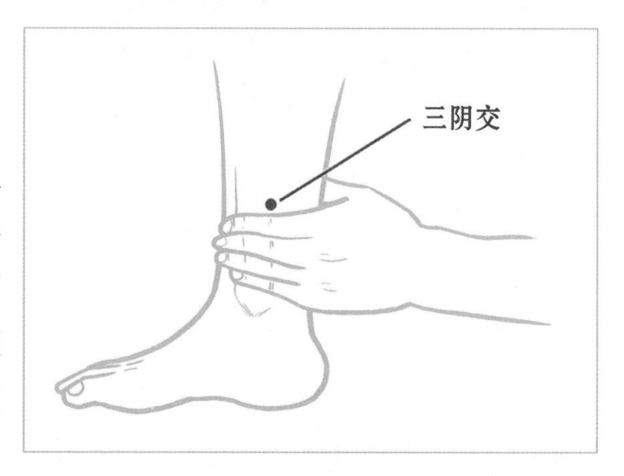

简便取穴

取坐位，先将一手食、中二指并拢，置于另一侧内踝上方并轻轻触摸，胖的人稍微用力向下触摸，可感受到指下有一块坚硬的骨头，即胫骨。三阴交穴在胫骨内侧缘后方，内踝尖上3寸处。（将食指、中指、无名指和小指四指并拢，以中指中节横纹处为准，四指横量为3寸。）

操作方法

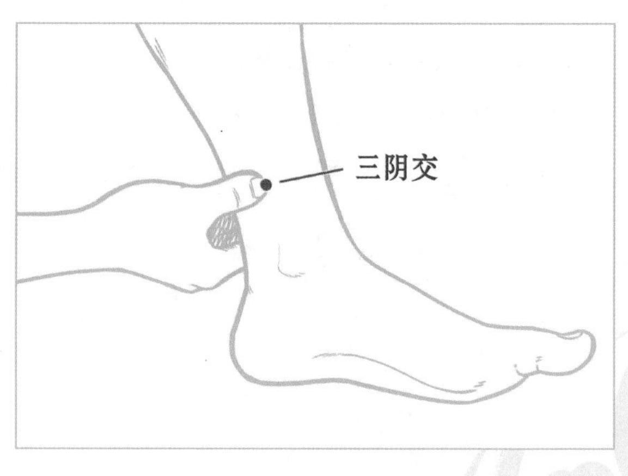

点揉三阴交穴

1. 张开手掌，一手拇指立起置于另一侧三阴交穴处，其余四指置于拇指对侧，起固定作用。

2. 施以由轻到重的力度，由浅入深地点按三阴交穴，然后以一定力度保持点按5 ~ 10秒，待出现明显的酸胀感之后，顺时针揉20 ~ 30秒，重复30 ~ 50次，左右交替进行，每天3 ~ 5次。

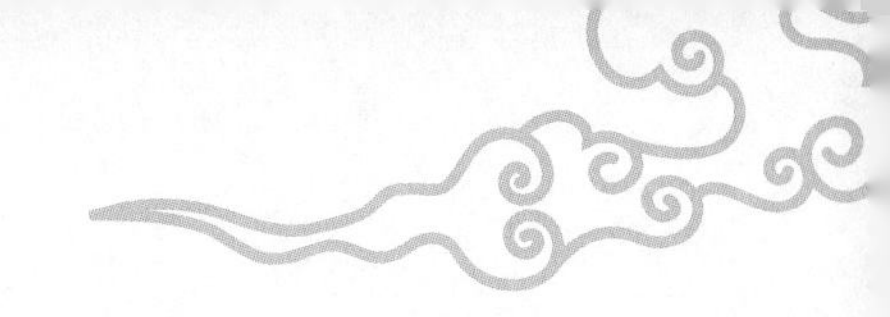

功效说明

三阴交穴是足太阴脾经、足少阴肾经、足厥阴肝经三条经脉的交会穴位，脾为气血化生之源，肝主藏血，肾主生殖，三阴交穴被称为治疗妇科疾病的要穴，既有健脾调血、补益肝肾的作用，又能调节气血。

注意事项

点揉三阴交穴适用于更年期综合征的早期阶段症状较轻时，以发挥防治作用。点揉时力度要持续、均匀、有渗透感。

特效穴位二

照海穴

简便取穴

取坐位，将一手拇指置于内踝尖上，其余四指并拢轻轻置于脚背上，拇指从内踝尖缓慢往下触摸，摸到一个凹陷处，即照海穴。

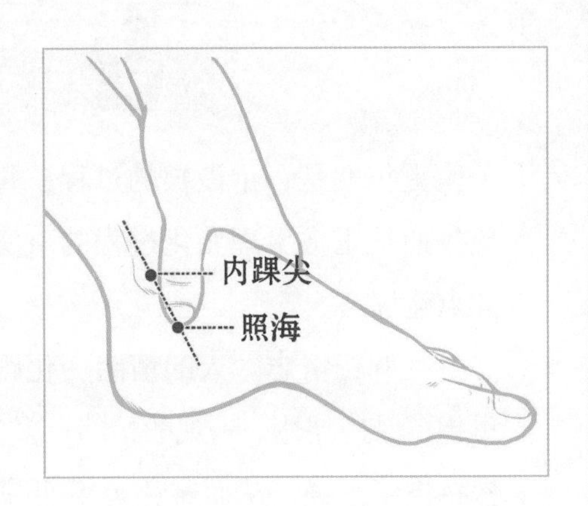

操作方法

揿针贴压照海穴

这是一种用揿针贴压穴位的方法。先用75%酒精棉球消毒穴位局部，然后固定好穴位部的皮肤，一手持针尾直刺入穴位皮内，每日贴6 ~ 8个小时，其间轻轻按压3 ~ 4次，每次约1分钟。

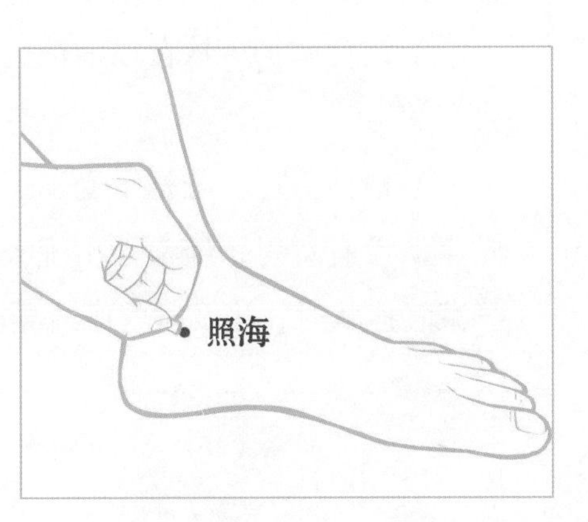

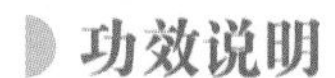

功效说明

照海穴为足少阴肾经穴位，具有较好的滋阴清热作用，对于更年期后期阶段因机体阴血不足所造成的虚弱状态具有较好的疗效。

注意事项

1. 埋针局部不宜被水浸泡，夏季多汗时，注意检查埋针处有无汗浸皮肤发红等状况。如见发红、疼痛要及时检查，有感染现象立即取针。埋针后发生疼痛可以调整针的深度、方向，调整无效时，可能有炎症发生，应取针。

2. 患者可以用手指间断按压针柄，以加强刺激，提高效果，但应注意手的卫生。

程医生小贴士

更年期是一个漫长的过程，每个人都需要提前做好心理建设，接受更年期是正常生理变化过程的事实。下面从日常调护的角度为大家提供几点建议。

1. 调畅情志。人的情绪变化跟五脏六腑有密切的关系，要解除心理负担，保持豁达、乐观的情绪；多参加一些娱乐活动，以增加生活乐趣，保持情绪舒畅，从而避免更年期综合征伤害身体并且加重。

2. 饮食调护。饮食以清淡为主，一日三餐要均衡，不暴饮暴食，少食辛辣。

3. 精神治疗。若是承受不了进入更年期的状态，过度恐惧衰老，感觉生活没有意思，经常性出现失眠、疲倦、四肢沉重，不能及时自我疏导减轻症状时，当及时就医疏导心理障碍。

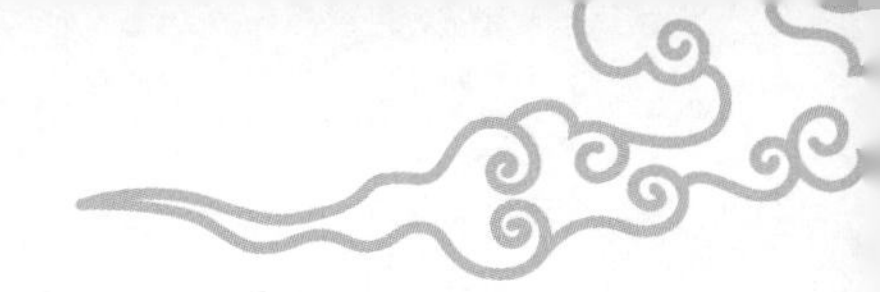

前列腺增生

前列腺增生是以前列腺体过度增殖为主的良性增生病，是泌尿外科常见的疾病之一，多发生于老年男性。数据显示，我国 50 ~ 60 岁男性中，前列腺增生发病率达 50%，年龄的增长是前列腺增生发病的重要原因之一。前列腺增生最早出现的症状是夜尿增多，典型表现是不断加重的排尿困难，不仅影响患者的身体健康，也容易带来较多的负面情绪，如烦躁、痛苦、焦虑等，极大影响患者的心理健康。中医中没有“前列腺增生”这个病症，其多属于中医“小便不利”范畴，主要与中老年人肾气虚衰、肾阳不足、气化不利所引起的气血运行不利有关。

如此影响患者身心健康的疾病，在生活中该如何防治呢？在这里给大家介绍该症的快速自诊方法和 2 个特效穴位按摩方法。

快速自诊

1. 多发生于 50 岁以上的老年男性。

2. 尿频、夜尿增多为早期症状，虽夜尿次数增加，但每次尿量不多。

3. 50% ~ 80% 的患者有尿急或急迫性尿失禁。

前列腺增生初始症状表现为顽固性尿频或者排尿分叉等，急性尿道感染也可以出现排尿频次增多，伴有排尿费力、排尿分叉，每次小便量不多的症状，需要通过尿常规、尿培养化验检查来鉴别。

快速自疗

特效穴位一

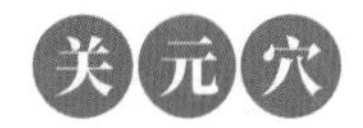

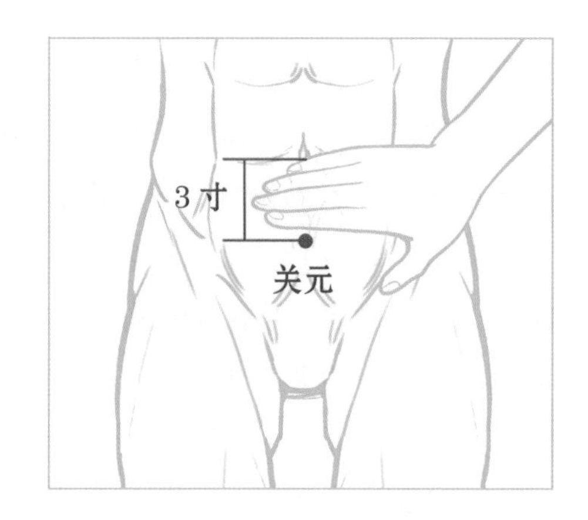

简便取穴

取仰卧位，找到肚脐正中点，在肚脐正中下 3 寸处，即关元穴。（将食指、中指、无名指和小指四指并拢，以中指中节横纹处为准，四指横量为 3 寸。）

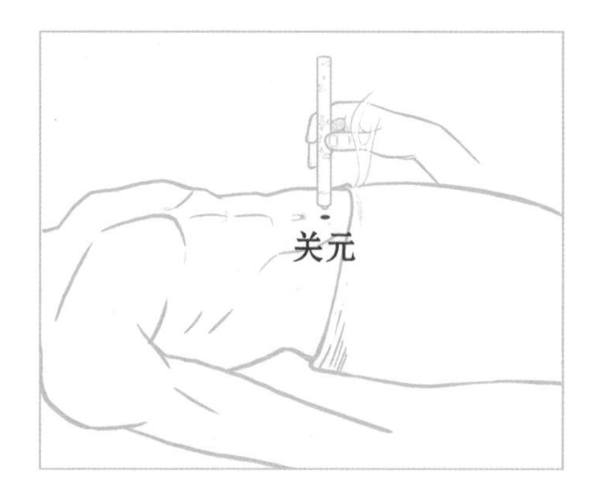

操作方法

旋灸关元穴

将艾条置于关元穴上方 2 ～ 3 厘米处，待穴位处有透热感时，将艾条在穴位上方做回旋环转，保持透热度，每次艾灸 10 ～ 15 分钟，以皮肤出现红晕为度，每天操作 1 次。

功效说明

关元穴为任脉上的穴位，具有温补阳气的作用。通过艾灸疗法，借助火热作用渗透皮肤作用于关元穴，可加强其温补阳气、温通气血的作用。

注意事项

1. 艾灸时要选择合适的体位，保持注意力集中，以免造成烫伤。

2. 施灸前后可以喝一杯温开水，以补充因灸热消耗掉的津液。

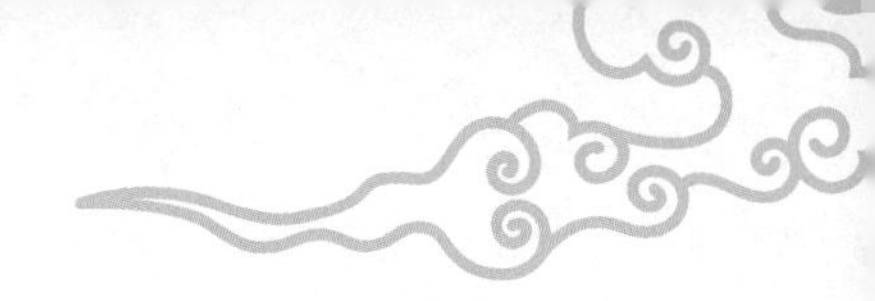

3. 施灸时间不宜过长。

特效穴位二

足五里穴

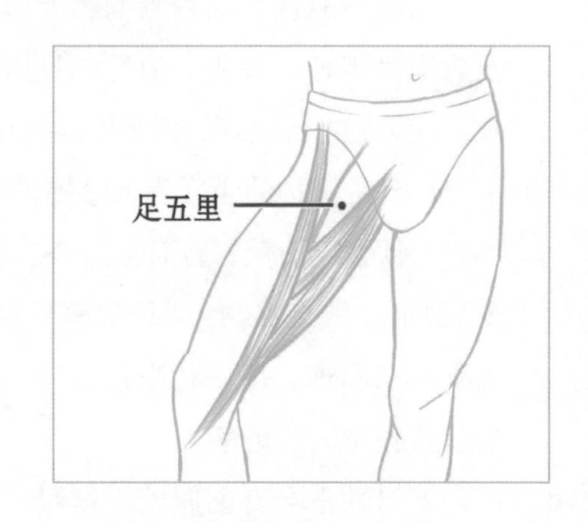

简便取穴

坐位或者仰卧位，在髂外动脉内侧，从腹股沟往下触摸，在大腿上内侧摸到长收肌肌腹隆起最高点，按压下去有明显的酸痛硬感处，即足五里穴。

操作方法

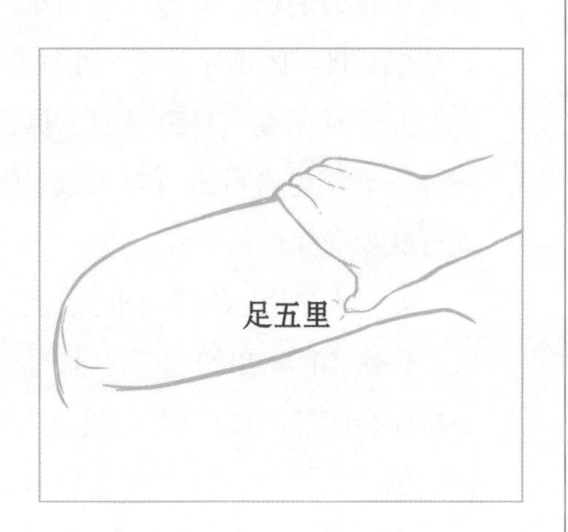

弹拨足五里穴

将拇指指端立起置于足五里穴上，其余四指自然放置起固定作用。进行弹拨手法操作时，先施以由轻到重的力度向下点按，然后保持一定力度持续 5 ~ 10 秒，再用上臂的力量带动拇指左右匀速缓慢地摆动 30 ~ 50 下，以弹拨处的筋结松开为宜。

功效说明

足五里穴是足厥阴肝经的穴位，具有清利下焦湿热、理气活血、疏通经络的作用。

注意事项

弹拨时，注意力度要由轻到重，匀速、缓慢、有渗透感，操作时手法不可过急过重。

程医生小贴士

以前普遍认为前列腺问题专属于老年男性，近几年，前列腺疾病的发病率呈年轻化趋势。男性一旦出现尿频、尿急、尿痛等问题，一定要及早就医，进行治疗，以免贻误病情。同时，做好日常保健也非常重要，下面从日常调护的角度为大家提供几点参考建议。

1. 饮食以清淡、易消化为佳，多吃蔬菜瓜果，不吃辛辣刺激的食物，少喝咖啡，戒烟戒酒，否则很容易导致痔疮、便秘症状加重，克制前列腺，加剧排尿困难。慎用壮阳食品与药品，性生活不宜过频，勿久坐，以减少前列腺充血的概率。

2. 男性常会有憋尿的不良习惯，很容易导致膀胱过分充盈，使膀胱逼尿肌张力削弱，排尿产生困难，容易引发急性尿潴留。平常最好能做到有尿就排。睡前 1 ~ 2 个小时尽量不要饮水，减轻夜间膀胱压力。

3. 注意保暖，早睡早起，保持规律的生活作息，勿熬夜。加强身体锻炼，老年患者可进行打太极、慢跑等运动，注意不要过于劳累。多运动可减少局部血液淤滞。

4. 温水坐浴。用温热水坐盆浴，水温以能耐受的热度为宜，每日 1 ~ 2 次，每次 10 ~ 20 分钟。坐浴时要放松肛门括约肌，并配合用手指在水中按压会阴部和肛门周围，也可用温热水流冲击肛周。手指按摩会阴部，可间歇用力深压，以局部感到酸麻胀痛为度，每日按摩 1 ~ 2 次，宜在午休和晚睡前进行。

5. 提肛练习。经常进行肛门括约肌和提肛肌的收缩练习，可改善盆腔及会阴部的血液循环，减少局部瘀血，每日操作 1 ~ 3 次，每次 10 分钟。

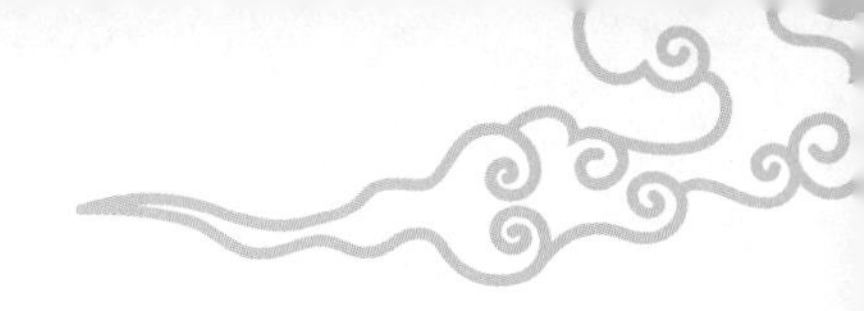

前列腺炎

前列腺炎是男性泌尿生殖系统最为常见的疾病，美国国立卫生研究院（NIH）将前列腺炎分为四类，包括急性细菌性前列腺炎（Ⅰ型）、慢性细菌性前列腺炎（Ⅱ型）、慢性非细菌性前列腺炎/慢性盆腔疼痛综合征（Ⅲ型）及无症状性前列腺炎（Ⅳ型）。其中，慢性非细菌性前列腺炎最为常见，其主要表现为下尿路症状，如尿频、尿急、尿不尽、尿痛、尿后滴白等排尿异常症状，同时可能伴有腰骶区、会阴、睾丸及大腿内侧区域的不适或疼痛，严重可引起性功能障碍。

现代研究表明，前列腺炎的发生可能与自身免疫异常、性激素水平失调、神经内分泌失调、氧化应激及神经功能障碍等因素有关。前列腺炎反复发作，缠绵难愈，给患者带来沉重的经济负担，并严重影响患者的身心健康，在生活中应该如何防治呢？下面就为大家介绍该症的快速自诊方法和2个特效穴位按摩方法。

快速自诊

1. Ⅰ型前列腺炎常发病突然，表现为寒战、发热、疲乏无力等全身症状，伴有会阴部和耻骨上疼痛，可有尿频、尿急和直肠刺激症状，甚至急性尿潴留。

2. Ⅱ型和Ⅲ型前列腺炎临床症状相似，多有疼痛和排尿异常等。不论哪一类型的慢性前列腺炎都可表现为相似临床症状，统称为前列腺炎症候群，包括盆骶疼痛、排尿异常和性功能障碍。

3. Ⅳ型前列腺炎无临床症状，仅在进行有关前列腺方面的检查时可发现炎症证据。

慢性子痈（附睾炎）的临床表现，如阴囊、腹股沟部隐痛不适，类似慢性前列腺炎。但慢性子痈（附睾炎）附睾部可触及结节，并伴轻度压痛。

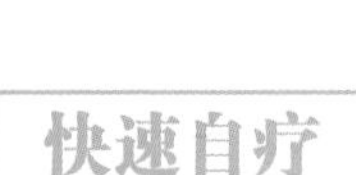

快速自疗

特效穴位一

大敦穴

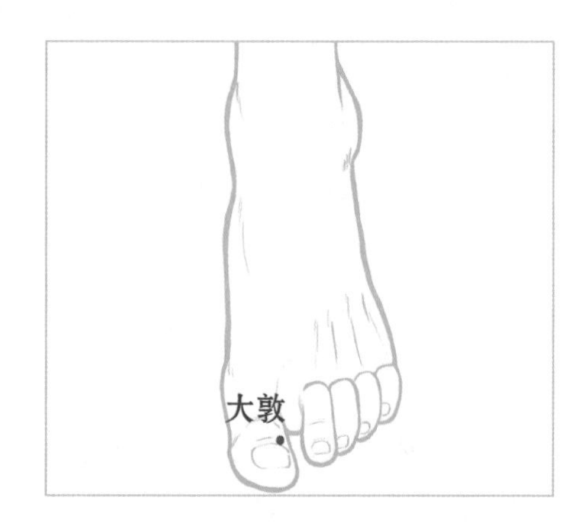

简便取穴

取坐位，足大趾末节外侧，距趾甲角 0.1 寸处，即在足大趾趾甲缘的内侧缘和下缘分别画一垂直线和水平线，两线的交点处，即大敦穴。

准备材料

75% 酒精棉球、测血糖用的采血针、干棉球。

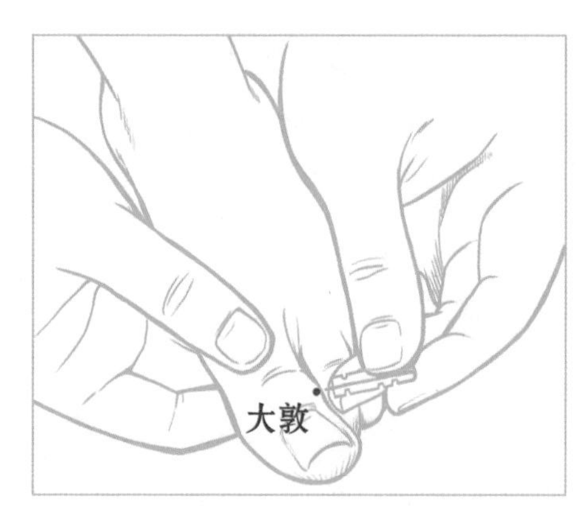

操作方法

大敦穴刺血

1. 点刺前用推、揉、挤、捋等方法，使大敦穴局部充血，再用 75% 酒精棉球消毒穴位处。

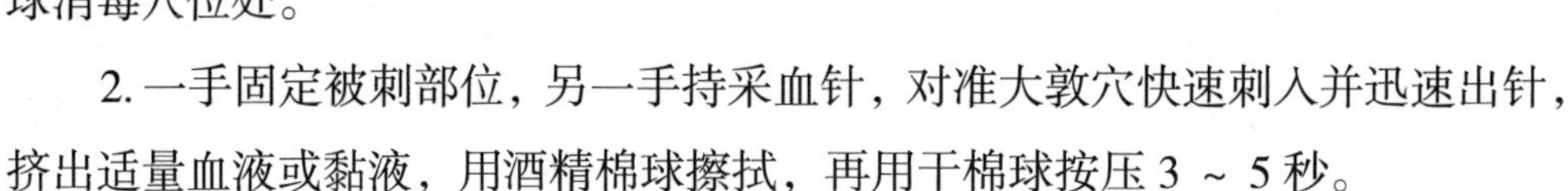

2. 一手固定被刺部位，另一手持采血针，对准大敦穴快速刺入并迅速出针，挤出适量血液或黏液，用酒精棉球擦拭，再用干棉球按压 3 ~ 5 秒。

功效说明

足厥阴肝经上行至前阴，治疗下焦及前阴部疾病，而大敦穴为足厥阴肝经的井穴，具有泻经脉之热的作用。

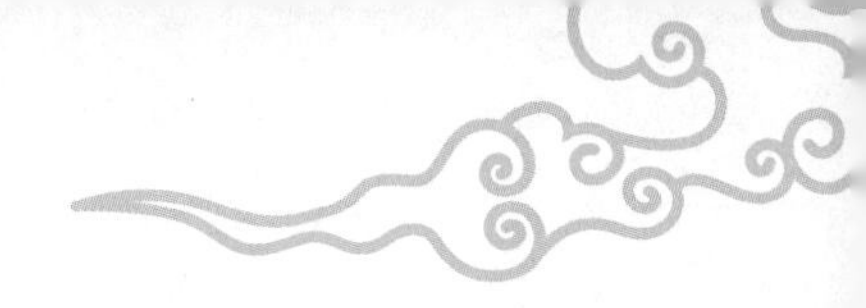

注意事项

刺血前注意使用推、揉、挤、捋等方法帮助穴位局部充血，以使刺血效果更佳，减少痛苦；操作前后注意消毒规范。

特效穴位二

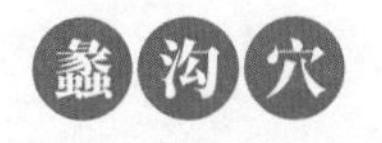

蠡沟穴

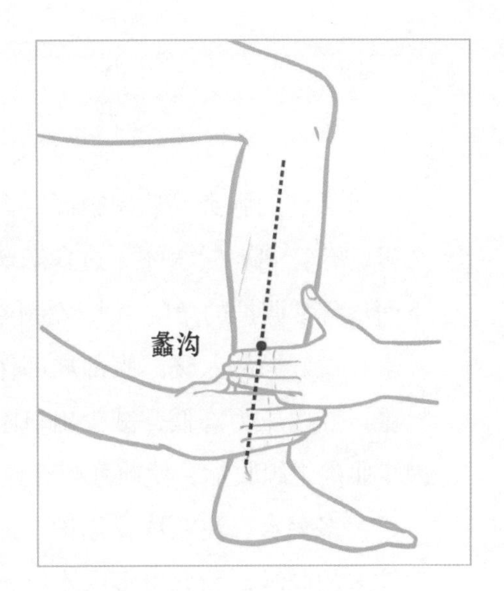

简便取穴

此穴取穴方法可参见本章《阴痒》一节（第185页）。

操作方法

蠡沟穴区刮痧

取砭石或水牛角作为刮痧器具，利用指力与腕力使刮痧器具与皮肤之间呈约45度的夹角，在蠡沟穴区自上而下轻刮，以皮肤微红，出现少量瘀斑为度。

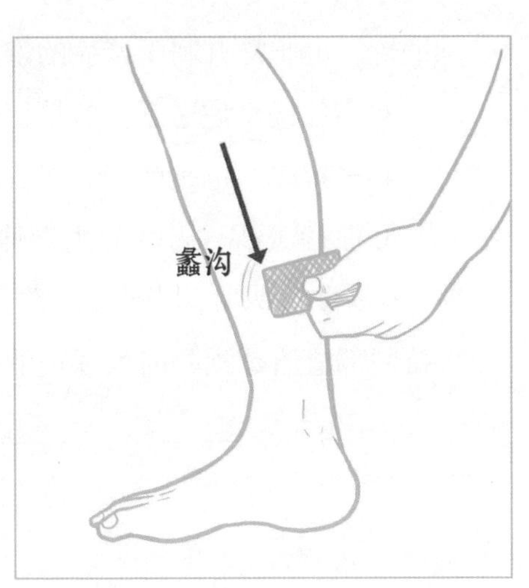

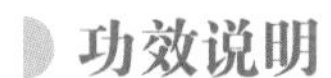

功效说明

蠡沟穴为足厥阴肝经穴位，在此穴位刮痧可起到清泻肝经湿热，疏通经脉的作用。

功效说明

蠡沟穴在胫骨面上，刮痧时力度宜轻，切勿过重。

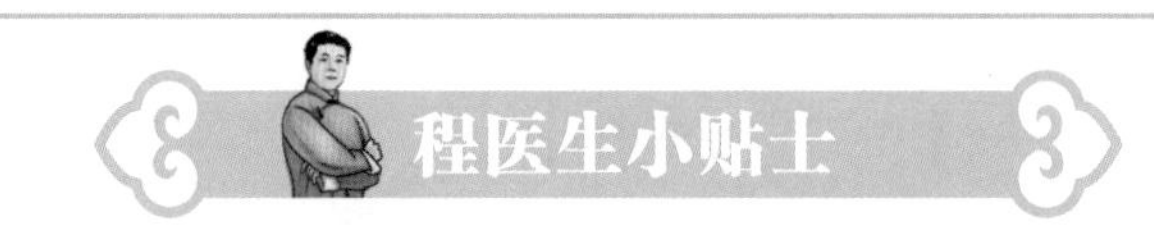

虽然前列腺炎发病率很高，但是其具体的发病原因并不是很清楚，久坐、骑车、骑马、酗酒、过食辛辣、感冒受凉等都可以成为其诱发因素。下面从日常调护的角度为大家提供几点建议。

1. 做好局部保暖。腹部局部保暖可使前列腺和输精管的平滑肌纤维松弛，腔内压力降低，减少出口阻力，使前列腺引流通畅。同时，可以减少肌肉组织收缩，使前列腺充血、水肿状态得到恢复。

2. 多喝水、注意饮食调护、加强锻炼。浓度高的尿液会对前列腺产生较多的刺激，因此可多喝水以稀释尿液的浓度，减少刺激。适当地运动锻炼，也非常有利于该症的恢复。

3. 多放松。焦虑紧张的情绪会加重病情，故要保持心情舒畅。

4. 多排尿，也是前列腺保健的好方法。

5. 保持清洁。男性的阴囊伸缩性大，分泌汗液较多，加之阴部通风差，容易藏污纳垢，局部细菌常会从尿道乘虚而入，导致前列腺炎。因此，保持阴部清洁是预防前列腺炎的一个重要环节。

第四章
肢体部相关病症

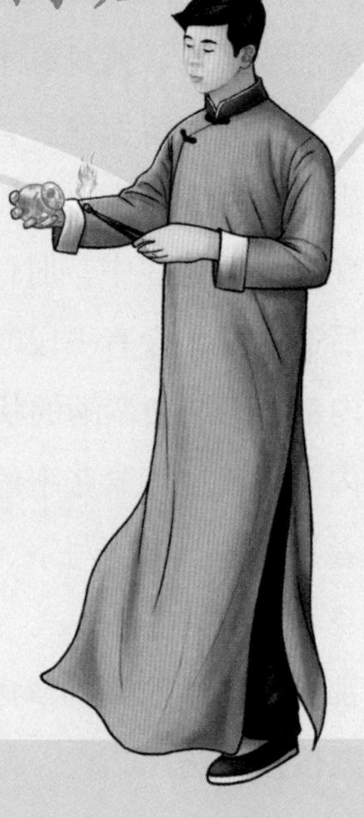

《灵枢·海论》云："十二经脉者，内属于腑脏，外络于肢节。"经脉在人体分出内、外行线，使机体内外上下保持着协调统一，成为一个有机的整体。经脉的外行线不同于联络脏腑的内行线，其具有联络四肢百骸，主司关节运动的作用，是十二经脉之气"结、聚、散、络"于筋肉、关节的体系。本章主要是从上肢、下肢以及脊柱相关疾病入手，介绍的病症包括：中风后遗症中常见的肘臂拘挛疼痛、手指痿软不用、下肢痿软无力，以及下肢寒凉、膝痛、关节红肿疼痛等四肢病症和脊柱相关疾病，如富贵包、落枕、颈肩痛、背痛、腰肌劳损、腰椎间盘突出症等。

这些病症是经脉循行的缩影，也是临床常见多发的病症，其产生的原因与多种因素相关，也有各自的发病过程。现在让我们一起来看看这些病症应该如何防治与调理。

肘臂拘挛疼痛
（中风后遗症之一）

中风又叫脑血管意外、脑卒中，主要分为出血性脑中风和缺血性脑中风两大类，为古代中医“四大难证”之一，是以突然昏仆、半身不遂、口舌歪斜、言语謇涩或不语、偏身麻木为主要临床表现的病症。中风后，大部分患者不能完全恢复，会遗留偏瘫、言语不利、认知功能障碍等后遗症，这些后遗症常常导致患者丧失生活能力，甚则不能生活自理。

在中风后遗症中，肘臂拘挛疼痛是经常困扰患者的问题。中风偏瘫患者在中风后遗症期，会有一段时间上肢处于拘挛状态，肘臂甚至手指会在很长一段时间内都处于屈曲挛缩的状态，难以松弛、张开。这种屈曲挛缩的状态与肘臂、手指内侧屈肌过度紧张挛缩造成内侧屈肌张力过高有关。肘臂拘挛疼痛不仅影响患者日常的吃饭、写字、读书等活动，还容易给患者带来负面情绪，影响患者的身心健康。

那么中风后肘臂拘挛疼痛有什么好的康复方法呢？在这里为大家介绍 2 个特效穴位按摩法。

快速自诊

中风急性期后，偏瘫逐渐转为痉挛性，偏瘫上肢屈肌痉挛，上肢呈屈曲内收状态，无法伸直，疼痛难忍。

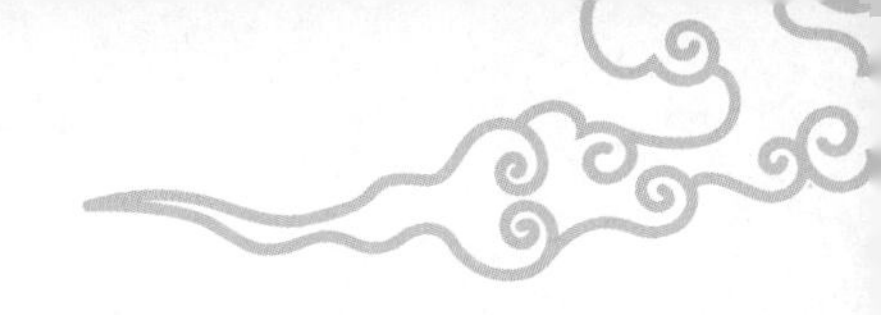

快速自疗

特效穴位一

手五里穴

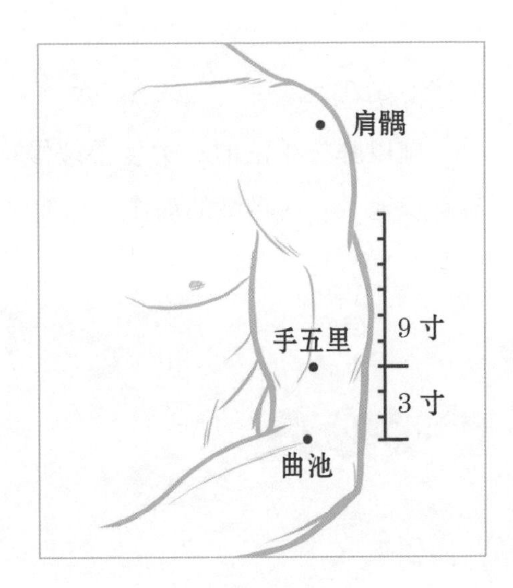

简便取穴

取坐位，将前臂屈曲呈 90 度，肘横纹外侧末端处取曲池穴。肩关节外展平举，肩峰前下方凹陷处取肩髃穴。将曲池穴和肩髃穴连成一条直线，曲池穴向上 3 寸即手五里穴。从腋前纹头水平线到肘横纹之间是 9 寸，1/3 处为 3 寸。

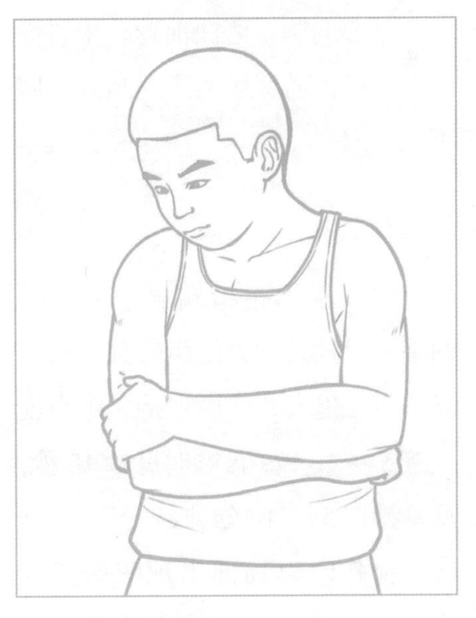

操作方法

将一手拇指放在另一侧手五里穴处，此时在肱三头肌和肱二头肌之间有一个明显隆起的肌肉（肱肌），肘臂越是拘挛的患者，这块肌肉隆起得越明显，在此处施以由轻到重的力度进行弹拨，局部会出现轻微酸胀感，可配合轻微地屈伸肘关节及指关节，持续操作 3 ~ 5 分钟，每天 1 ~ 2 次。

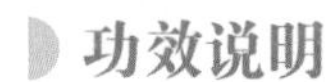

功效说明

肱肌的作用是持久地收缩肘关节，对于中风偏瘫的患者来说，其肘臂处于持久的收缩状态，说明肱肌处于高度紧张的状态。肱肌肌筋膜表面有丰富的神经末梢，当我们刺激这层膜的时候，也会对神经末梢产生刺激，使其兴奋，从而让这块肌肉快速地松弛下来。

注意事项

施以弹拨手法时，力度要缓慢均匀而有渗透感，在弹拨过程中，患者要有意识地做一些轻微的动作，如伸肘关节、伸指关节等。

特效穴位二

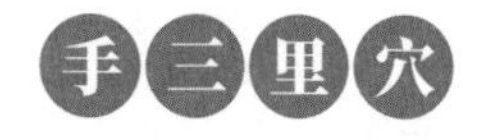

手三里穴

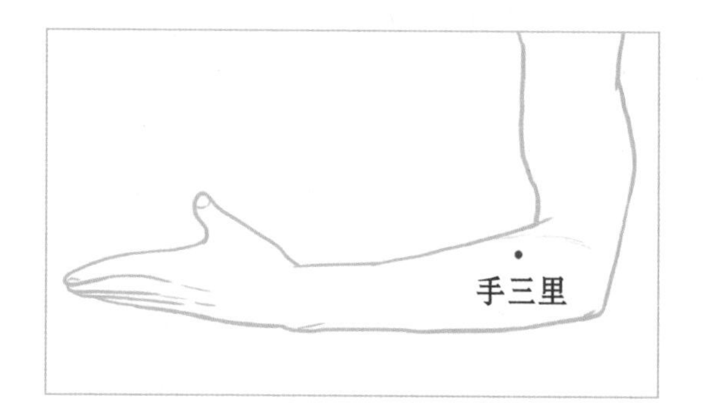

简便取穴

掌心向胸，弯曲前臂，于肘横纹下三指，前臂肌肉隆起高处，即手三里穴。

操作方法

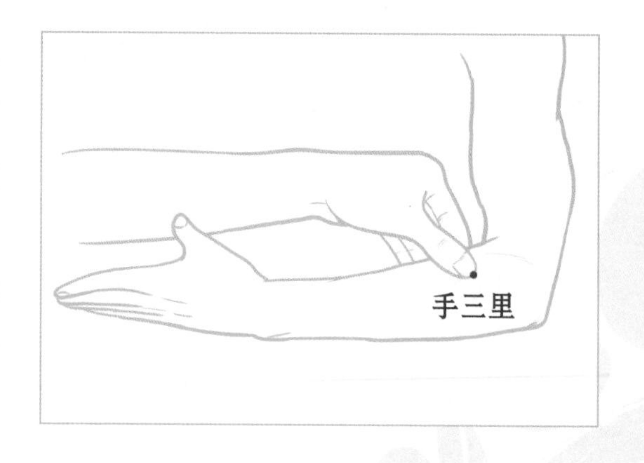

将一手拇指指端放在另一手的手三里穴处，力度由轻到重向下点按手三里穴，然后保持一定力度点按 5 ~ 10 秒，再顺时针揉 10 秒，反复操作 5 ~ 10 分钟，一天 3 ~ 5 次，操作时以局部出现酸胀感为度，点按时可以配合活动肘关节。

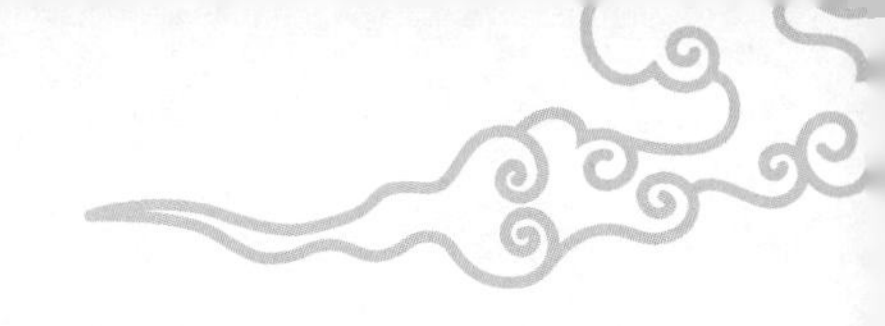

功效说明

刺激手三里穴可以调节局部肌肉的张力，起到疏经通络的作用，有利于促进肘关节的屈伸活动。

注意事项

施以点揉手法时，力度要均匀而有渗透感。

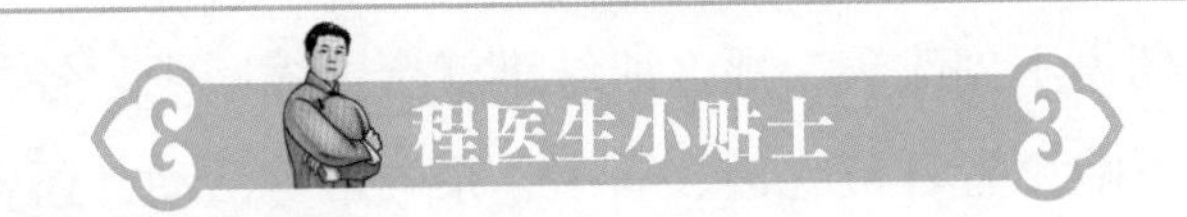

中风后遗症是什么?

中风后遗症是指急性脑血管病发病 6 个月，经治疗后遗留的以半身不遂、麻木不仁、口眼歪斜、言语不利为主要表现的一种病症。半身不遂是指一侧肢体运动功能障碍；麻木不仁是指感觉功能障碍；口眼歪斜是指一侧面部表情肌功能障碍; 言语不利是指语言相关的神经功能障碍。

在中风后遗症期如何做肘关节的康复训练?

家人或护理人员帮助患者进行肘关节的屈伸运动，有利于患肢一定程度地恢复功能。患者患侧上肢自然垂下，护理人员一手扶住患者的患侧肘关节，另一手握住患者的患侧腕关节，被动屈曲患者的患肘关节至最大屈曲位，然后还原。须注意的是，在肘关节屈伸运动前，应先检查肱二头肌、肱三头肌是否有痉挛，若存在痉挛，则要先轻轻按摩局部，待肌肉放松后再做上述运动。

手指痿软不用
（中风后遗症之二）

正常情况下，手指可做屈曲和伸直运动，当我们握拳时手指处于屈曲状态，当我们张开手掌时，手指处于伸直状态。中风后，由于肌肉的力量下降甚至消失，手指不能正常屈曲会处于痿软不用的状态，如果不引起重视，长期的痿软不用使得运动功能长期得不到改善，那么肌纤维就会萎缩减少，各种并发症亦会随之发生。不仅会影响患者日常吃饭、写字、系鞋带等活动，还容易给患者带来负面情绪，影响患者身心健康。中医认为中风病多为本虚标实，其中气血亏虚为本，而痰湿、五志过极、瘀血、外邪等为标，基本病机为气血逆乱，上扰脑窍，神明失用。

那中风后手指痿软不用有什么好的康复方法呢？在这里为大家介绍 2 个特效穴位按摩法。

快速自诊

中风后，手指出现痿软不用的状态，不能正常屈曲和伸直，不能自己洗漱、穿衣、进食等，生活不能自理。

快速自疗

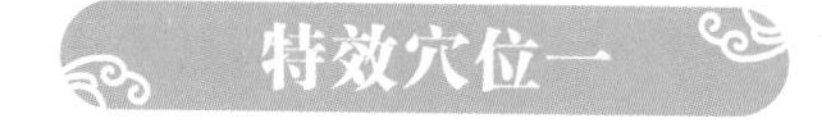

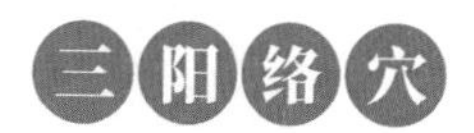

简便取穴

取坐位，食指、中指二指并拢，在另一侧前臂正中腕背横纹上 4 寸（从腕背横纹到肘横纹之间为 12 寸，1/3 为 4 寸）位置周围进行缓慢触摸，此时可感觉到指下有两个骨头，靠近小指侧的是尺骨，靠近拇指侧的是桡骨，三阳络穴在两个骨头之间，且正好处在指伸肌、小指伸肌之间，深部即拇长展肌的解剖位置。

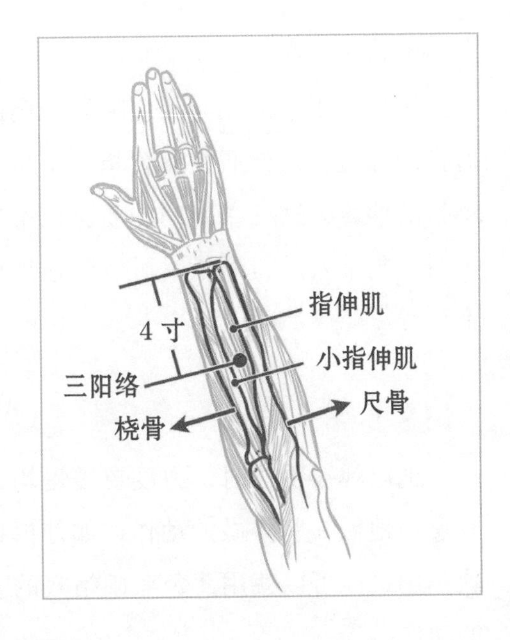

操作方法

弹拨三阳络穴

将一侧手的拇指指端立起置于另一侧手的三阳络穴上，当抬动拇指时可以感觉到拇长伸肌的收缩移动，当抬动食指、中指、无名指、小指时可以感觉到指伸肌的收缩移动，当抬动小指时可以感觉到小指伸肌的收缩移动。感受到肌肉的收缩移动时，分别在局部施以由轻到重的手法弹拨肌肉，使局部出现轻微酸胀感，然后用上臂的力量带动拇指左右匀速地缓慢摆动，每次操作 30 ~ 50 下，每天 2 ~ 4 次。

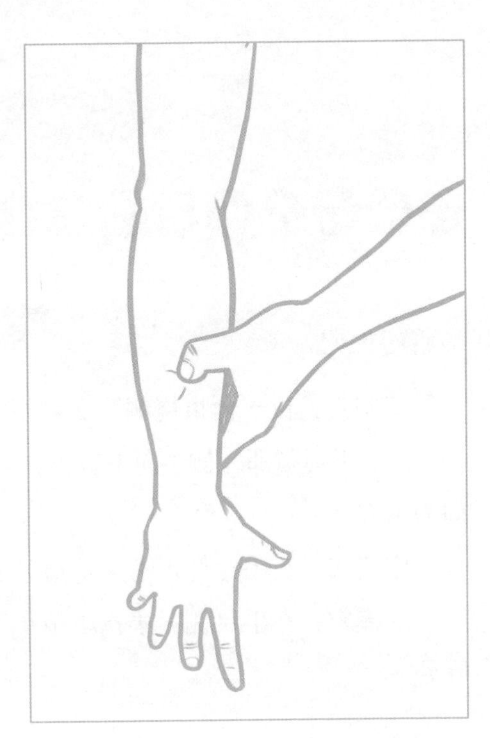

功效说明

手指的正常活动与相应控制肌肉的功能正常密切相关，如拇长伸肌控制拇指的伸直，指伸肌控制食指、中指、无名指和小指的伸直，小指伸肌控制小指的伸直，这三条肌肉的肌腱向上融合，正好交错于三阳络穴。因此，通过对三阳络穴进行刺激，可以间接调控这三条肌肉的功能，治疗手指的屈伸不利。

注意事项

施以弹拨手法时，力度要缓慢均匀而有渗透感，在弹拨过程中，患者要有意识地做一些轻微的动作，如伸拇指、伸中指、伸小指。若患者是上肢痿软不用，也可以使用艾灸三阳络穴的方法，此时医者要帮助患者做被动屈伸的动作。

特效穴位二

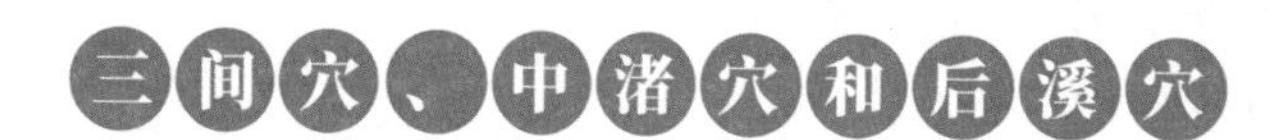

简便取穴

三间穴：位于食指桡侧第 2 掌指关节后凹陷中。伸臂，手掌微屈，沿食指桡侧（靠近拇指那一侧）向上轻推，至食指第 2 掌指关节后缘可触及一凹陷处，即为本穴。

中渚穴：在手背部，第 4 掌指关节的后方，第 4、5 掌骨间凹陷处。

后溪穴：在手尺侧，小指本节（第 5 掌指关节）后的远侧掌横纹头赤白肉际处。

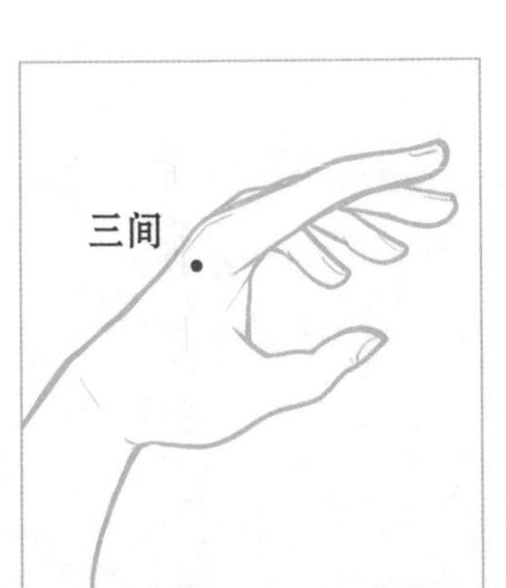

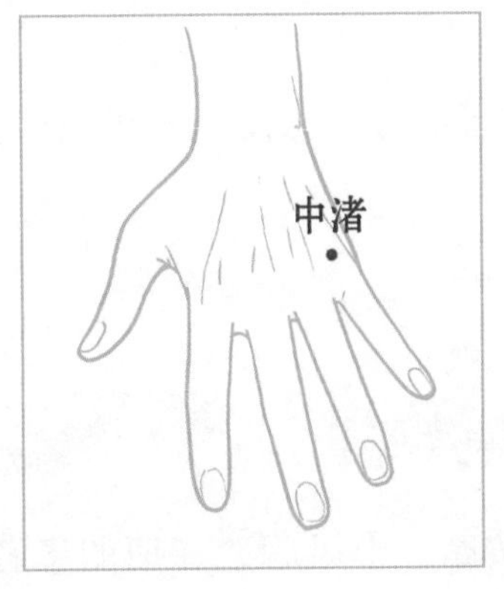

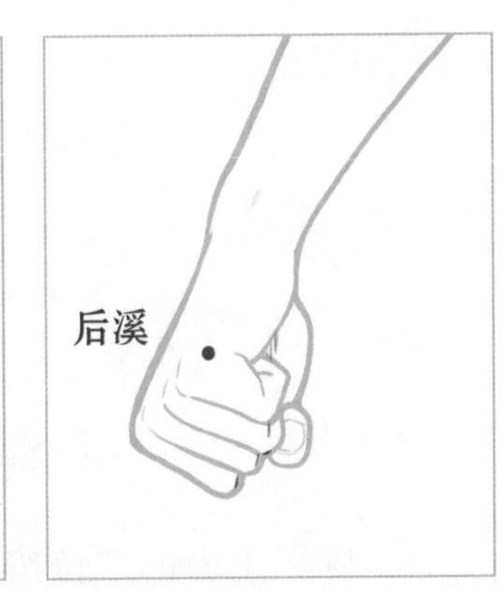

操作方法

1. 张开手掌，一手拇指指端立起分别放在另一手的三间穴、中渚穴、后溪穴处，其余四指置于对侧起固定作用。

2. 力度由轻到重分别按压三间穴、中渚穴、后溪穴，直到局部出现明显的酸胀感，保持 3 ~ 5 秒，然后顺时针揉 15 ~ 20 秒，反复操作 10 ~ 15 次，左右手交替进行，每天按揉 3 ~ 5 次。

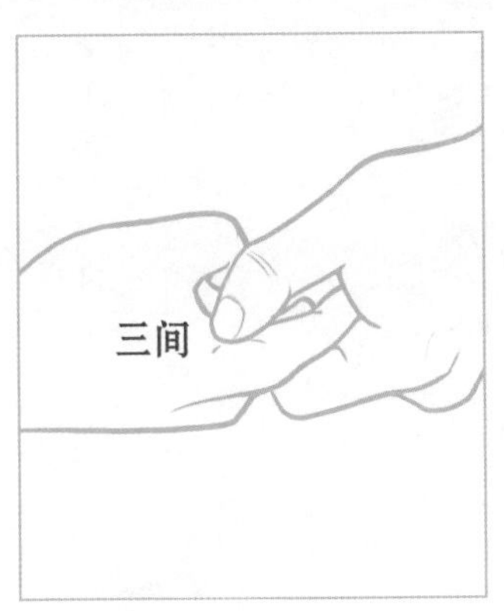

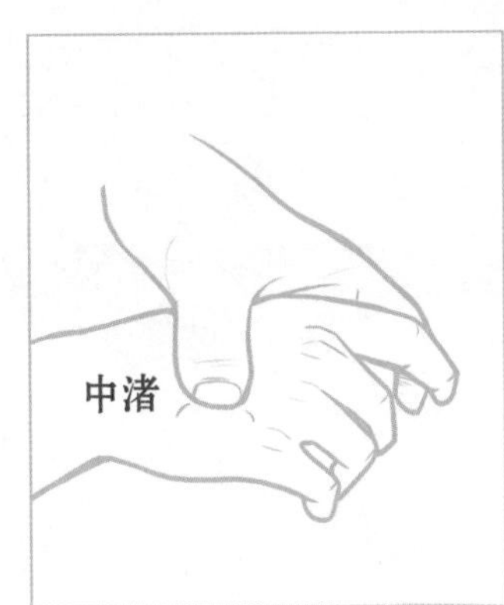

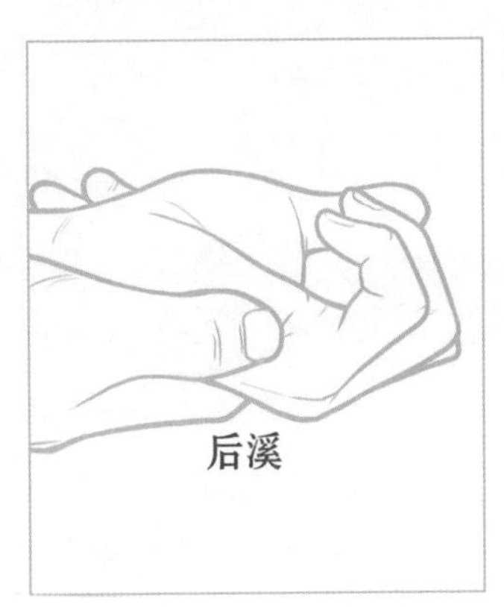

功效说明

三间穴、中渚穴、后溪穴位于手指局部，通过刺激局部的穴位，可以起到调和气血、通经止痛的作用，能够疏通局部阻滞的气血，治疗手指痿软不用。

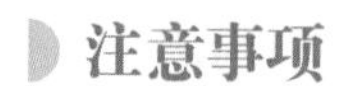

点揉力度要以局部出现酸胀感为度，不可过轻，否则达不到治疗手指痿软不用的作用。

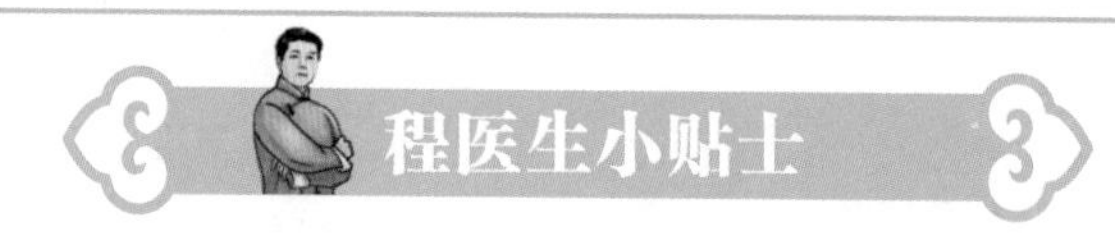

除了上面的穴位按摩，中风后遗症期的患者还可在家做掌指关节的康复训练，具体操作方法如下：患者患侧肘关节屈曲 90 度，护理人员一手固定患者腕关节，另一手扶握患侧手指，进行充分的被动掌指关节屈伸训练，同时还应进行近端、远端指间关节的屈伸运动。反复屈伸 10 ~ 15 次，左右手交替进行，每天训练 3 ~ 5 次，以患者耐受为度。

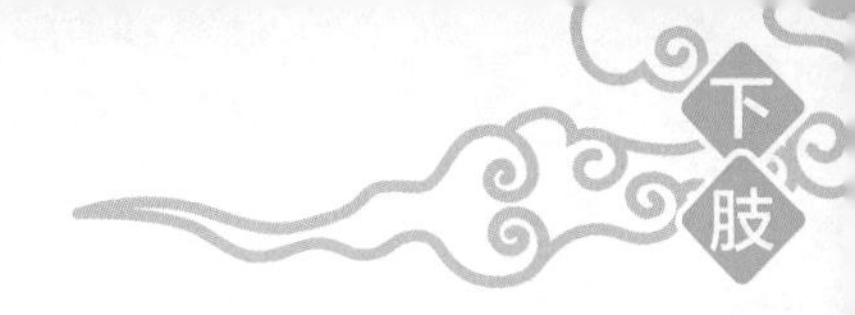

下肢痿软无力
（中风后遗症之三）

中风后数月内，患者往往会出现进展性的肌力降低，一侧大腿、小腿的肌肉力量减弱，致使患者站立、运动都愈加困难，甚至出现肌肉萎缩。所以增强下肢肌肉力量才能使中风偏瘫患者有重新站起来的机会。

治疗时我们通常先增强大腿的肌肉力量，因为人体的站立与行走，主要靠大腿肌肉“贡献”的力量。当大腿的肌肉力量增强了，患者才能更好地进行主动运动，让更多的腿部肌肉群恢复功能。在这里给大家介绍 2 个提高大腿肌肉力量非常有效的穴位，以解决中风偏瘫后下肢痿软无力的问题。

快速自诊

中风偏瘫患者大腿、小腿的肌肉力量弱，下肢仅能在床上进行平行移动但不能抵抗自身重力，即不能抬离床面，或者能抬离床面但是不能抵抗阻力，致使不能站立及进行简单的下肢训练。

快速自疗

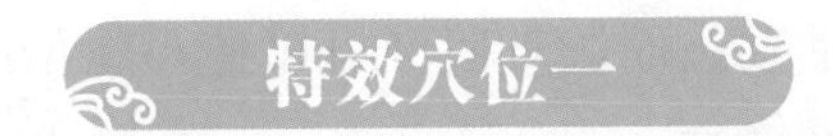

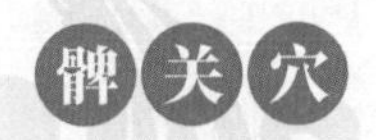

简便取穴

在大腿前侧，首先找到髂前上棘，即髂骨前面的骨性隆起，在髂前上棘与

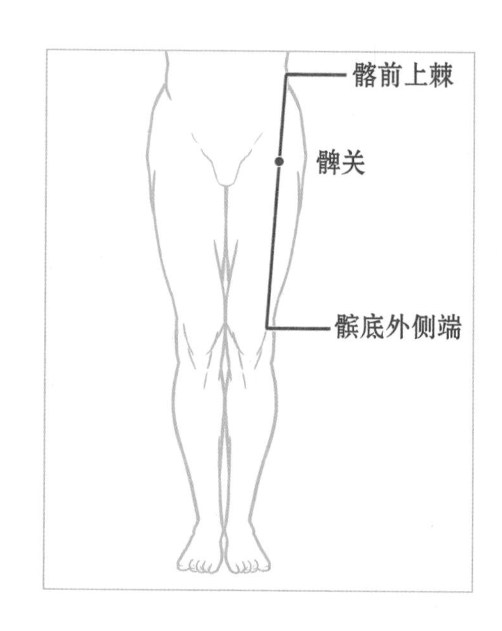

髌底外侧端的连线上，屈曲大腿时与会阴相平处，即髀关穴。

操作方法

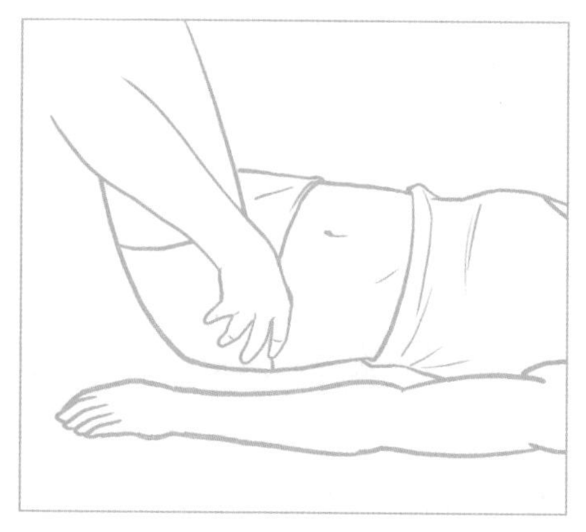

仰卧位，屈曲下肢，用一手拇指指端点按髀关穴，力度由轻到重，并保持一定的力度点按 5 ~ 10 秒，顺时针揉 10 ~ 15 秒，然后伸直下肢，反复操作 30 ~ 50 次，每天 2 ~ 4 次，以髀关穴有明显的酸胀感为宜。

功效说明

阔筋膜张肌在人体的直立、奔跑过程中起到了非常重要的稳定作用，缝匠肌负责大腿的屈曲活动，而股直肌又可以使小腿抬起、膝关节伸直，对做出向前迈腿的动作至关重要。这意味着，这三块肌肉在人体的下肢运动过程中发挥着至关重要的联动效应，而髀关穴恰恰处于股直肌近端，内侧的缝匠肌与外侧的阔筋膜张肌交叉凹陷处，通过按揉髀关穴可调控这三条肌肉，从而缓解下肢痿软无力的状态。

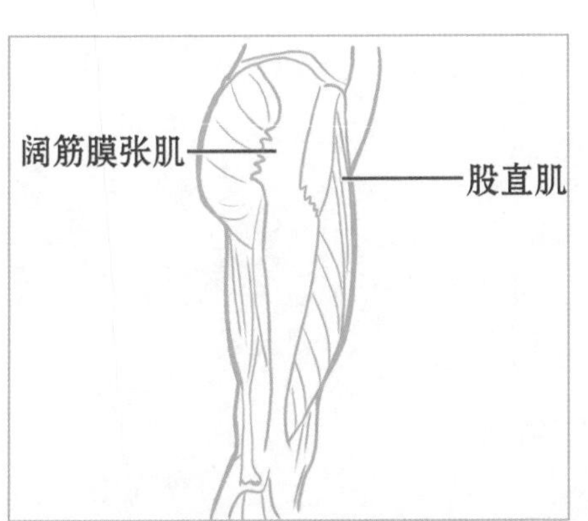

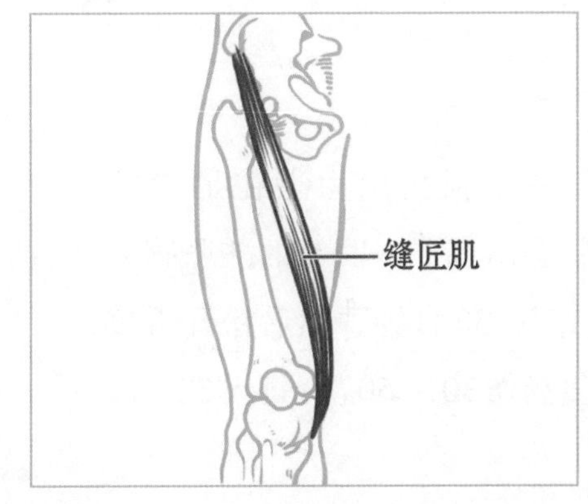

注意事项

在点揉的过程中配合缓慢轻微的下肢活动，可以增强疗效。

特效穴位二

足三里穴

简便取穴

先找到犊鼻穴，在髌骨下方外侧可以触摸到一个凹陷（外膝眼处）即为犊鼻穴，从犊鼻穴向下量 3 寸（将食指、中指、无名指与小指四指并拢，以中指中节横纹处为准，四指横量为 3 寸），距胫骨（在小腿前方靠内侧摸到的一个明显的骨性隆起为胫骨）前缘一中指中节宽度处，即足三里穴。

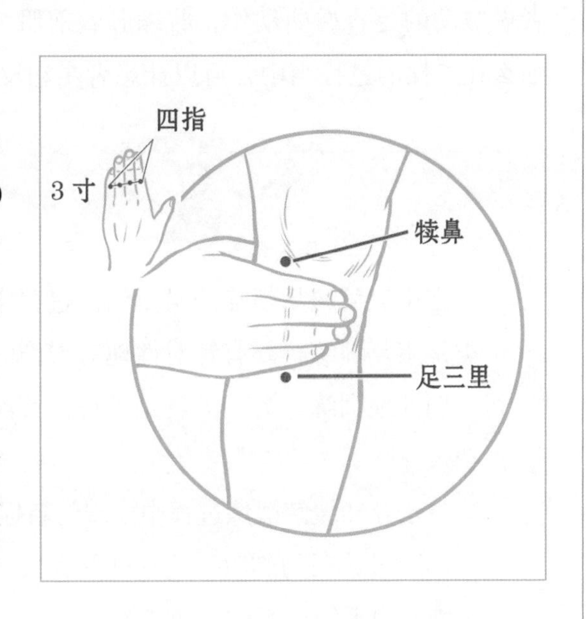

操作方法

一手拇指用力点在足三里穴处，会出现非常明显的酸胀感，坚持15 ~ 30秒钟，然后松开再按，反复操作30 ~ 50次，每天3 ~ 5次。

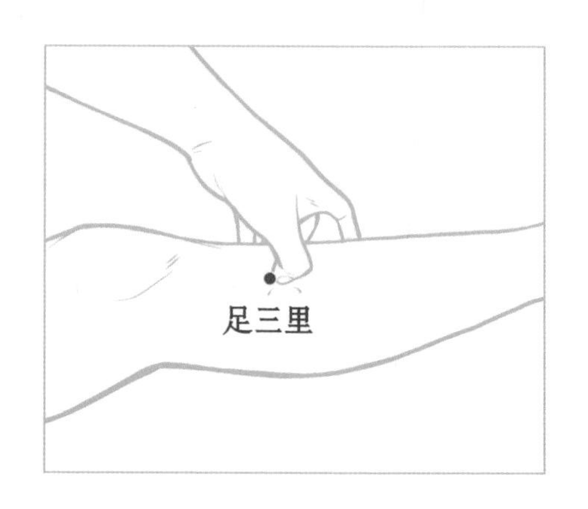

功效说明

足三里穴正好位于胫骨前肌的肌腱止点部位，胫骨前肌可以使足做背曲运动。对此穴位进行刺激能够有效地提高整块肌肉的肌力，有效治疗足部痿软无力导致的“足下垂”。

注意事项

在点按足三里穴的过程中，如果患者完全瘫痪，可以让护理人员帮助患者做被动的足背屈曲动作，收缩胫骨前肌。如果患者自己可以做这个动作，那么在点揉的过程当中，可以让患者主动反复地做足背屈曲的动作。

程医生小贴士

在中风偏瘫后遗症的康复治疗过程中，有两类治疗是非常重要的。一类是康复训练，要有针对性地对损伤的肌肉及语言功能、认知功能进行周期性地训练。另一类就是进行针灸治疗，针灸治疗可以发挥以下几点功效。

1. 治疗和缓解锻炼过程中出现的新损伤或劳累困乏的状态。

2. 通过针灸的刺激，建立外周和大脑之间的对应反射，从而一定程度上恢复患者的神经调控功能。

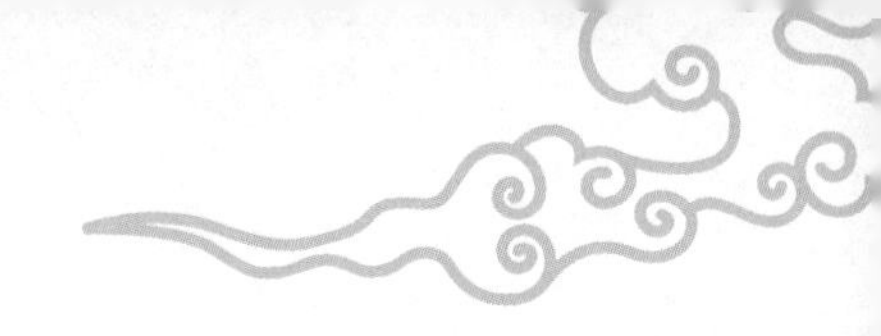

下肢寒凉

总有一些人，尤其是体虚者或者老年人，一年四季手脚都处于冰凉的状态，他们常自嘲是“老寒腿”。“老寒腿”属于中医痹病范畴，主要是由风寒湿偏盛引起的。老年人肝肾不足、精亏血少，很容易出现下肢寒凉，即使是健康的壮年人，在天气寒冷的时候也可能体会过手脚冰凉的感觉。这是因为手脚在四肢的末端，心脏泵血后血液向身体四周输布，若阳气不足，则难以推动气血到达四肢末端以温养四肢，四肢就会处于寒凉状态。相对于上肢，下肢到心脏的距离更远，气血到达下肢的时间更久，这也是很多人哪都不冷，就下肢冷的原因。下肢长时间得不到气血的温养，可能会导致肌肉萎缩，力量不足从而引起行走不便。气血不能濡养肌肉还可能会导致肌骨关节疼痛，对我们的日常生活产生不利影响。

此种情况下，我们可以通过艾灸改善下肢血液循环，祛除寒邪，具体怎么做呢？下面向大家介绍 4 个特效艾灸穴位。

快速自诊

自觉下肢寒凉，可兼有整条腿部或者膝关节局部疼痛症状，并且腿部疼痛症状在受到寒冷、潮湿等刺激之后明显加重。

快速自疗

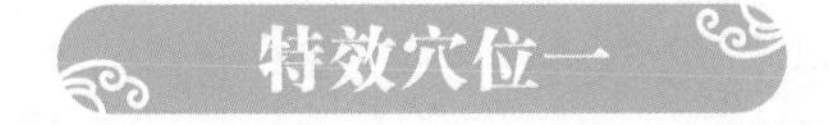

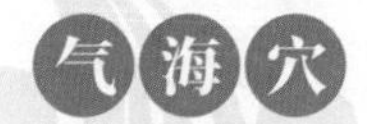

简便取穴

取卧位，在下腹部，脐中下 1.5 寸处，即气海穴。（食指、中指、无名指和小指四指并拢，以中指中间的横纹处为准，四指横量为3寸，其一半为1.5寸。）

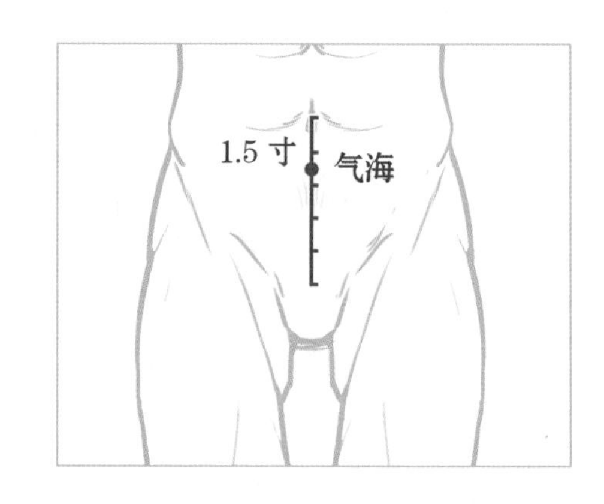

操作方法

取1根艾条,置于气海穴上方2 ~ 3厘米处，待穴位处有透热感时，将艾条在穴位上方做回旋环转，保持透热度，每次艾灸10 ~ 15分钟，每天1次。

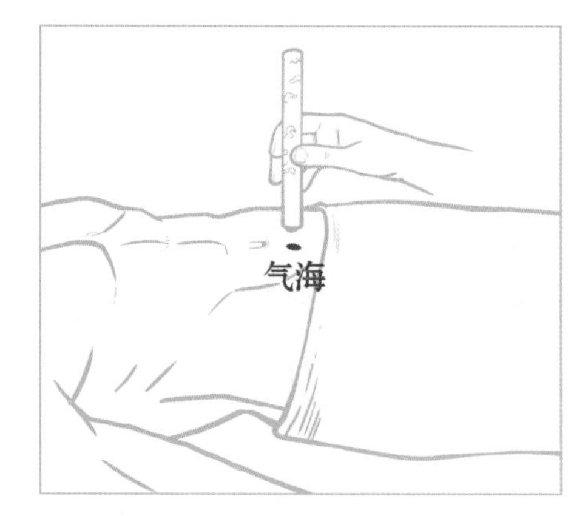

功效说明

艾灸气海穴可以促进小肠的蠕动，进而刺激小肠后面的腹主动脉。腹主动脉是为下肢和盆腔供血的主要动脉,艾灸气海穴可以有效地促进下肢供血，从而改善下肢寒凉的状态。

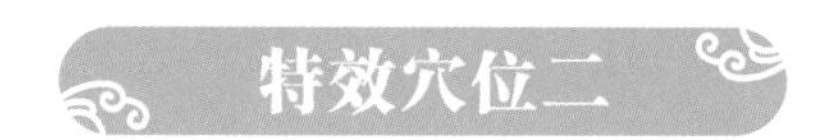

气冲穴

简便取穴

取卧位，脐中下5寸（肚脐到耻骨联合上缘为5寸），前正中线旁开2寸（耻骨联合的宽度为8寸，2寸即为前正中线向外1/2）处，即气冲穴。

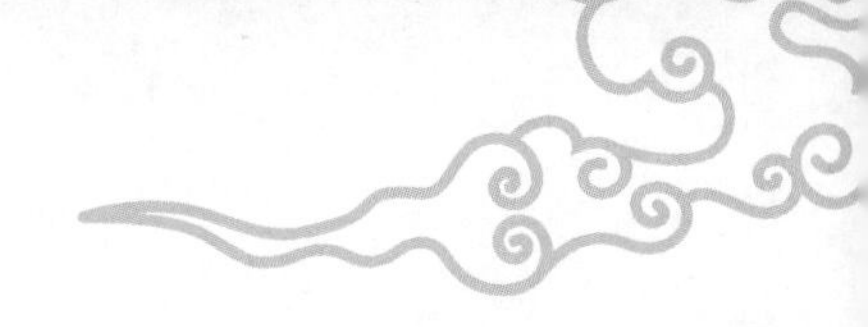

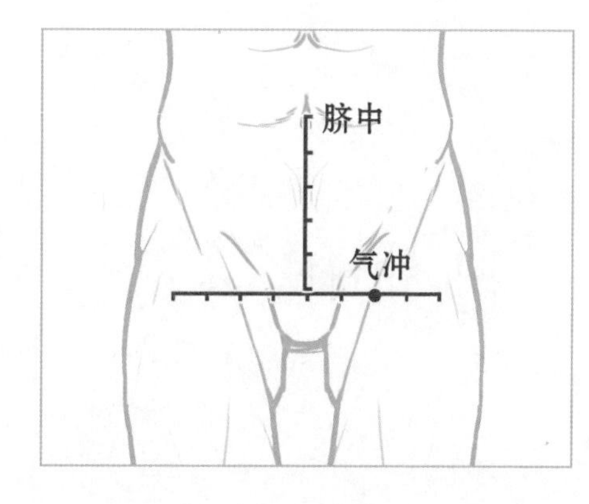

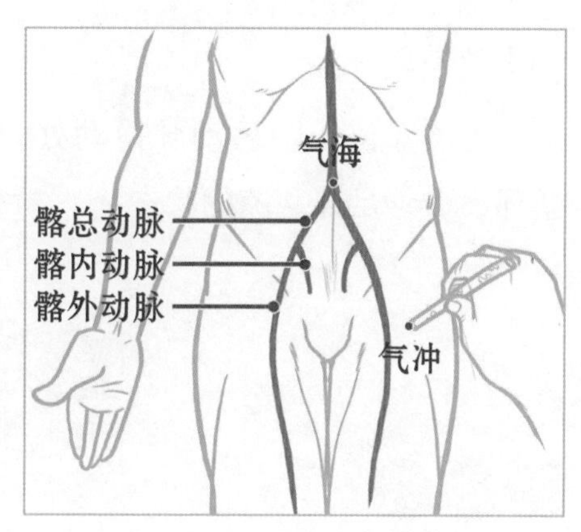

操作方法

操作方法同上。

功效说明

气冲穴是足阳明胃经的穴位，位于髂外动脉（腹主动脉的分支）搏动处，在此位置施加艾灸，有助于促进下肢的血液循环，从而改善下肢寒凉的状态。

特效穴位三

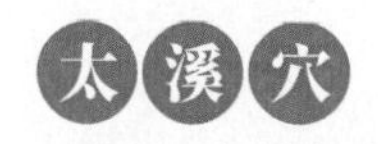

太溪穴

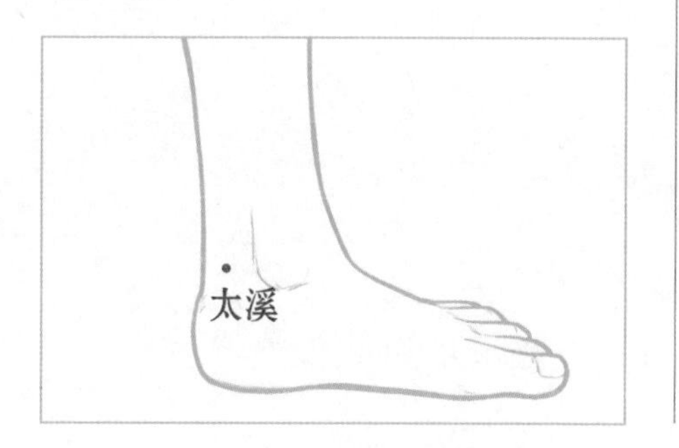

简便取穴

内踝尖与跟腱之间的凹陷处，即太溪穴。

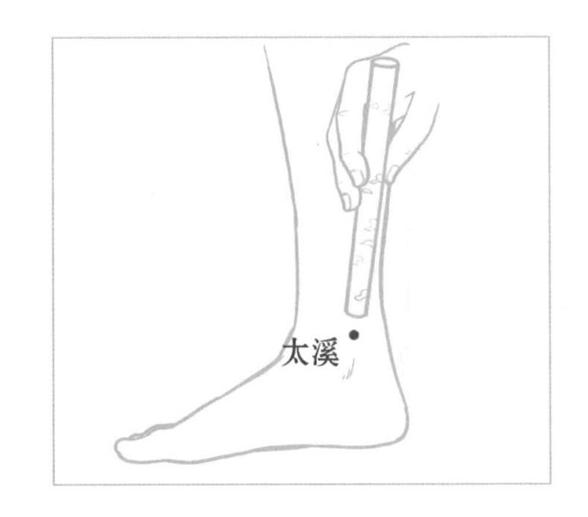

操作方法

操作方法同上。

功效说明

太溪穴位于胫后动脉搏动处，在此处施以艾灸可有效促进足部的血液循环，改善足部寒凉的状态。

特效穴位四

冲阳穴

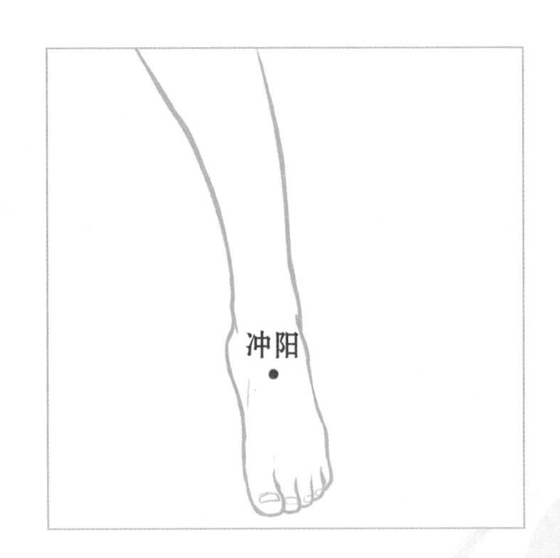

简便取穴

将一手的食、中二指并拢，触摸到足部最高点，可感受到动脉搏动处，即冲阳穴。

操作方法

操作方法同上。

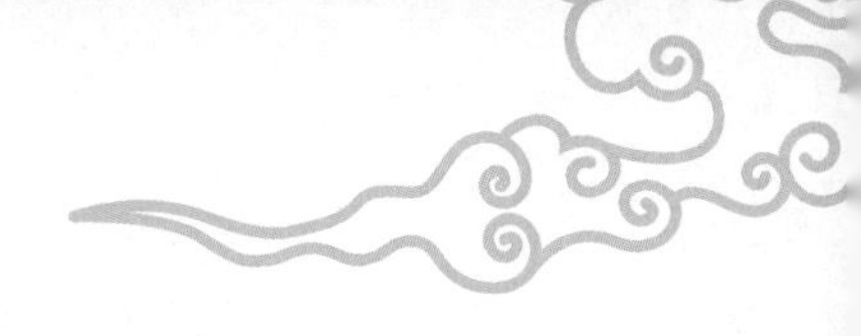

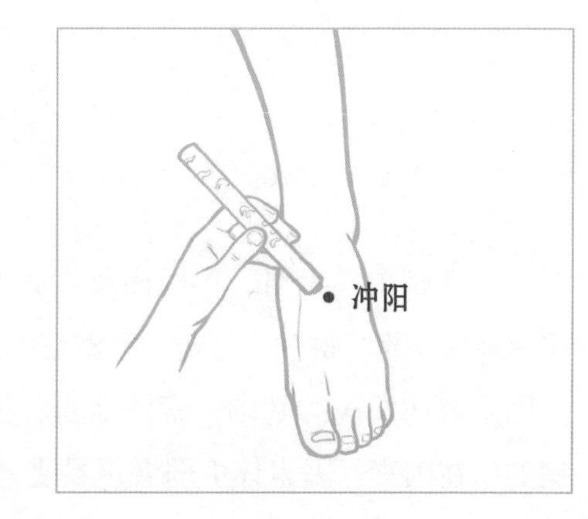

功效说明

冲阳穴位于足背动脉搏动处，艾灸此穴有助于促进足部的血液循环，改善足部寒凉的状态。

注意事项

1. 艾灸时要选择合适的体位，保持注意力集中，以免造成烫伤。

2. 施灸前后可以喝一杯温开水，水温以略高于人体体温为宜。饮水有助于浊气的代谢，同时可以补充因艾灸火力消耗的津液。

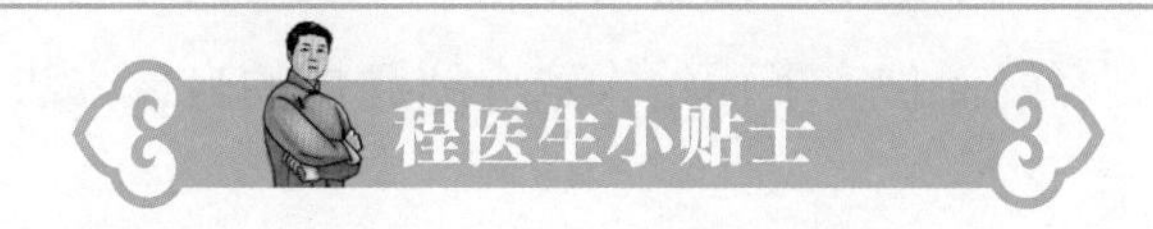

艾灸的作用是什么？

艾灸借助其药物和温热作用，温暖肌肤经脉，以活血通络，因此能治疗寒凝血滞、经络痹阻所引起的各种病症。中医认为："正气存内，邪不可干。"意思是说人的免疫功能正常，则抵抗力强，疾病便不易产生。现代医学研究证明，艾灸能够提高人体的抗病能力，常灸大椎、关元、气海、足三里等穴，可鼓舞人体正气，增强抗病能力，起到防病保健的作用。

哪些人不适宜艾灸？

艾灸具有温补之性，适用于体质偏虚寒者，对于热性体质者，如便秘、甲状腺功能亢进、血压控制不稳者，或有面红目赤、口干、小便黄等问题的阴虚火旺者，或肿瘤患者及皮肤有破溃未愈者均不适宜。

膝痛

经常爬山、走路、爬楼梯及做负重运动的人，很容易出现膝关节损伤。膝关节痛属中医“痹病”范畴，主要是由正气不足，感受风、寒、湿、热之邪所致。内因是痹病发病的基础，素体虚弱、正气不足、腠理不密、卫外不固是引起痹病的内在因素。因素体虚弱者更易受外邪侵袭，且在感受风、寒、湿、热之后，易使肌肉、关节、经络痹阻而形成痹病。

膝关节是人体最大的负重关节，也是老年人出现退行性骨关节病的首要关节，膝关节周围包裹着很多韧带和肌肉，活动度非常大，一旦损伤，后期修复会非常困难，即使是关节置换，后期的功能训练也要花很长的时间与精力，而且不见得能取得良好的效果。

因此，对于这样一个过度使用容易损伤，一旦受伤对生活影响巨大的负重关节，我们一定要好好保护。下面给大家介绍膝痛的自诊方法和 2 个有效保护膝关节的方法。

快速自诊

1. 症状：膝盖前面和侧面疼痛、肿胀，清晨可伴有持续 30 分钟以上僵硬感。经常使用膝盖后感到疼痛；膝盖不适感通常在夜间加强；极端情况下走路或者站立都感到疼痛。

可能的病因：骨关节炎。因关节软骨不断磨损、撕裂，从而变硬、变薄，导致发炎。

2. 症状：膝盖内侧不适，爬楼梯时疼痛加重，用手摸会痛，伴有温热的感觉、肿胀的表现。

可能的病因：髌前滑囊炎。骨头和肌腱、韧带之间存在很多小的液囊，如果膝盖内部的液囊遭遇创伤或过度使用，该部位就会肿胀、发炎。

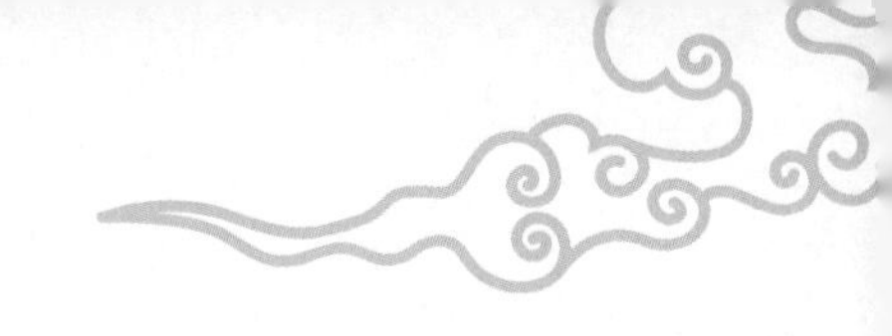

快速自疗

特效方法一

股四头肌收缩训练

操作方法

1. 年轻患者适用的锻炼方法：首先采取直立体位，然后做提髌动作，以能明显感觉到股四头肌的收缩为度，最后放松，反复操作 30 ～ 50 次，每天操作 2 ～ 4 次。

2. 老年患者适用的锻炼方法：对于一些肌肉力量不是特别强大的老年患者，如果做不了上面的动作，可以采用静止的股四头肌训练方法。取坐位，双腿平行抬起伸直，膝关节保持伸平的状态，坚持 30 秒钟，每天操作 3 ～ 5 次。

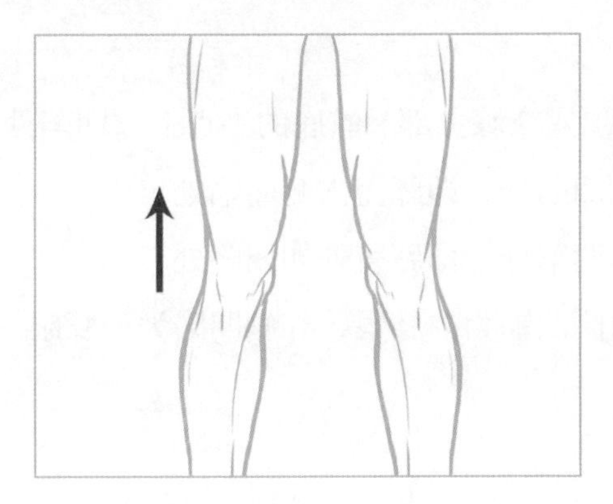

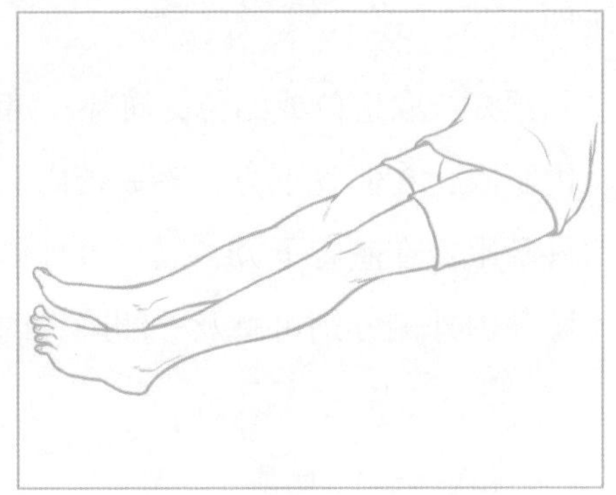

功效说明

膝关节的上方，大腿正面有股四头肌，分为股直肌、股中间肌、股内侧肌和股外侧肌。这四块肌肉形成的肌腱共同包裹着膝关节，可以让膝关节做伸展动作。走路的时候，大腿往上带动抬起小腿，每往前迈一步都离

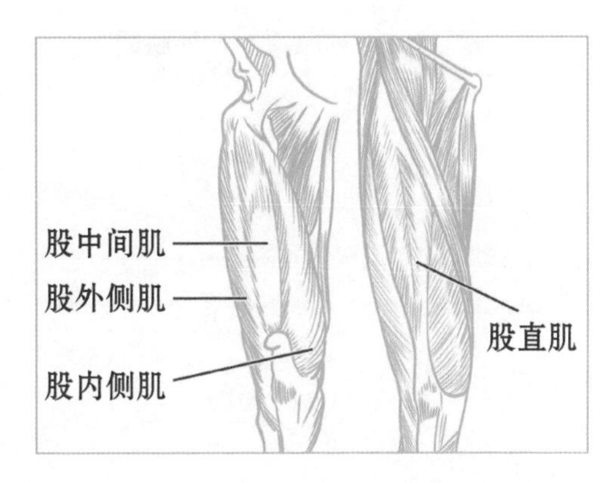

不开股四头肌的参与。不管是爬山，还是上下楼梯等，股四头肌都起到了非常重要的稳定作用。一旦这块肌肉出现问题，膝关节就会过早劳损。因此，锻炼股四头肌对于膝关节的良性固定和保护非常重要，可以延缓膝关节的劳损。

注意事项

进行股四头肌收缩训练后,可以配合按揉股四头肌,进行肌肉的放松训练。

特效方法二

点揉鹤顶穴、内膝眼、外膝眼

简便取穴

鹤顶穴：取坐位或站位，屈膝，鹤顶穴在膝上部，髌底的中点上方凹陷处。

内膝眼：在髌骨下方，髌韧带内侧凹陷处，即膝盖内侧凹陷处。

外膝眼：在髌骨下方，髌韧带外侧凹陷处，即膝盖外侧凹陷处。

膝盖内外侧分别可触及一凹陷，内侧凹陷为内膝眼，外侧凹陷为外膝眼。

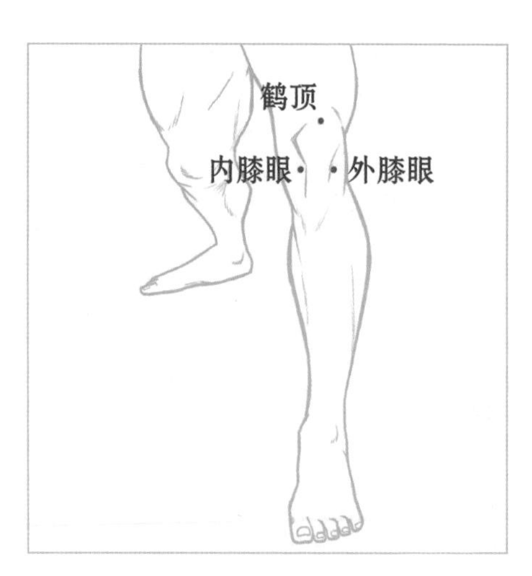

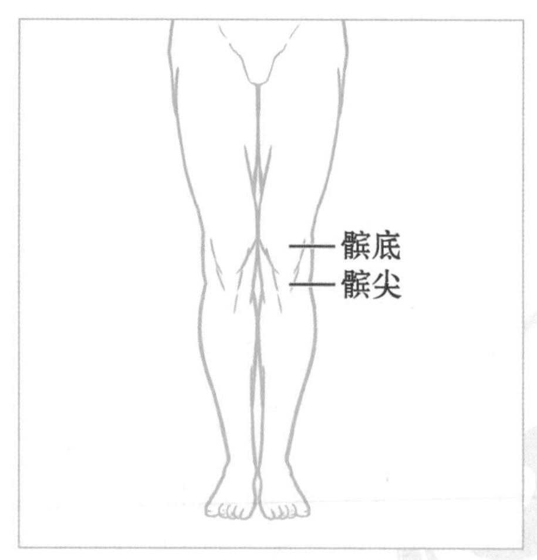

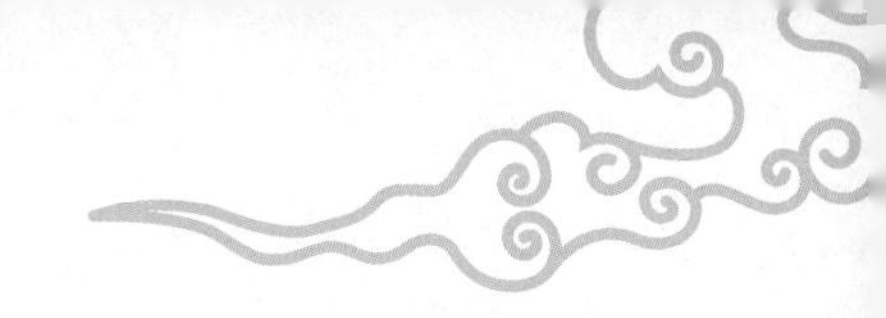

操作方法

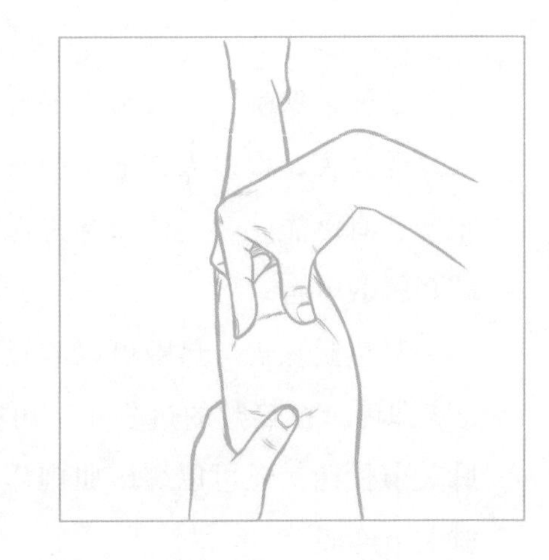

取坐位，屈膝，一手拇指点在髌骨顶部中央的鹤顶穴上，另一手拇指和食指分别点在内膝眼、外膝眼的位置，三指一起用力沿逆时针方向点揉3个穴位，操作3 ~ 5分钟，然后改为沿顺时针方向点揉，操作3 ~ 5分钟，反复操作5 ~ 8次，以局部出现酸胀感为度。

功效说明

鹤顶穴位于股直肌肌腱于髌骨的附着点处，股直肌对膝关节的稳定具有非常重要的作用，其名为“鹤顶”，是因为从形状上看，膝关节就像仙鹤的头顶一样，此穴具有治疗膝关节肿大变形、疼痛的作用。内膝眼和外膝眼位于髌骨与髌韧带两侧的凹陷处，按揉这2个穴位可以舒筋通络、解痉止痛。

注意事项

在点揉的同时可配合做膝关节屈伸运动。

程医生小贴士

如有膝关节疼痛的症状，日常生活中可从以下几个方面进行调护。

1.减少锻炼。运动可以强健体魄，但当膝盖疼痛时，就应该减少运动。运动员就是膝关节损伤的高危人群。要是发现膝关节疼痛，应立即停止运动，以免让膝关节损伤更加严重。

2. 膝盖保暖。膝关节疼痛也可能是由类风湿性关节炎造成的。老年人易受其害，很多人在冬天骑自行车也很容易患上此症。患者觉得膝盖很冷，有疼痛感时，建议穿上保暖裤，戴上护膝，以保持膝盖的温度，减轻膝盖疼痛。

3. 热敷膝盖。热敷可以减轻膝盖的疼痛，每次热敷 20 分钟，1 天敷 3 次即可。在热敷的过程中，可扩张血管，提高膝关节血液循环，改善膝关节代谢，还可以缓解肌肉痉挛，大大提高肌腱的柔韧性，从而减轻膝关节疼痛。

如果有严重的膝盖疼痛症状，则应该到医院进行检查，再根据病因进行治疗。

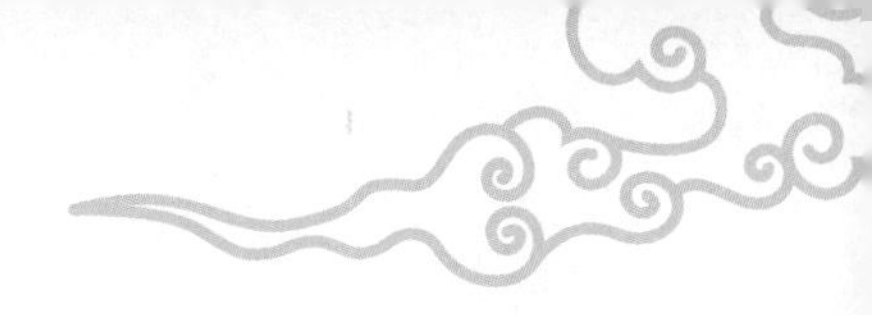

痛风——关节红肿疼痛

生活中，我们经常可以看到痛风患者，他们经常会在夜晚突然出现关节红肿疼痛，最常发病的关节是大脚趾末端的关节，即第一跖趾关节，其他常见发病关节还有手部、膝盖、肘部等，疼痛感会持续几天或几周不等，吃海鲜、喝啤酒也会引发疼痛。痛风是由嘌呤代谢紊乱和尿代谢紊乱所致，血尿酸增高，血中的尿酸会形成单钠尿酸盐，从血液中析出，沉积在关节处，导致关节的红肿热痛。

痛风常与腹型肥胖、高脂血症、高血压、糖尿病及心血管疾病伴发，如果没有及时治疗，疼痛感将会越来越严重，长此以往，关节骨质会遭受腐蚀，导致关节变形，甚至损伤肾脏，发展成肾结石、肾衰竭等危重疾病，严重威胁生命健康。痛风隶属于中医学“痹病”“历节”“白虎历节”等范畴。目前中医普遍认为本病为本虚标实之证，本虚在于肝、脾、肾虚，标实在于风、寒、湿、热、痰、瘀、浊等邪气痹阻肢体筋脉、关节、肌肉及血脉，急性痛风性关节炎发作期多为湿热痹阻或痰浊痹阻或瘀毒蕴结。

痛风最容易出现在足大趾和第一跖趾关节，而这两处正是足厥阴肝经和足太阴脾经的循行部位，据经络辨证此为两经病症，那么根据经络辨证我们应如何选取穴位来治疗痛风引起的关节红肿疼痛呢？下面介绍痛风的自诊方法和 2 个特效穴位按摩法。

快速自诊

1. 大脚趾末端的关节（其他常见发病关节还有手部、膝盖、肘部等）突发性红肿疼痛，疼痛感持续几天或几周不等。如果症状没有得到及时治疗，疼痛感会越来越严重。

2. 疼痛多在夜间出现。

3. 以下几类人群属于痛风高发人群：①有痛风家族史，如直系家属有痛风的发作病史，患痛风的概率比正常人要高；② 60 岁以上肥胖的男性或绝经以后的女性；③有基础病的患者，比如有高血压、冠心病、糖尿病及脑血管疾病史的人群；④长期嗜酒、喜欢吃大量肉食，饭局、应酬比较多的人，均属于痛风高发人群。

特效穴位一

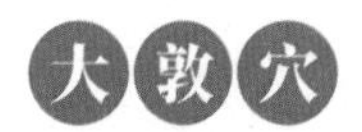

大敦穴

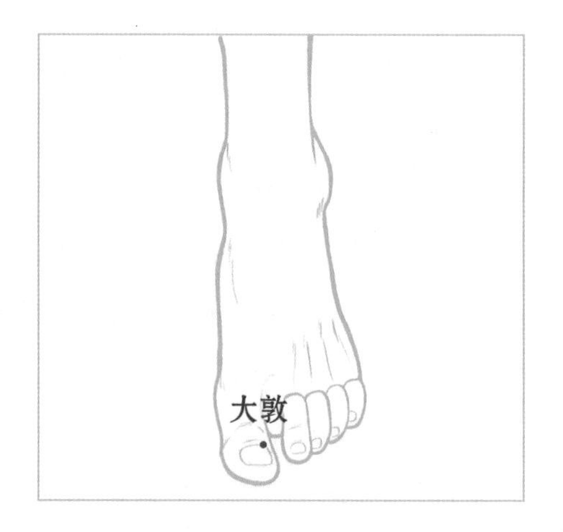

简便取穴

取坐位，足大趾末节外侧，距趾甲角 0.1 寸处，即在足大趾趾甲缘的内侧缘和下缘分别画一垂直线和水平线，两线的交点处，即大敦穴。

准备材料

75% 酒精棉球、测血糖用的采血针、干棉球。

操作方法

1. 点刺前用推、揉、挤、捋等方法，使大敦穴局部充血，再用 75% 酒精棉球消毒该处。

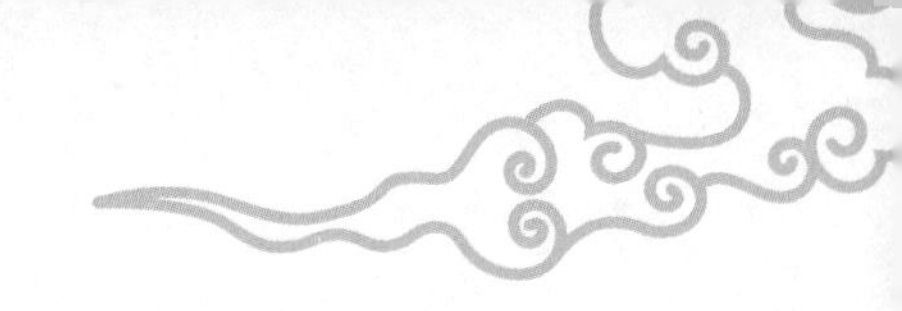

2. 一手固定被刺部位，另一手持采血针，对准大敦穴快速刺入并迅速出针，挤出适量血液，用酒精棉球擦拭，再用干棉球按压 3 ～ 5 秒，隔日刺血 1 次。

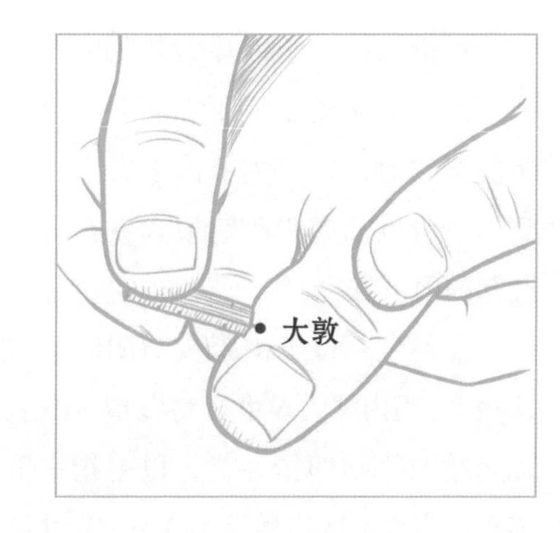

功效说明

在痛风疼痛部位进行局部刺血是一种清泻的方法，有泻热的作用，可以缓解局部的红肿热痛，此外这种有创的刺激可以调动局部的免疫物质，使其集中去处理红肿疼痛的炎性反应部位。

注意事项

1. 采血针具必须严格消毒，防止感染。

2. 针刺放血时进针不宜过深，创口不宜过大，以免损伤其他组织，引起不适。

3. 挤压时要注意方法，不能在局部挤压，要从远端向近端慢慢地、轻轻地挤压，以防血肿发生。

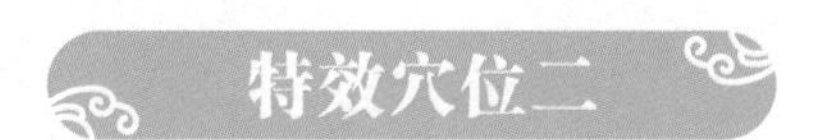

胰腺点

简便取穴

胰腺点：一个变动的穴位。取坐位，屈曲膝关节，在地机穴与漏谷穴之间由上向下进行触摸，两穴之间摸到明显的条索处，即胰腺点。

地机穴：位于内踝尖与阴陵泉穴的连线上，阴陵泉穴下 3 寸处。寻找阴陵泉穴时，在膝关节内下方可以摸到一个骨性凸起，阴陵泉穴就在骨性凸起的内下方。

漏谷穴：位于内踝尖与阴陵泉穴连线上，距内踝尖6寸。（将食指、中指、无名指与小指四指并拢，以中指中节横纹处为准，四指横量为 3 寸，6 寸即 2 个 3 寸的宽度。）

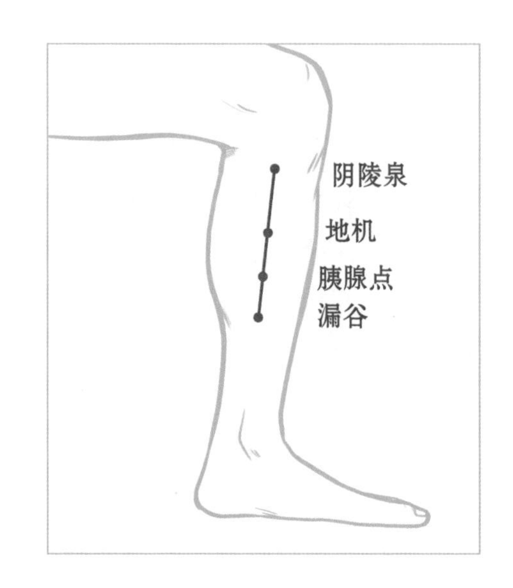

操作方法

1. 张开手掌，一手拇指指端放在胰腺点处，其余四指放在小腿外侧起到固定作用，拇指用力弹拨胰腺点。

2. 拇指用力弹拨下去之后，可感觉到条索样物质，同时会有强烈的酸胀感，并且出现上下放射的感觉。每次弹拨 5 ~ 8 分钟，每日弹拨 3 次。

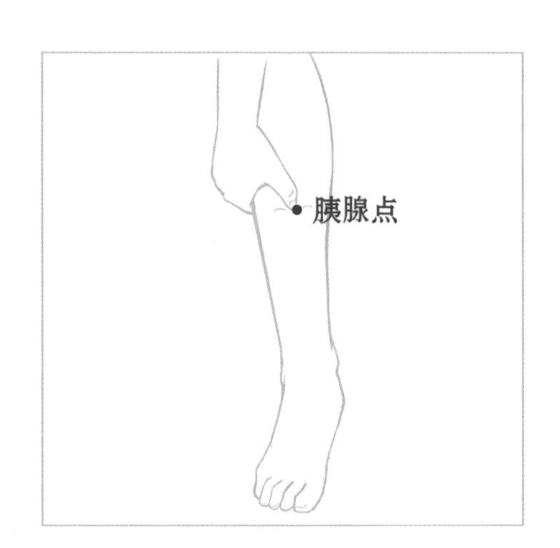

功效说明

现代研究表明，弹拨胰腺点可促进人体代谢，调节下肢肌肉活动，提高血液循环速度，缓解患者的痛风症状。

注意事项

弹拨时以局部出现酸胀感为度，长期坚持弹拨该穴方能取得较好的效果。

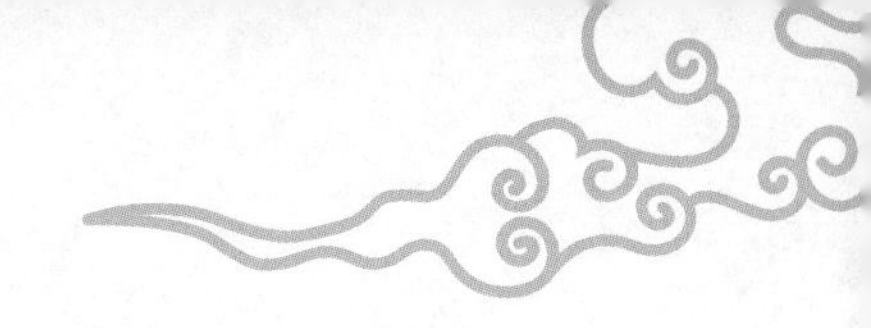

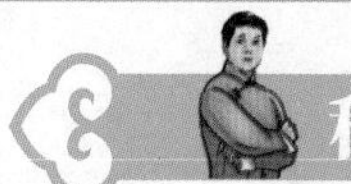

程医生小贴士

痛风患者在饮食上应多加注意。一定要限制嘌呤的摄入，少摄入或者不摄入高嘌呤食物，如动物内脏、肉汤、鱼汤、贝类、比目鱼、沙丁鱼、鱼干、螃蟹、啤酒等。此外痛风患者要多饮水，每天饮水量应在 2 000 ~ 3 000 毫升。

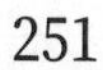

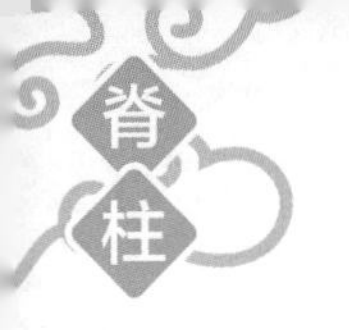

富贵包

生活中，我们常会看到有人后项部颈椎与胸椎交界的位置上高高隆起，像顶起了一个大包。不知何时起，有人为其起了个好听的名字“富贵包”。“富贵包”指的是在后背上部颈胸交界处，即在第7颈椎和第1胸椎处突起的包块，多是由于长期低头导致脊柱力学不平衡，脊柱变形，棘突后突所形成。众所周知，颈椎正常的生理曲度是向前凸，而胸椎是向后凸，颈胸交界处刚好是前凸和后凸的交界处。当颈椎下段过度前凸而胸椎上段过度后凸时，就形成了颈胸交界处的骨性凸起。这样的骨性凸起直接影响附着的肌肉及相关的肌肉群，因此出现痉挛和肿胀，使骨性的凸起更加明显，富贵包就此成形，常见于体力劳动者与长时间从事低头负重工作的人群。

“富贵包”不同于普通的皮肤肿块，它是颈椎、胸椎骨性关系变化导致的局部肌肉、韧带和软组织肿胀，不仅影响外表形体美观，还会给身体健康带来一定的危害。比较严重的患者会伴随出现颈肩部肌肉酸痛、僵硬，背部酸胀不适，有时还会出现视力模糊、头晕以及胸闷、心慌、血压升高、失眠等交感神经激惹的症状，手臂也可能出现类似颈椎病的放射性手麻；还可能影响脑部供血，并与高血脂、高血压等心脑血管类疾病有关联。所以富贵包不仅不是富贵的象征，反而是疾病的预警。中医中没有“富贵包”这个病症，其多属于中医“肌痹”范畴，主要与长期感受风寒湿邪的侵袭，导致局部瘀阻不通相关。

“富贵包”应该如何调理与防治呢？下面就为大家介绍1个特效穴位的2种操作方法。

快速自诊

靠墙站立，双脚打开，与肩同宽，身体背部、臀部、双腿贴于墙上，若头枕部不能贴墙且颈后部又有明显突起，则说明有“富贵包”，若头不能贴墙，

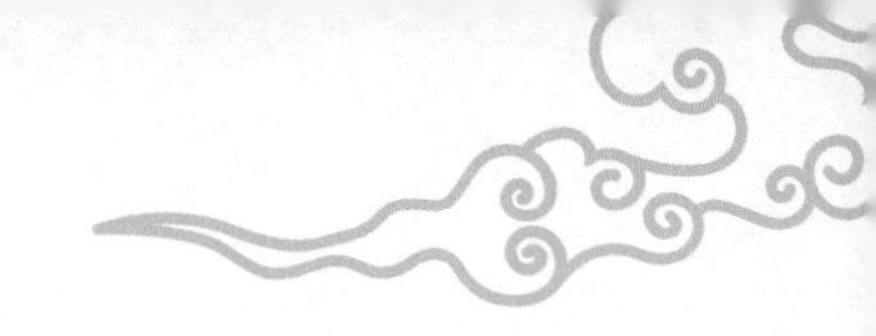

但没有明显凸起，虽可能没有“富贵包”，但也存在诱发“富贵包”的不良体态，应引起重视。

快速自疗

特效穴位

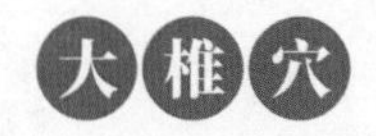

大椎穴

简便取穴

大椎穴在后正中线上，第 7 颈椎棘突下凹陷处。低头时颈后隆起最高者为第 7 颈椎。

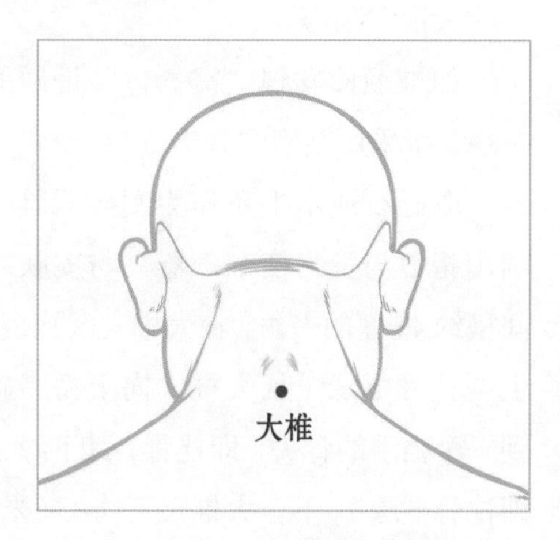

操作方法一

艾灸大椎穴

如果在大椎穴触及囊性的肿块，可以选择艾灸的方法。

将艾条置于大椎穴上方 2 ~ 3 厘米处，待穴位处有透热感时，将艾条在穴位上方做回旋环转，艾灸的范围在以大椎穴为中心的斜方肌上，艾灸时保持透热度，每次艾灸 10 ~ 15 分钟，每天 1 次。

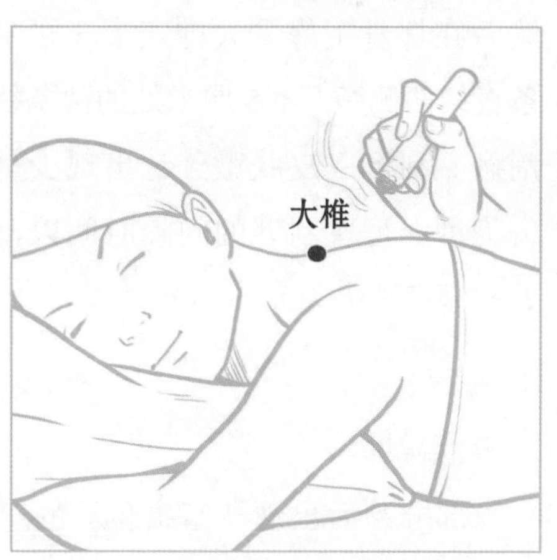

功效说明

若触诊发现“富贵包”是囊性的软包块，通过艾灸的热力作用于大椎穴局部，可使筋膜松弛，促进液体向外渗透吸收。

注意事项

1. 艾灸时要选择合适的体位，保持注意力集中，以免造成烫伤。

2. 施灸前后可以喝一杯温开水，水温宜高于人体体温，这样有助于浊气的代谢，同时可以补充因灸热消耗掉的津液。

操作方法二

大椎穴刮痧

如果触诊发现“富贵包”是硬的包块，可采用刮痧的方法。

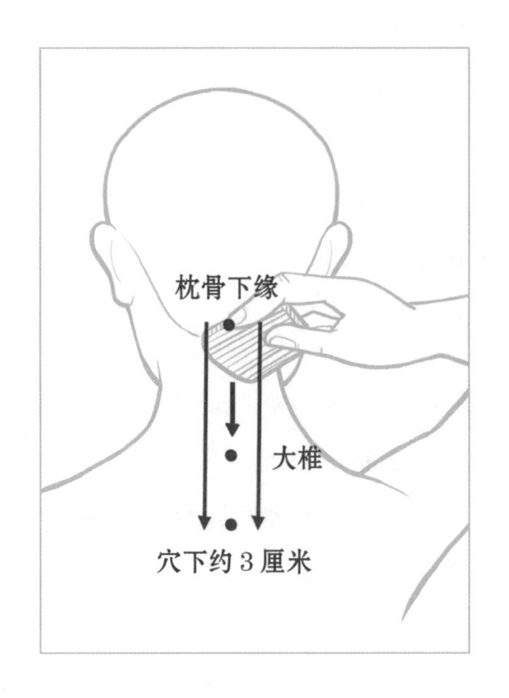

取砭石或水牛角作为刮痧器具，利用指力与腕力使刮痧器具与皮肤之间呈约 45 度的夹角，在大椎穴区轻刮，上至枕骨下缘（从大椎穴向上捋，碰到一个挡手的骨头，即枕骨，其下缘，即枕骨下缘），下至大椎穴下约 3 厘米。然后在枕骨下缘到大椎穴下 3 厘米这条直线两侧旁开 0.5 厘米处的两条线上刮痧。刮痧以皮肤微红，出现少量瘀斑为度。每次刮痧的间隔时间以刮痧处的痧点消失为准。

功效说明

部分颈后出现“富贵包”的患者平时还会出现一种特殊的感觉，觉得脖子后面像压了一座大山一样沉重，脖子抬起困难，且在触诊时发现是硬的包块。这种情况下采用刮痧的方法，能使堆积在局部的瘀血向外排出，减少局部的张力，促进血液循环。

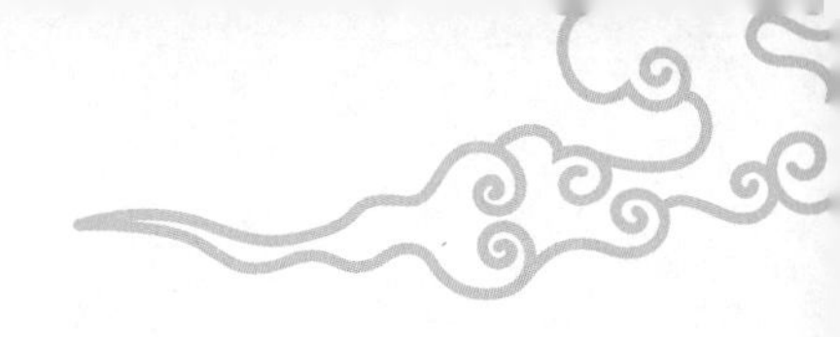

注意事项

刮痧时力度要由轻而重，然后保持均匀可耐受的力度。切不可力度过重，难以耐受，以免损伤局部皮肤；亦不可过轻，否则达不到泻火热的效果。

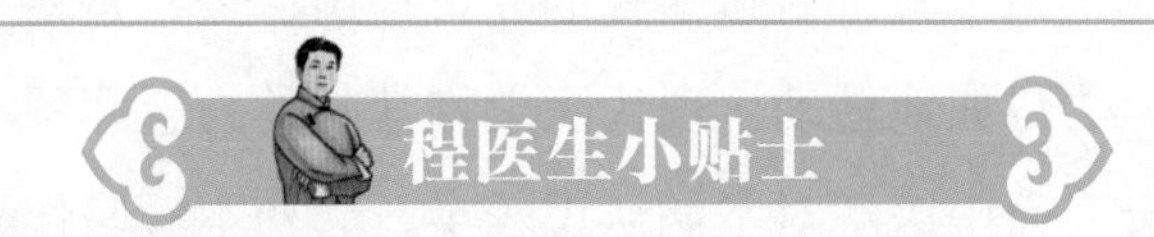

我们在日常生活中应如何预防“富贵包”呢？具体可以从以下几个方面入手。

1. 改正不良的生活、工作习惯，避免颈部慢性损伤。坐姿应保持自然端坐，调节桌、椅之间的高度，避免头颈部过度后仰或前屈，使头、颈、肩、胸保持正常的生理曲线。切忌长时间低头工作、学习或游戏，每低头半小时需做抬头运动，使头颈部左右转动，转动时宜轻柔缓慢。

2. 要坚持颈肩部肌肉锻炼，维持颈椎的稳定和生理曲度。同时，应根据个体情况制定锻炼方案，锻炼时量力而行，不要过度锻炼，以免损伤肌肉、韧带。

3. 睡觉时枕头不能过高，可以在颈部放一个小垫子，以支持正常的颈椎曲度。

4. 找一条干毛巾，在后颈部来回搓，这个方法可以随时随地操作。如果担心搓破皮的话，可先把一条毛巾固定在脖子上，然后再搓，这样能起到保护皮肤的作用，还能活血通络，加速颈部的血液循环。

落枕

在生活中，几乎每个人都有过落枕的痛苦经历，经常是一觉醒来，脖子突然疼痛、僵硬，无法自如地转动。现代医学将其归类为急性颈椎关节周围炎或颈肩部肌肉筋膜炎。而中医学对本病认识较早，起初本病叫作“失枕”，其病因病机主要有三个方面：一是睡姿不良，伤其颈筋；二是风寒侵袭；三是肝肾亏虚，复感外邪。前两种原因导致的落枕是我们讨论的重点。

季节交替，昼夜温差相对较大时，人们在熟睡后常常会把脖子和肩膀露在外面，虚邪贼风侵袭人体，易发生落枕；或头天晚上睡觉姿势不当，枕头高低不合适，或过度劳累、肌肉疲劳时，第二天晨起就会出现突发性颈肩背肌肉一侧（通常为单侧，也有双侧）扭曲、痉挛，颈部活动不利的症状。这种肌肉的痉挛引起的疼痛部位不固定，有的患者偏前，有的患者偏后，有的患者偏下，但总之，都会影响到颈部的功能活动，使得低头、抬头、左转、右转的功能受到一定的限制。该病症在青壮年人群中有较高发病率， 症状较轻的患者通常 1 周左右会自愈， 较重者则可能数周不愈。

每当落枕，总是让人既心急又无奈。早上刚起床，去医院就诊费时又费力，那么有没有不用就医，就能快速缓解落枕疼痛的方法呢？在这里给大家介绍落枕的快速自诊方法和 2 个特效穴位按摩法。

快速自诊

1. 晨起突感颈后部、上背部疼痛不适，以一侧为多，或有两侧俱痛者，或一侧重，一侧轻。

2. 多数患者有昨夜睡眠位置欠佳，检查时颈部肌肉有触痛。由于疼痛，颈项活动欠利，不能自由旋转，严重者俯仰也有困难；检查时颈部肌肉有触痛，浅层肌肉有痉挛、僵硬，摸起来有“条索感”。

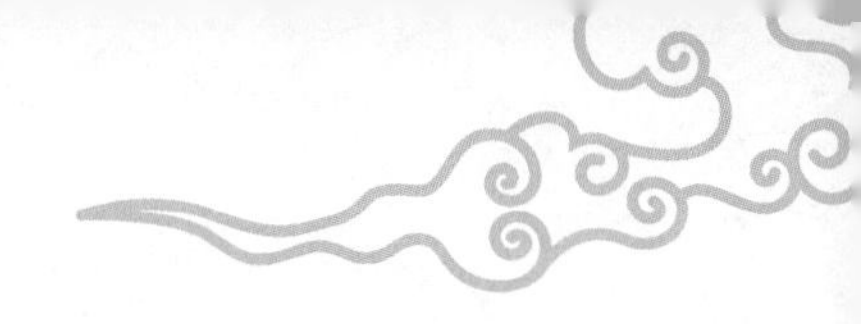

快速自疗

特效穴位一

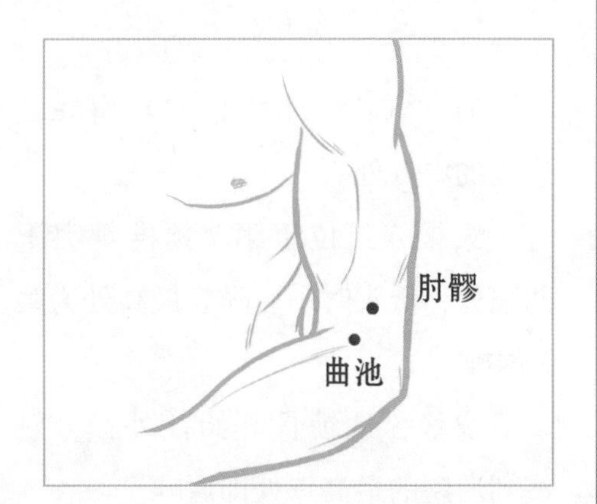

简便取穴

极限屈肘，在肘部横纹的外侧末端，先找到曲池穴，曲池穴向上1寸（大约一个拇指指间关节的宽度），再往外侧0.5寸，在肱股外侧骨边找到痛点，即肘髎穴。

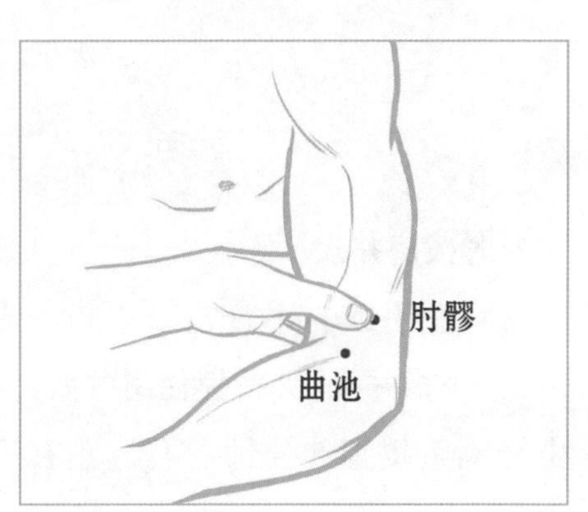

操作方法

1. 用力点肘髎穴，要求点按到肱桡肌和肱三头肌之间，直至出现非常明显的酸胀感。

2. 在酸胀感最强烈的状态下，做颈肩的活动，让颈部缓慢地增大活动幅度。

功效说明

根据人体生物力学特点，肘髎穴是肩颈部相互拮抗的伸肌、屈肌群的交叉附着部位，是一个交叉力点。因此点按肘髎穴，可使紧张的肌纤维松开，进而也能缓解肩颈部的肌肉紧张拘挛。

注意事项

点揉时，以出现酸胀感为度，点揉患侧肘髎穴的同时慢慢转头，做10分钟一般能明显缓解颈部疼痛。

特效穴位二

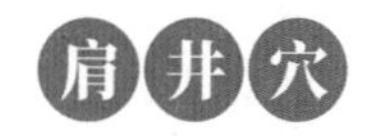

肩井穴

简便取穴

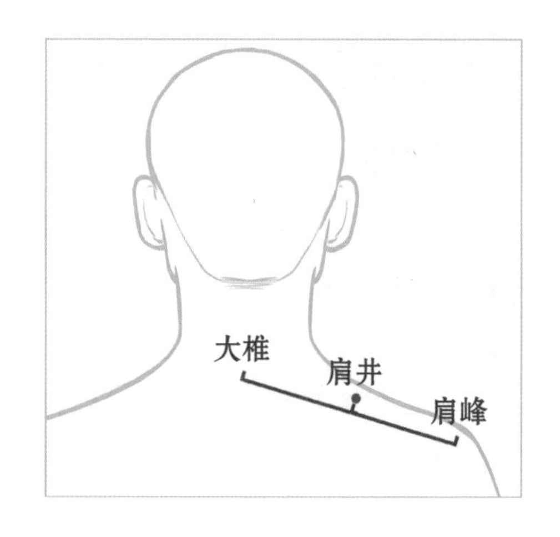

肩井穴：位于大椎穴与肩峰端连线的中点处。

大椎穴：位于第 7 颈椎棘突下凹陷处，低头时颈后隆起最高处为第 7 颈椎。

肩峰：从锁骨开始往外摸，触摸到肩膀的最高点处即肩峰。

操作方法

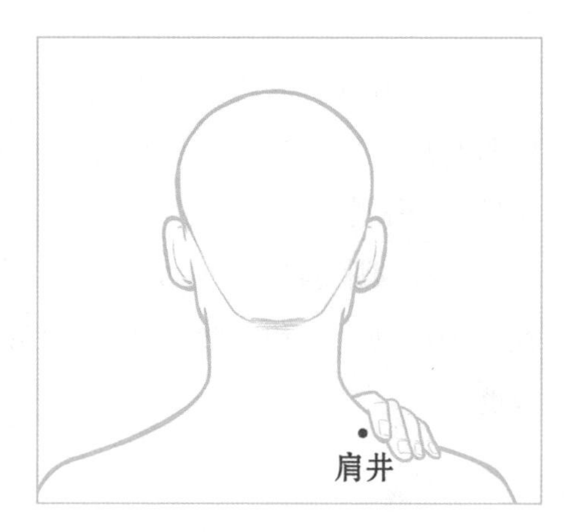

弹拨肩井穴

将左手或右手食指、中指、无名指、小指并拢，夹持捏住肩井穴处，由轻到重提捏 5 分钟左右，左右手交替进行，一天 3 ～ 5 次。

功效说明

弹拨肩井穴可直接松弛肩颈部肌肉，使紧张的肌纤维松开，从而减轻疼痛，快速消除颈部肌肉的紧张、功能活动的受限。

注意事项

注意弹拨的力度要以能接受为度，避免造成二次损伤。

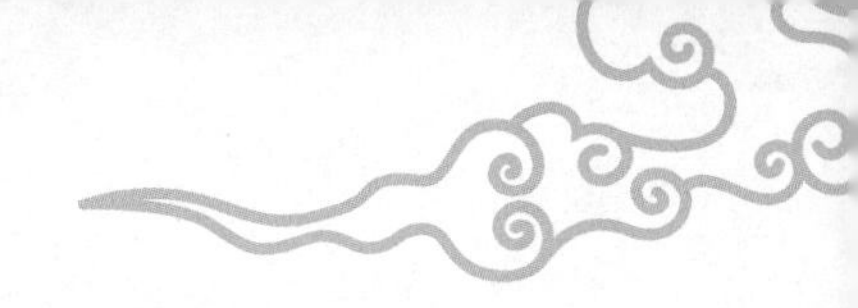

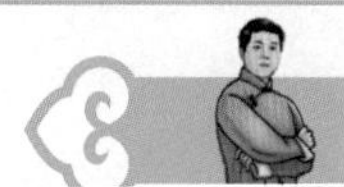

程医生小贴士

落枕时，还可辅以运动疗法进行治疗。具体操作如下。

1. 低头仰头：坐在椅子上，挺起胸部，头向下低，直至下颌挨着胸部，然后仰头，停留 3 秒，如此反复 20 次。

2. 左右摇头：坐在椅子上，两臂自然下垂，头先向左摆，再缓慢向右摆，如此反复 20 次。

颈肩痛

颈肩痛现在已成为一种“流行病”，由于很多人工作时需要长期低头伏案，或是长时间看手机、电脑，以及在坐位的时候双侧肘关节没有支撑，导致整个颈肩部的肌肉长期处于疲劳状态，时间久了就会形成无菌性炎症病灶，再加上长期在空调环境中，肩部受凉，血液循环减慢，炎性代谢产物堆积就会刺激到周围的末梢神经，产生疼痛感。除了姿势问题，一些疾病也会伴随出现颈肩痛，如肩周炎、四边孔综合征、颈椎病、落枕等。

中医将颈肩痛归属于痹病的范畴。痹病是指人体肌表、经络因感受风、寒、湿、热等邪气，引起的以肢体关节及肌肉酸痛、麻木、重着、屈伸不利，甚至关节肿大、灼热等为主症的一类病症。这类病症临床上有渐进性、反复发作性的特点，主要由气血痹阻不通，筋脉关节失于濡养所致。

颈肩痛会导致患者头部运动、上臂运动不利，带来焦虑、痛苦等负面情绪，影响患者的身心健康。本节中将向大家介绍颈肩痛的快速自诊方法和 2 个缓解颈肩疼痛的有效方法。

快速自诊

1. 单纯颈肩疼痛，无四肢放射性疼痛或麻木，多由局部肌肉劳损引起，适用下文介绍的方法。

2. 颈肩疼痛，伴有四肢麻木，多由颈部病变压迫刺激附近的脊髓、神经、血管引起，需到专科就诊治疗。

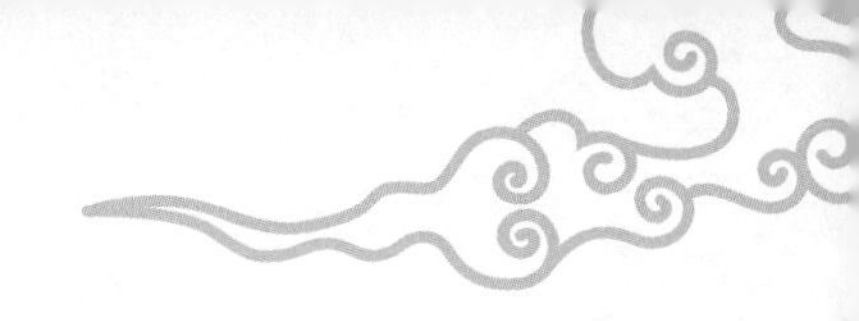

快速自疗

特效穴位一

中渚穴、三间穴和后溪穴

简便取穴

中渚穴：将一手食指放在另一手无名指侧面，沿着无名指侧面向上推，越过掌指关节，后方的凹陷处，即中渚穴。寻找掌指关节时，轻轻握拳，手指与手背交接处凸起的骨头，即掌指关节。

三间穴：将一手拇指放在另一手食指侧面，沿着侧面向上推，越过第二掌指关节，后方的凹陷处，即三间穴。

后溪穴：将一手拇指放在另一手的小指外侧面，沿着小指侧面向上推，越过第五掌指关节，后方的掌横纹头处，即后溪穴。

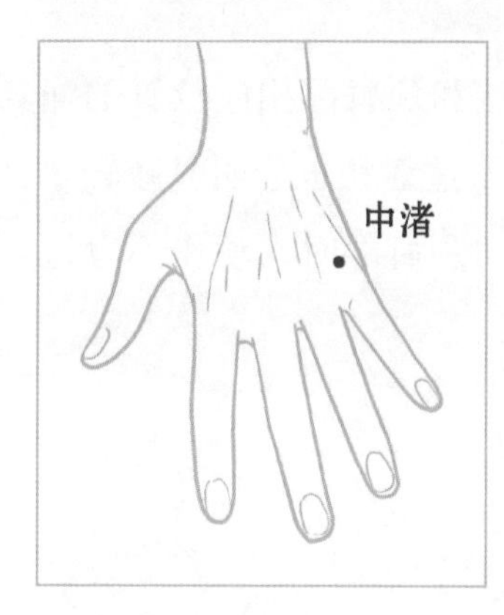

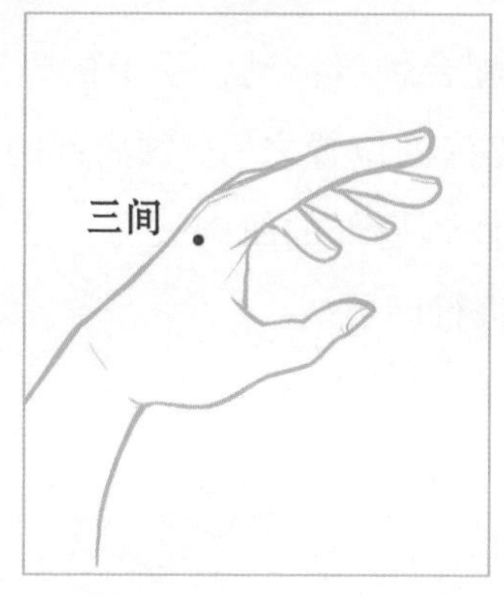

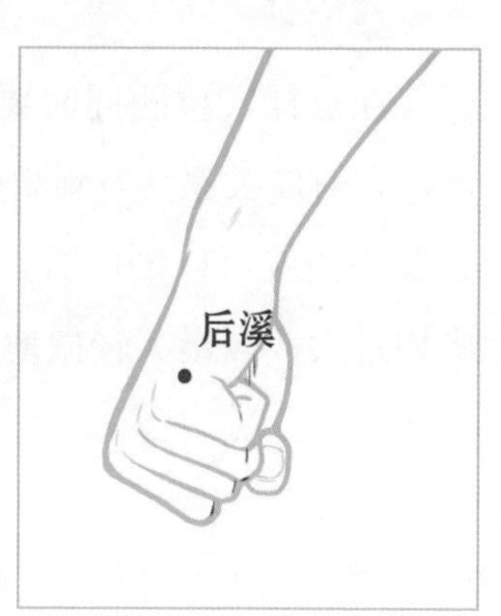

操作方法

一手拇指指端分别放在指定穴位处，力度由轻到重持续点按 3 ~ 5 秒，以局部出现明显酸胀感为度，后改为沿顺时针方向揉 15 ~ 20 秒，反复操作 10 ~ 15 次。中渚穴、三间穴、后溪穴三个穴位交替进行点揉，左右手交替进行，同时轻轻活动颈肩部。

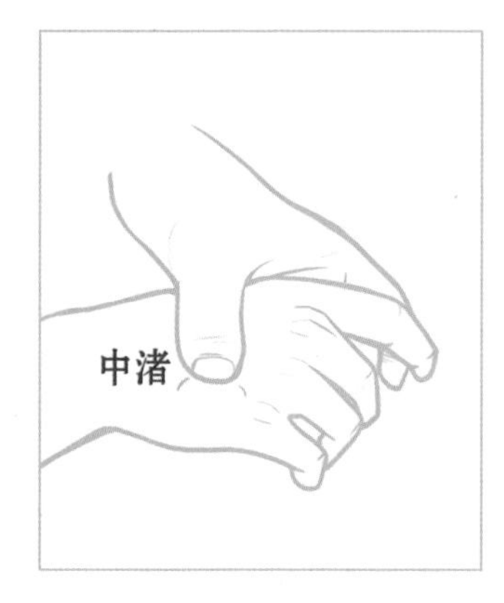

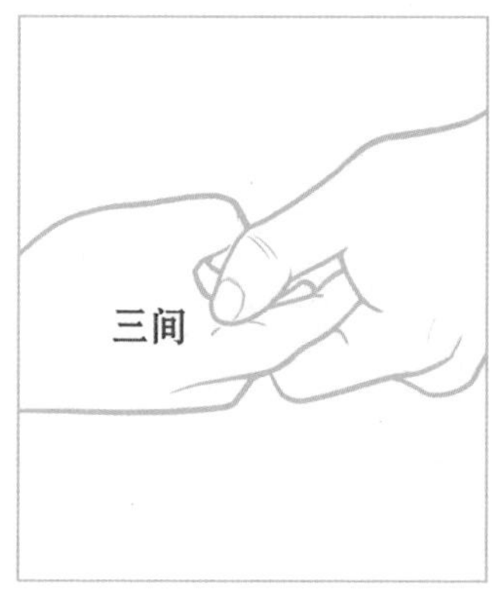

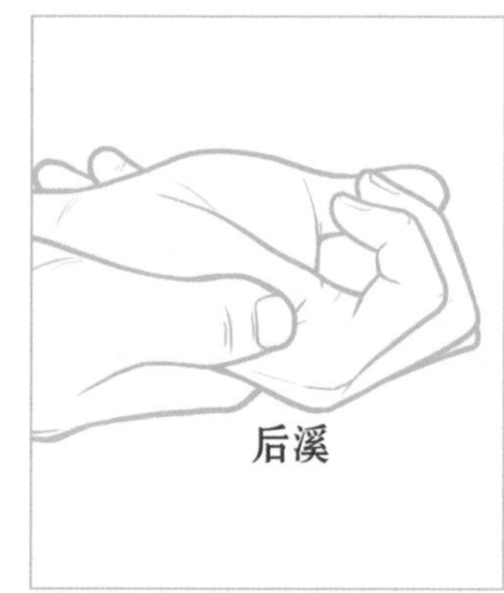

功效说明

中渚穴、三间穴、后溪穴都位于掌指关节后方，分别为手三阳经的“输穴”，输穴是五腧穴之一，有“主体重节痛”的治疗作用，是改善身体关节疼痛沉重的重要穴位。

注意事项

在点揉穴位的同时要配合颈肩活动，手上的痛点和颈肩部相应位置的痛点存在对应关系，当刺激疼痛的位置之后，颈肩部的不适症状也会明显减轻。做哪一侧就可以缓解哪一侧颈肩部的肌肉疲劳。活动颈肩部时，动作不宜过快和过大，缓慢、轻微地进行即可。

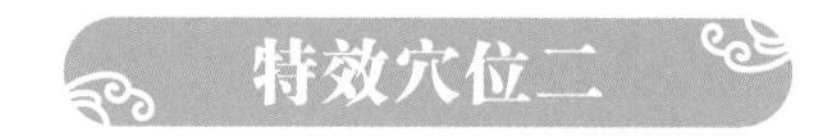

臂丛神经点

简便取穴

找到锁骨的上缘，轻微转头，可以明显地摸到胸锁乳突肌。在胸锁乳突

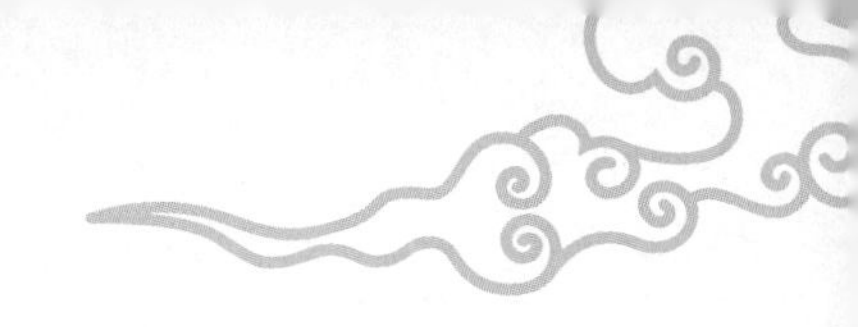

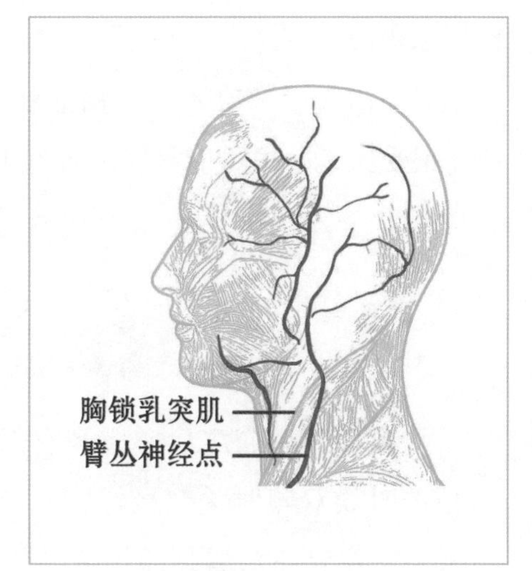

肌的外缘稍向斜上方移动一点，拇指用力按下，会感觉到非常的酸痛，此处即臂丛神经点。

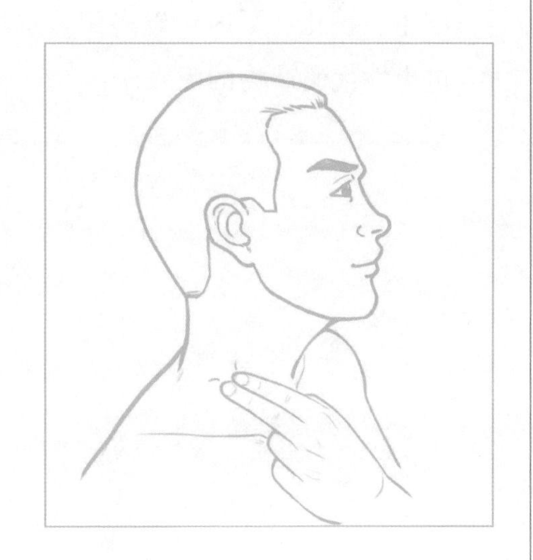

操作方法

食指、中指两指由轻到重点按臂丛神经点 3 ~ 5 秒，再轻揉 5 秒，反复操作 15 ~ 20 次。

功效说明

胸锁乳突肌的深部有三条肌肉，分别为前、中、后斜角肌，三条肌肉和胸锁乳突肌形成稳定结构，使人体的颈肩部保持稳定的状态。

由于这些肌肉处于深层，平时锻炼不到，所以特别容易出现紧张痉挛的情况，使肌肉的交叉点——臂丛神经点出现明显的疼痛，刺激这个部位可以调整不平衡的受力，使得肌肉松弛，缓解肌肉痉挛。

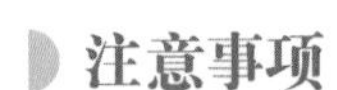

注意事项

如果出现手部麻木、疼痛症状，不一定归于颈椎病的范畴，也不一定是神经根受压了，很可能是臂丛神经卡压造成的。

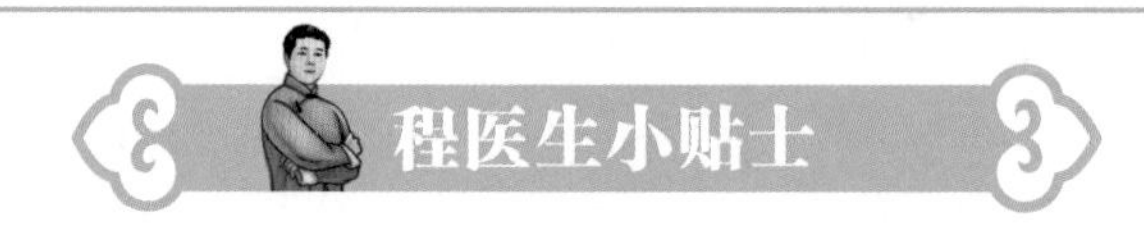

出现颈肩痛之后，应当有意识地放松整个颈部、肩部和背部，坐位的时候双侧肘关节最好有支撑，这样能够让颈肩部的肌肉放松。另外，一定要注意肩颈部保暖，避免无菌性炎症代谢产物堆积导致粘连、增生、钙化，平时可以多用热水袋热敷肩颈部，以增加血液循环，促进炎性代谢产物的吸收。

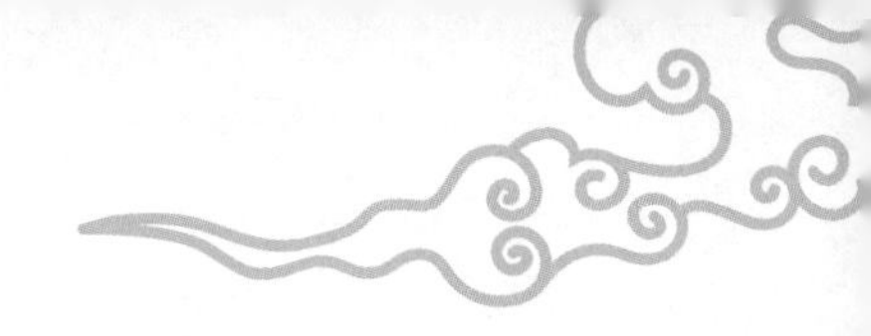

背痛

如今后背疼痛的患者越来越多，而且逐渐年轻化。背痛让人们感到非常不舒服，甚至影响了正常的生活和工作。生活中常见的背痛，包括肌肉痉挛引起的疼痛、扭挫伤引起的肌肉肌腱无菌性炎症（如筋膜炎）而产生的疼痛等。背部有多层肌肉错综交叉排列以维持头颈的稳定性；同时又要频繁收缩保持颈胸腰椎的灵活性，但这种频繁收缩容易产生肌肉的劳损。背部肌肉的长期痉挛，会逐渐造成其在颈胸椎及肩胛骨附着处的肌腱劳损，从而产生炎症反应、骨质增生，进而压迫神经血管，引发严重问题。

中医中的背痛最早记录于《黄帝内经》中，认为其属于“风厥”，胸为阴，背为阳，胸中之气不足，难以支撑大气旋转，亦会影响背部气机；至若痰湿、瘀血、寒湿等邪气侵袭人体，滞涩背阳之敷布，均会出现背痛。

下面介绍背痛的自诊方法和 2 个治疗背痛的特效操作法。

快速自诊

日常生活中，由长期伏案工作或弯腰工作所致的单纯背痛，多是由肌肉劳损引起，无下肢疼痛或麻木的症状。

单纯背痛应与脊髓压迫导致的背部疼痛相鉴别。脊髓压迫症状可伴有肋间神经痛或轻度躯干下肢感觉、运动及大小便障碍等。轻度的脊髓压迫症状常常患者自己没有觉察，在体检时会发现肌张力增高、生理反射亢进或病理反射阳性。

快速自疗

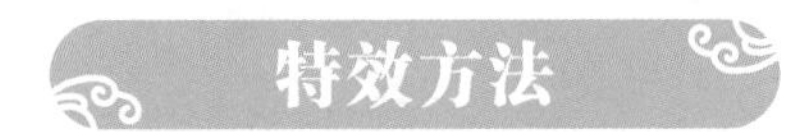

背部足太阳膀胱经闪罐法

背部足太阳膀胱经定位

足太阳膀胱经第一侧线：位于后正中线旁开 1.5 寸。

足太阳膀胱经第二侧线：位于后正中线旁开 3 寸。

取直立体位或俯卧体位，双臂自然下垂，后正中线至肩胛骨内侧缘为 3 寸，即为足太阳膀胱经第二侧线的走行位置；3 寸的一半为 1.5 寸，即为足太阳膀胱经第一侧线的走行位置。

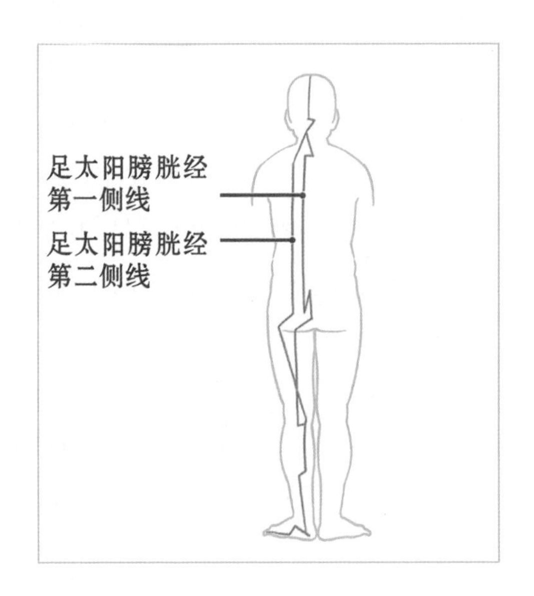

操作方法

施术时患者俯卧位，充分暴露腰背部。用镊子或止血钳夹住蘸有适量酒精的棉球，点燃后送入罐底，立即抽出，将罐拔于施术部位，然后将罐立即起下，按上法再次吸拔于施术部位，如此在背部足太阳膀胱经第一、二侧线自上而下、自内而外反复行闪罐法（不走罐，不留罐），拔起多次至皮肤潮红为止。每天 1 次，以 3 ~ 5 次为一个疗程。

功效说明

背部足太阳膀胱经的走行路线上附着多条丰厚的肌肉，在此线上施以轻柔温热的闪罐刺激，可以很好地缓解背部肌肉的痉挛，促进血液循环，更好地促进炎症的吸收。

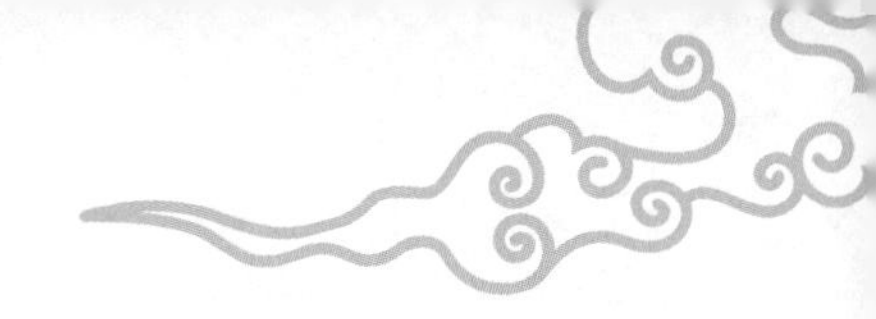

注意事项

操作手法要熟练，动作要轻、快，操作时以皮肤潮红为度，注意防止烫伤。

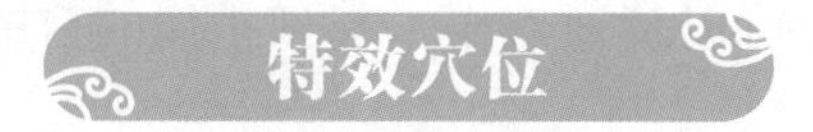

特效穴位

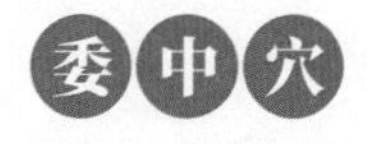

委中穴

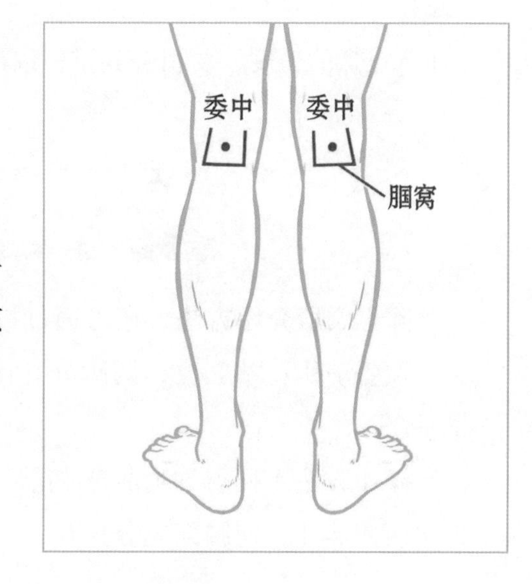

简便取穴

俯卧屈膝时，在腘窝处会出现一条横纹，即腘横纹，委中穴就位于该横纹的中点处。

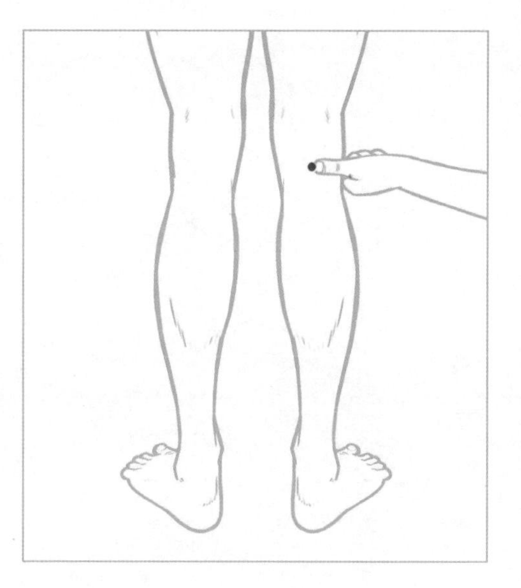

操作方法

用一手拇指尖端点按一侧的委中穴，力度由轻到重，然后保持一定的力度持续点按 5 ~ 10 秒，再换另一侧，反复操作 30 ~ 50 次，直至局部出现明显酸胀感。

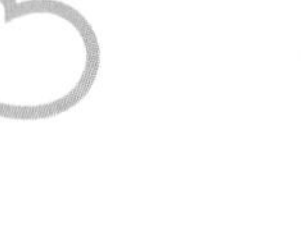

功效说明

正所谓“腰背委中求”，委中穴是足太阳膀胱经的合穴，是治疗腰背部疼痛的首选穴位。当腰背功能改变或者受限时，此处易因瘀滞不畅而出现筋结或者瘀血，点按此处可以疏通气血，起到止痛的目的。

注意事项

注意点揉的力度，要由轻到重，以出现酸胀感为度。

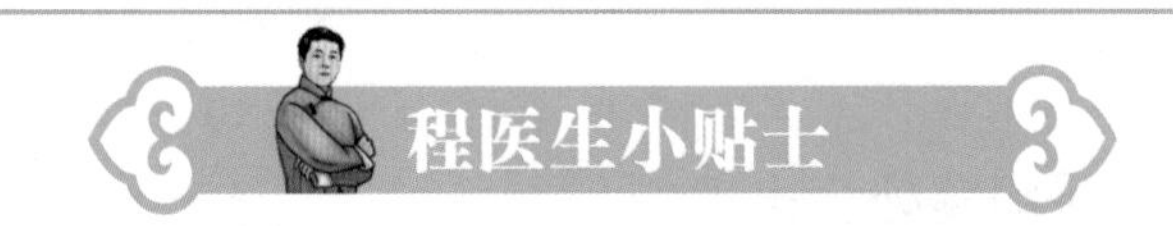

除上文所介绍方法，还可通过扩胸运动缓解背痛。

预备动作：站立位，两脚分开比肩稍宽，挺胸、收腹，两臂自然下垂。

操作方法：两臂屈肘置于胸前，与地面平行，掌心向下。两臂用力向两侧展开，使胸部充分扩开。

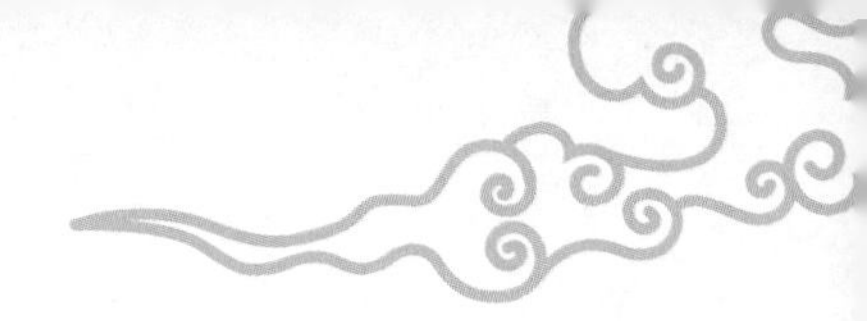

腰肌劳损——腰痛

随着现代生活和工作方式的改变，“久坐一族”越来越多。久坐容易使腰部产生负担，很多人因此成为坐立不安的“腰危人群”，出现“人未老腰先衰”的现象。腰椎是人体的中点，处于较稳定的胸椎与骨盆之间，在运动时肢体拉扯、扭转，腰腹肌肉就会受力变形，同时，腰椎又是脊柱的基底部位，坐位时，腰椎是整个脊柱中承受重力最大的部位，腰部肌肉为了保持躯体稳定会长时间维持发力状态。因此，腰部肌肉比其他部位更容易发生劳损。

久坐、弯腰时，腹肌放松了，上半身重量全部由腰肌负担，腰部肌肉承受过大的牵拉力，日久就会发生腰肌劳损，引起局部疼痛和放射痛。此外，腰部长期过度负重或腰部急性扭伤后，未及时治疗或治疗不当，或是损伤较重未能恢复，迁延成慢性损伤，也会导致腰肌劳损，影响我们正常的工作与生活，带来不少的困扰。

应该如何辨别和治疗腰肌劳损呢？下面向大家介绍腰肌劳损的自诊方法和2个特效方法。

快速自诊

1. 腰部酸痛或胀痛，部分刺痛或灼痛；个别患者会伴有下肢牵拉性疼痛。

2. 痛点可局限于一个部位，也可散布于整个背部。

3. 疼痛经常反复发作，且会随气候及劳累程度而变化。一般在劳累时加重，休息时减轻，适当活动和经常改变体位时减轻，活动过度又加重，天气寒冷潮湿时加重，天气暖和干燥时相对减轻。

快速自疗

特效方法一

点揉仆参穴

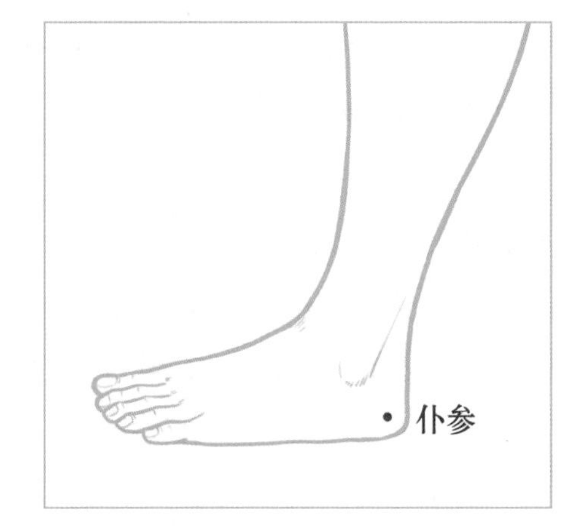

简便取穴

在足跟外侧，外踝后下方赤白肉际处（脚后与脚底交接，皮肤颜色不同处），即仆参穴。

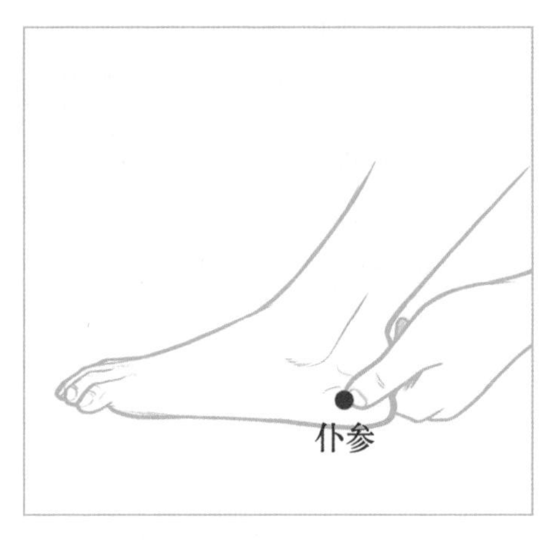

操作方法

用一手拇指指端放在仆参穴处，力度由轻到重向下点按，保持一定力度点按 5 ~ 10 秒，再沿顺时针方向揉 10 秒，反复操作 5 ~ 10 分钟，一天 3 ~ 5 次，以局部出现酸胀感为度。

功效说明

足太阳膀胱经夹行于脊柱的两侧，是与腰部联系最密切、最重要的一条经脉。脊柱两侧的肌肉最后都会汇聚到人体的跟腱，而跟腱又附着于仆参穴，因此点按仆参穴可以起到强筋壮骨、通络止痛的作用。

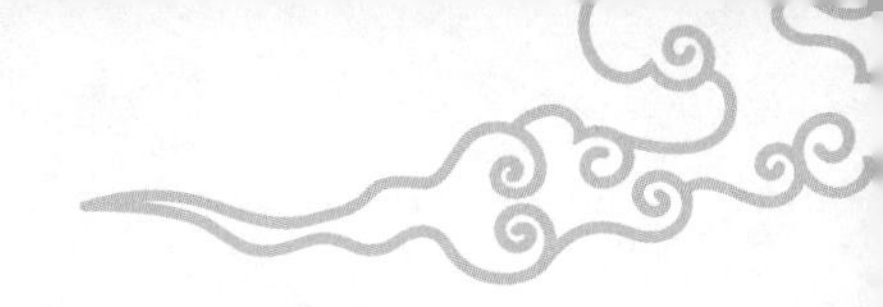

注意事项

按揉的力度以局部出现酸痛感或放射状的刺痛感为度。

特效方法二

腰大肌牵拉法

操作方法

取仰卧位，双腿自然下垂，双手抱住单侧膝关节做屈髋动作，另外一人压住操作者另一侧大腿，然后慢慢地做对抗性收缩，要明显感觉到腰大肌被牵拉，坚持 5 ~ 10 秒钟，松开，左右交替操作，反复进行 10 ~ 15 次。

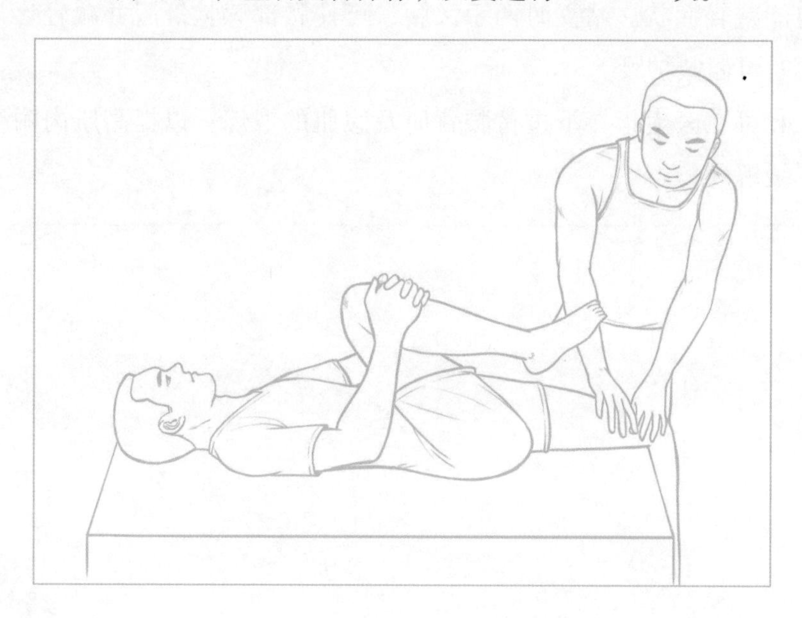

注意事项

牵拉力以患者耐受为度，避免强力牵拉造成二次损伤。

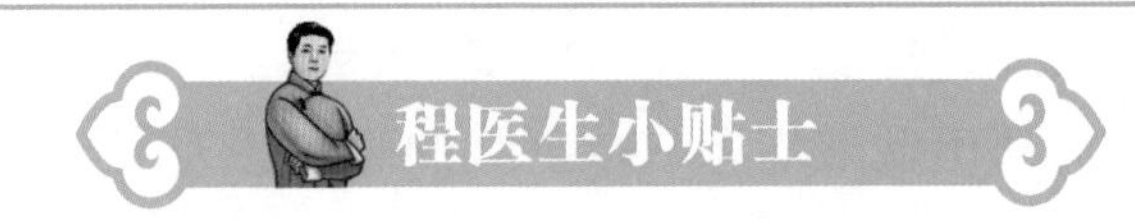

腰肌劳损患者在日常生活中要多加注意，具体包括以下几个方面。

1. 腰肌劳损患者在提重物时不要弯腰，应该先蹲下拿到重物，然后慢慢起身，尽量做到不弯腰。

2. 保持良好的生活习惯，避免久坐、久站。站或坐的姿势要正确。正确的站姿和坐姿应该是胸部挺起，腰部平直。同一姿势不应保持太久，适当进行原地活动或腰背部活动，以缓解腰背肌肉疲劳。注意腰部的保温，防止腰腿受凉，并且注意防止过度劳累。

3. 适当活动或经常变换体位后可减轻腰痛。睡觉时用小枕垫于腰部也能减轻症状。站立时两手叉腰，可使腰部感觉舒服并减轻疼痛。必要时可佩戴护腰。

4. 可在医生指导下进行腰背肌及腹肌的锻炼，以提高肌肉耐受程度，缓解疼痛。

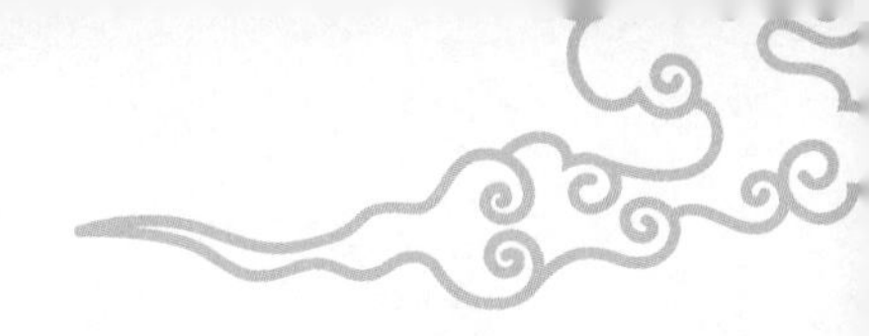

腰椎间盘突出症

腰椎间盘突出症是一种“都市高发”疾病。究其原因，主要和现代人缺乏锻炼，腰背脊椎旁的肌肉力量下降导致的脊柱稳定性下降有很大关系。腰椎间盘突出是有一个发展的过程，在前期，腰椎间盘内的压力很高，引起椎间盘的损伤，此时往往会出现腰痛，但检查时不会发现腰椎间盘异常。当腰椎间盘慢性劳损进一步加重，或者出现急性损伤的时候，就有可能造成椎间盘的破裂。椎间盘破裂之后，椎间盘内的组织有可能突破它正常的位置，这就是我们所说的腰椎间盘突出。其专业说法是，椎间盘内的髓核组织，在外力的作用下，一步步突破包绕着它的纤维环，导致相邻脊神经根遭受刺激或压迫，从而产生腰痛、腿痛、腿麻等症状。腰椎间盘突出大多属于中医“腰痛”“腿痛”范畴，主要与年迈肾虚、外感寒凉、跌仆损伤、气滞血瘀等内外诸多因素有关。

如果患有腰椎间盘突出症，但症状尚处于比较轻微的阶段，可以通过自我锻炼让腰部肌肉变得更加强劲有力。在这里介绍腰椎间盘突出症的自诊方法和3 种特效自疗方法。

快速自诊

1. 以腰部疼痛为主要症状，伴随一侧或两侧下肢放射性疼痛。

2. 疼痛多日轻夜重，步履艰难，腰部伸屈、转侧活动受限。

3. 在做腰后伸、转侧、仰卧挺腹、坐位伸腿屈颈、咳嗽、打喷嚏等动作时，均会引起疼痛。

4. 多有腰脊柱侧弯和生理前凸弧度改变现象，患侧臀肌多松弛萎缩，健侧臀肌有痉挛。受累腰椎棘突旁约 1.5 寸处有深压痛，其疼痛向下肢放射。

快速自疗

特效方法一

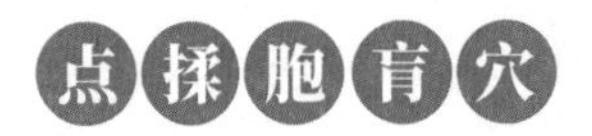

点揉胞肓穴

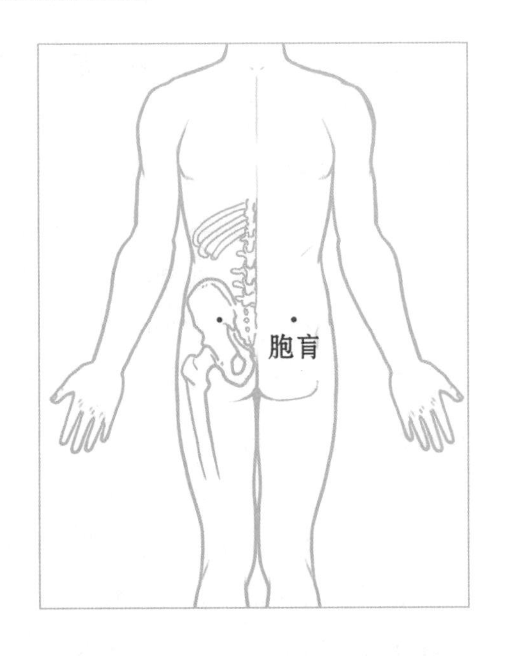

简便取穴

胞肓穴在臀部，平第二骶后孔，骶正中嵴旁开 3 寸处。

双手置于系皮带的侧面位置，能感受到手下有一块不规则的骨头，叫髂骨。从骨盆后面髂嵴最高点向内下方两侧循摸，可触及一突起的骨性标志，这个点叫髂后上棘。在髂后上棘内侧与后正中线之间的中点处可触及一明显的凹陷，为第一骶后孔。在第一骶后孔稍向外下方可触及另一凹陷，即第二骶后孔，再旁开量四横指（食指、中指、无名指与小指四指并拢，以中指中节横纹处为准），按压有酸胀感处，即胞肓穴。

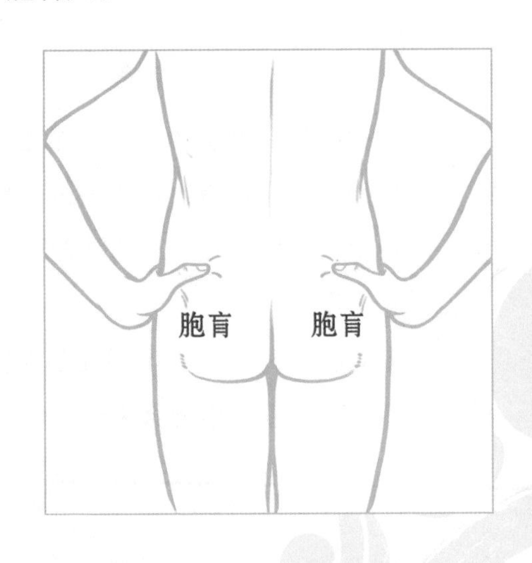

操作方法

双手拇指指端分别放在对应一侧的胞肓穴处，力度由轻到重向下点按，保持一定力度点按 5 ～ 10 秒，再顺时针揉 10 秒，反复操作 5 ～ 10 分钟，一天 3 ～ 5 次，以局部出现酸胀感为度。

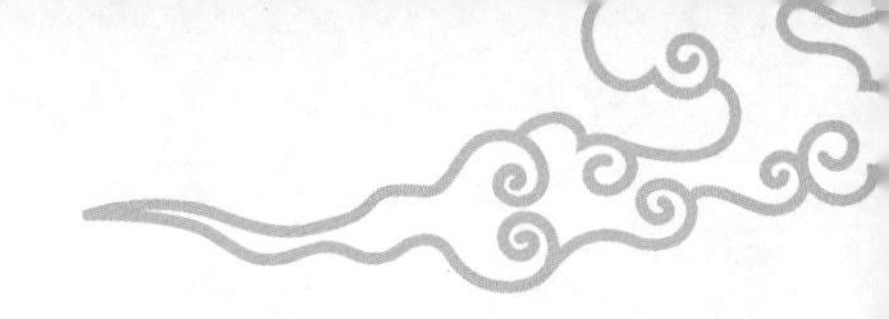

功效说明

胞肓穴位于梨状肌的上缘，腰椎间盘突出症最常见的症状之一是臀部疼痛，主要就出现在梨状肌处。用力点按胞肓穴，会出现明显的酸痛，甚至引发类坐骨神经痛的放电样感觉。点揉胞肓穴时可以兴奋梨状肌，间接刺激坐骨神经。

注意事项

注意按揉的力度，一定要由轻到重，避免造成进一步损伤。

特效方法二

点按委中穴

具体操作方法见《背痛》一节（第 267 页）。

特效方法三

简易版单腿燕飞

操作方法

1. 直立体位，双手扶住椅背。

2. 单腿向外伸展 45 度，伸到极限后坚持 5 ~ 10 秒。

3. 回到原体位。连续重复做 5 ~ 10 次，左右交替进行。

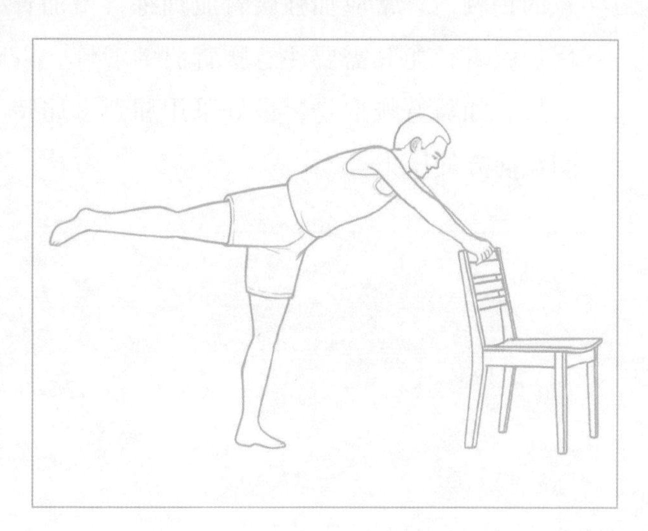

功效说明

此方法有助于锻炼腰部纵行的肌肉群，增加腰椎的稳定性，促进腰部的血液循环。

注意事项

该动作是腰椎间盘突出症的神经压迫症状缓解后的自我锻炼方法，患者应按照自己的情况酌情选择合适的方法，避免操作不当导致病情复发，还应在锻炼的过程中抓紧椅背扶手，以防止因跌倒而出现二次损伤。

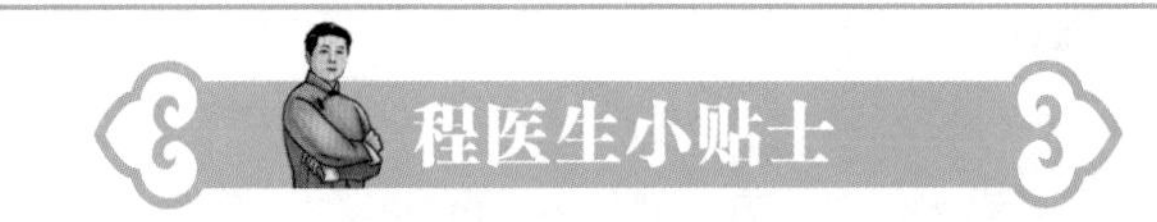

腰椎间盘突出症多是由生活习惯不良而致，因此我们在日常生活中要多加注意，从细节处抓起，防微杜渐。平时要注意保持正确坐姿，睡觉的床不宜太软。长期伏案工作者需要注意桌、椅的高度，定时改变姿势。工作中需要常弯腰者，应定时做伸腰、挺胸的动作，并使用宽的护腰。日常应加强腰背肌训练，增加脊柱的内在稳定性。长期使用护腰者，尤其需要注意腰背肌的锻炼，以防止肌肉萎缩带来不良的后果。如需弯腰取物，最好采用屈髋、屈膝下蹲的方式，减少对腰椎间盘前方的压力。

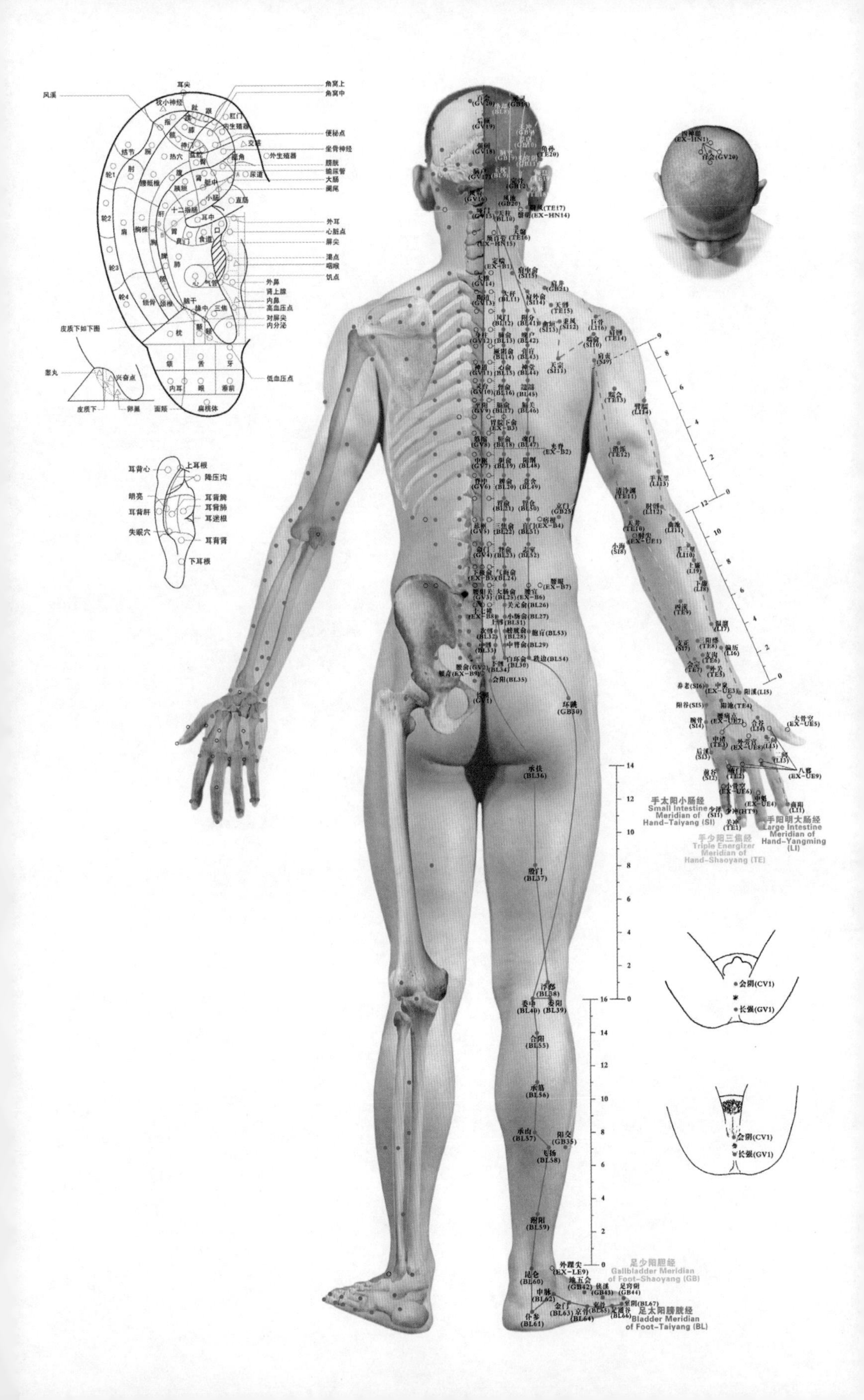

耳尖
风溪
角窝上
角窝中
便秘点
坐骨神经
膀胱
输尿管
大肠
阑尾
外耳
心脏点
屏尖
渴点
咽喉
饥点
外鼻
肾上腺
内鼻
高血压点
对屏尖
内分泌
皮质下如下图
低血压点
睾丸
兴奋点
皮质下
卵巢
面颊
扁桃体
颌
舌
牙
内耳
眼
垂前
耳背心
上耳根
降压沟
明亮
耳背脾
耳背肝
耳背肺
耳迷根
失眠穴
耳背肾
下耳根
四神聪(EX-HN1)
百会(GV20)
环跳(GB30)
承扶(BL36)
殷门(BL37)
浮郄(BL38)
委中(BL40)
委阳(BL39)
合阳(BL55)
承筋(BL56)
承山(BL57)
阳交(GB35)
飞扬(BL58)
跗阳(BL59)
外踝尖(EX-LE9)
昆仑(BL60)
地五会(GB42)
侠溪(GB43)
足窍阴(GB44)
申脉(BL62)
金门(BL63)
京骨(BL64)
束骨(BL65)
至阴(BL67)
足通谷(BL66)
仆参(BL61)
会阴(CV1)
长强(GV1)
手太阳小肠经
Small Intestine Meridian of Hand-Taiyang (SI)
手少阳三焦经
Triple Energizer Meridian of Hand-Shaoyang (TE)
手阳明大肠经
Large Intestine Meridian of Hand-Yangming (LI)
足少阳胆经
Gallbladder Meridian of Foot-Shaoyang (GB)
足太阳膀胱经
Bladder Meridian of Foot-Taiyang (BL)